EBCO 4

Winfried Büttner
Leib- und Seelenärzte

Eichstätter Beiträge zum Christlichen Orient

Herausgegeben von
der Forschungsstelle Christlicher Orient

Band 4

2015
Harrassowitz Verlag · Wiesbaden

Winfried Büttner

Leib- und Seelenärzte

Die heiligen Mediziner der Alten Kirche

2015

Harrassowitz Verlag · Wiesbaden

Umschlagabbildung: „Mit einer symbolisch vom Himmel herabgereichten Arzttasche erhalten Kosmas und Damian von Gott die Heilgabe."; aus: Reinhold Dehn, Simon Wagnereck, Syntagmatis historici, seu veterum Graeciae monumentorum, Wien 1660, S. 63.

Bibliografische Information der Deutschen Nationalbibliothek
Die Deutsche Nationalbibliothek verzeichnet diese Publikation in der Deutschen Nationalbibliografie; detaillierte bibliografische Daten sind im Internet über http://dnb.dnb.de abrufbar.

Bibliographic information published by the Deutsche Nationalbibliothek
The Deutsche Nationalbibliothek lists this publication in the Deutsche Nationalbibliografie; detailed bibliographic data are available in the internet at http://dnb.dnb.de

Informationen zum Verlagsprogramm finden Sie unter
http://www.harrassowitz.de/verlag
© Otto Harrassowitz GmbH & Co. KG, Wiesbaden 2015
Gedruckt auf alterungsbeständigem Papier.
Druck und Verarbeitung: Memminger MedienCentrum AG
Printed in Germany
ISSN 2193-3316
ISBN 978-3-447-10368-8

Einer ist Arzt –
fleischlich und geistlich
gezeugt und unerzeugt
ins Fleisch gekommener Gott
im Tode wahres Leben
sowohl aus Maria als auch aus Gott
Leiden erst unterworfen und dann von Leiden frei:
Jesus Christus, unser Herr

Ignatius von Antiochia, Brief an die Epheser 7,2 (Anfang 2. Jh.)

Inhalt

   Ursicinus – Lukas – Zenais – Antiochus von Mauretanien – Alexander –
   Papylos – Paulos – Leonilla – Kodratos – Thalelaios – Julian von Emesa –
   Leontius & Carpophorus – Pantaleon – Diomedes – Theodosia – Orestes –
   Cassianus – Zenobius von Aigai – Zenobius von Sidon – Carponius –
   Antiochos von Sebaste – Domninos – Julian von Zypern – Emilius – Liberatus
   – Ravennus & Rasifus – Sophia

   Theodotos – Kaisarios von Nazianz – Fabiola – Nikarete – Paulus von Emerita
   – Pausikakos

   Gregor der Wundertäter – Kosmas & Damian – Kollouthos – Kyros &
   Johannes – Blasios – Juvenal – Daniel – Dometios – Marouthas – Asyā/Osyō –
   Barbatianus – Hypatios – Sampson – Theodor von Sykeon

Abbildungsverzeichnis

Abkürzungsverzeichnis

ActaSS	Acta Sanctorum, Antwerpen/Venedig[2]/Paris[3] u. a.
Aeg.	Aegyptus. Rivista italiana di egittologia e di papirologia, Mailand
AKuG	Archiv für Kulturgeschichte, Berlin
AMSS	Acta martyrum et sanctorum syriace. Ed. Paul Bedjan, Paris
AnBoll	Analecta Bollandiana, Brüssel
BEL	Bibliotheca ‚Ephemerides liturgicae', Rom
BHG	Bibliotheca hagiographica Graeca. Ed. Socii Bollandiani, Brüssel
BHL	Bibliotheca hagiographica Latina antiquae et mediae aetatis. Ed. Socii Bollandiani, Brüssel
BHO	Bibliotheca hagiographica orientalis. Ed. Paul Peeters, Brüssel
BBKL	Biographisch-bibliographisches Kirchenlexikon, Hamm
BSS	Bibliotheca sanctorum, Rom
BHM	Bulletin of the History of Medicine, Baltimore
ByZ	Byzantinische Zeitschrift, Leipzig
BZ.NF	Biblische Zeitschrift, Paderborn
Cath.	Catholicisme. Hier, aujourd'hui, demain, Paris
CCA	Corpus Christianorum. Series Apocryphorum, Turnhout
CCL	Corpus Christianorum. Series Latina, Turnhout
CSCO	Corpus scriptorum Christianorum orientalium, Rom
CSCO.C	- Scriptores Coptici
CSCO.A	- Scriptores Arabici
CSEL	Corpus Scriptorium Ecclesiasticorum Latinorum, Wien
DOP	Dumbarton Oaks Papers, Cambridge/Mass.
EHS	Europäische Hochschulschriften.
EHS.G	- Reihe 3: Geschichte & Hilfswissenschaften
EHS.T	- Reihe 23: Theologie
FC	Fontes christiani, Freiburg i. B.
FVK	Forschungen zur Volkskunde, Düsseldorf
GCS	Die griechischen christlichen Schriftsteller der ersten drei Jahrhunderte, Berlin
GOTR	Greek orthodox theological review, Brookline
GNO	Gregorii Nysseni Opera, Leiden
Hist.	Historia. Zeitschrift für alte Geschichte, Wiesbaden
HThR	Harvard Theological Review, Cambridge (Mass.)
JAC	Jahrbuch für Antike und Christentum, Münster
LACL	Lexikon der antiken christlichen Literatur, Freiburg/Basel/Wien
LThK	Lexikon für Theologie und Kirche, Freiburg i.B.

MedGG   Medizin, Gesellschaft und Geschichte, Stuttgart
Med. Klin.   Medizinische Klinik. Die Wochenschrift für Klinik und Praxis,
             München/Berlin
MGH   Monumenta Germaniae historica.
MGH.SRM - Scriptores rerum Merovingicarum
MhJ   Medizinhistorisches Journal. Medicine and the Life Sciences in
             History, Stuttgart/New York
MM   Millenario medievale, Florenz
MMW   Münchener Medizinische Wochenschrift, München
MThZ   Münchener theologische Zeitschrift, München
NDF   Neue deutsche Forschungen, Berlin
NTApo   Neutestamentliche Apokryphen in deutscher Übersetzung, Tübingen
OstKSt   Ostkirchliche Studien, Würzburg
PG   Patrologia Graeca, Paris
PL   Patrologia Latina, Paris
PO   Patrologia Orientalis, Paris
PRE   Paulys Real-Encyclopädie der classischen Alterthumswissenschaft. NA,
             Stuttgart
PTS   Patristische Texte und Studien, Berlin
RAC   Reallexikon für Antike und Christentum, Stuttgart
ROC   Revue de l'Orient chrétien, Paris
RQ   Römische Quartalschrift für christliche Altertumskunde und für
             Kirchengeschichte, Freiburg i.B.
SAGM   Sudhoffs Archiv. Vierteljahresschrift für Geschichte der Medizin u. der
             Naturwissenschaften, der Pharmazie und der Mathematik, Wiesbaden
SC   Sources chrétiennes, Paris
SCH   Studies in Church History, Chicago/Ill.
SHG   Subsidia hagiographica, Brüssel
SOC.C   Studia Orientalia Christiana. Collectanea, Kairo
ThZ   Theologische Zeitschrift, Basel
TRE   Theologische Realenzyklopädie, Berlin
TU   Texte und Untersuchungen zur Geschichte der altchristlichen Litera-
             tur, Berlin
VetChr   Vetera Christianorum, Bari
WUNT   Wissenschaftliche Untersuchungen zum Neuen Testament, Tübingen
ZAW   Zeitschrift für die altestamentliche Wissenschaft, Berlin
ZNW   Zeitschrift für die neutestamentliche Wissenschaft und die Kunde der
             älteren Kirche, Berlin
ZPE   Zeitschrift für Papyrologie und Epigraphik, Bonn

Danksagung

Das nun vorliegende Buch zu den heiligen Ärzten wäre ohne den entschlossenen Einsatz so vieler mir wohlgesonnener Menschen nicht zustande gekommen. Daher möchte ich hier die Gelegenheit nutzen, mich bei ihnen für die in Rat und Tat erwiesene Hilfe erkenntlich zu zeigen.

An vorderster Stelle gilt dies meinem akademischen Lehrer, Herrn Prof. Dr. Peter Bruns von Otto-Friedrich-Universität Bamberg, der mich zur medizinischen Promotion ermutigt und bei der über die erste Fassung hinausgehenden Vertiefung der Thematik unterstützt hat. Insbesondere waren seine Untersuchungen auf dem Gebiet der orientalischen Heiligen für meine Veröffentlichung eine Bereicherung. Weiterhin gilt ihm und Herrn Prof. Dr. Heinz Otto Luthe als den Herausgebern der „Eichstätter Beiträge zum Christlichen Orient" mein verbindlichster Dank für Aufnahme dieser Arbeit in ihre Reihe, die an der Forschungsstelle Christlicher Orient der Katholischen Universität Eichstätt angesiedelt ist.

In gleicher Weise bin ich Frau Prof. Dr. Renate Wittern-Sterzel von der Medizinischen Fakultät der Friedrich-Alexander-Universität Erlangen-Nürnberg dankbar, daß sie die ein wenig aus dem herkömmlichen medizinhistorischen Rahmen fallende Thematik als Dissertation angenommen und betreut hat. Mir hat es viel bedeutet, an ihrem Institut über ein Thema arbeiten zu können, das bei den anfallenden Quellen niemals Langeweile aufkommen ließ und dabei zwei so verschiedene, zugleich meinen Studienverlauf widerspiegelnde wissenschaftliche Felder verband.

Insbesondere bin ich Frau Dipl.-Germ. Renate Usselmann für das präzise Korrekturlesen meiner Seiten zu herzlichem Dank verpflichtet, zumal sie mich darüber hinaus auch dezent und geduldig durch alle Überraschungen, mit denen das Textverarbeitungsprogramm aufwartet, geleitet hat.

Schließlich weiß ich mich all jenen sehr verbunden, die einen Beitrag zum Bildmaterial meiner Untersuchung, sei es durch Zusendung digitaler Daten oder durch die Öffnung sonst verschlossener Türen, geleistet haben. Neben den Mitarbeitern der vatikanischen und diözesanen Einrichtungen danke ich dem Ehrw. V. Abt D. Francesco Trolese OSB, den Hw. Herren Mons. Guido Marchetti, Mons. Giuseppe Imperato, Don Claudio Bosi, Kur. P. Hugues Jeanson sowie Fr. Dr. Barbara Mazzei, Hr. Dr. Ambrogio Piazzoni, Hr. Dipl.-Geogr. Sebastian Drabinski, Hr. Volker Baumgartner, Hr. Dipl.-Ing. Robert Christa; Hr. LAss Ulrich Felix und Mr Jean-Claude Léfoyer für die zuvorkommende Unterstützung meiner Anstrengungen.

Bamberg, am Fest des hl. Lukas 2014
Winfried Büttner

Zum Geleit

Die vorliegende Untersuchung wurde unter Leitung von Frau Prof. Dr. Renate Wittern-Sterzel angefertigt und im Juni 2009 von der Erlanger Medizinischen Fakultät als Inauguraldissertation angenommen. Auf besonderen Wunsch der Herausgeber der Eichstätter Beiträge zum Christlichen Orient hat der Autor sein Werk für die Publikation in der Reihe nochmals gründlich überarbeitet und an zahlreichen Stellen um wertvolles Text- und Bildmaterial erweitert.

Zwischen der Heilkunst und dem Christentum lassen sich in der Spätantike zahlreiche, zuweilen überraschende Berührungspunkte ausmachen, die in der jüngeren Zeit in den Blickpunkt des Forschungsinteresses gerückt sind. Ein innerer Bezugspunkt zwischen der Heiltätigkeit eines Arztes und dem von der Religion verheißenen übernatürlichen Heil ist mit jener beiderseitigen Analogie und Parallelität gegeben, welche im Herrenwort Mk 2,17 treffend zum Ausdruck kommt. Das Bild vom Arzt und der zu heilenden Leiden deckt im Rahmen einer christlich verstandenen Heilslehre die Unfähigkeit des Menschen auf, sich selbst zu heilen, sprich sich selbst zu erlösen. Völlig zu Recht steht daher am Anfang der Christusverkündigung im syrischen Raum das monumentale und zugleich exklusive Bekenntnis zur alleinigen Heilsmittlerschaft Jesu Christi (IgnEph 7,2), welches der Autor seinem Band vorangestellt hat.

Neben der christologisch verwendeten Arzttitulatur sind es vor allem die Heilsinstrumente der Kirche, sprich die Sakramente der Eucharistie und der Beichte, die von den Kirchenvätern mit Hilfe medizinischer Metaphern den Gläubigen zum verständnisvollen Nachvollzug veranschaulicht werden. Darüber hinaus nennen die zahllosen hagiographischen Quellen vornehmlich der orientalischen Provenienz einzelne charismatische Gestalten, die als Bischöfe oder Mönche durch ihre besondere Gabe der Heilkunst von sich reden machten und – man höre und staune – ihre medizinischen Kenntnisse und Fähigkeiten neben ihrem geistlichen Beruf bei der Verkündigung einsetzten.

Dem Leser entfaltet sich in dieser Studie ein buntes Spektrum, angefangen von den biblischen Grundlagen, über die patristische Tradition besonders der Orientalen bis hin zu dem auch kunstgeschichtlich nicht unbedeutenden, im Privatbesitz des Autors befindlichen ausführlichen Bildmaterial. Ärzten, Theologen, Kunstgeschichtlern sowie allen Interessierten sei die Lektüre dieses Buches wärmstens empfohlen.

Eichstätt, Ostern 2014
Peter Bruns / Heinz Otto Luthe

1 *Christus medicus* – Christus, der Arzt

1.1 Einleitung

Religion und mehr denn je die Medizin begleiten uns von unseren ersten Dingen bis zu den letzten, sie versprechen Hilfe und Hoffnung und ringen um Geltung, die heute im allgemeinen eher den Medizinern eingeräumt werden mag, wenigstens dort, wo Fortschritt und Beschleunigung Denken und Handeln antreiben. Zwar stehen die beiden heilkundlichen Tätigkeitsfelder sich nahe, sowohl von den gemeinsamen Ursprüngen in der Geschichte der Menschheit als von den Bedürfnissen und Wünschen, die dem Menschen eigen sind, her betrachtet. Mit dem stetig anwachsenden naturwissenschaftlichen und technologischen Wissen, den zugehörigen Denkmodellen und den in Aussicht genommenen Zielsetzungen menschlichen Daseins wird aber heute nicht selten ein historischer oder systematischer Gegensatz konstruiert, bei dem Religion bzw. die Religionen als überholt angesehen werden.

Allerdings ist auch die Differenzierung in eine medizinische und eine religiös-existentielle «Heilkunde» keine moderne Erscheinung. Sie drückt sich in einem seit alters gebräuchlichen metaphorischen Verständnis ärztlicher Tätigkeit aus, das für seine Bildhaftigkeit neben Übereinstimmungen eines Kontrasts bedarf und so auch aus religiöser Perspektive in einem stilisierten Gegensatz dargestellt werden kann. In der biblischen Tradition wird z. B. im Alten Testament neben der bloßen Erwähnung des ärztlichen Berufs und über seine zuweilen ambivalente Beurteilung hinaus in den menschlichen Bemühungen manchmal geradezu ein Gegenbild zum göttlichen Handeln entworfen.[1] Zwar gibt es auch die positive Würdigung von Sir 38,1–15, der zufolge der Arzt mit göttlichem Wohlgefallen durch die Schöpfung der leidenden Kreatur dient, die eigentliche Heilkompetenz aber liegt letztlich bei Gott: „Ich bin der Herr, dein Arzt".[2] Diese Bibelstelle wird der heutige Leser, anders als

---

1   vgl. 2 Chr 16,12; Tob 2,10; Jer 8,22; Ez 30,21.
2   Ex 15,26. Vgl. Schulze, Medizin und Christentum, 157f. Die Übersetzung der Septuaginta (die in der Kirche „maßgebliche" griechische Version des AT) mit „ὁ ἰώμενός σε" („der dich Heilende") bzw. die der Vulgata (lateinische Bibelübersetzung des Hieronymus) mit *„sanator"* („der Heiler") lassen sich beide von der hebräischen Form רפֵֹא ableiten, die als substantivierte Partizipform auch den „Arzt" meint. Insofern unterstreichen die Übersetzungen dieses medizinischen Bildwortes die soteriologische Aussage, da eine Wiedergabe mit ἰατρός oder *medicus* (= Arzt) ausbleibt; vgl. Dtn 32,39. Nach Norbert Lohfink liegt dieser Exodusstelle eigentlich kein primär übertragenes Verständnis zugrunde (vgl. Lohfink, »Ich bin Jahwe, dein Arzt«, 129). Der sich in die prophetische Sprachwelt fügende Text stamme aus der Perserzeit und verbinde Gesetz und Propheten; er fordere auf, nach Jahwes Gesellschaftsordnung zu leben, um aus Plagen und Krankheiten gerettet zu werden (153f.).

zur Entstehungszeit des Textes wohl intendiert, nicht mehr in einen rein medizinischen Zusammenhang einordnen wollen, sondern gleich auf einer übertragenen Ebene begreifen. Vergleichbar fällt die Heilung auch bei einem weiteren Aspekt aus der Zuständigkeit der Medizin heraus, wenn es bei einer Deutung der Krankheit als göttlicher Strafe[3] eines himmlischen Arztes, Priesters oder Propheten bedarf.[4]

Vielen scheint heute ein derartiges Heil-Werden nicht zu fehlen, man kann manchmal gar den Eindruck gewinnen, daß die Sorge um Gesundheit und Wohlbefinden die althergebrachte Heilssuche ersetzt und ein Ausmaß annimmt, das einer Art Ersatzreligiosität gleichkommt. Denkt man wiederum an gängige „alternative" Therapieangebote, die selbsterklärt „ganzheitlich" auftreten, kann man wohl auch in mancher Hinsicht symptomatische Mängel der sogenannten Schulmedizin auf der einen Seite, auf der anderen Indizien für zuweilen aufgegebene Ansprüche und verlorene Bindungskraft der überkommenen religiösen Angebote erkennen. Man braucht und sucht eine Religion oder ein vergleichbares agnostisches bzw. atheistisches Lehrsystem, mag dies den einen oder anderen wegen Partikularität und Vertröstung auf innergeschichtliche oder jenseitige Prozesse auch unbefriedigt zurücklassen, mögen einige Modelle der Menschheit sogar fatal geschadet haben. Zur jeweiligen Rechtfertigung werden in unterschiedlicher Form Gründer- und Idealgestalten, Zeugen und Tradenten, Historizität, innere Plausibilität, Umsetzbarkeit und tatsächliche Verwirklichung bemüht.

In Verbindung mit derartigen Qualitätsmerkmalen bietet gerade ein Zusammenhang von Medizin und Religion eine theoretische und praktische Grundlage, mit Beschränkungen und Begabungen des Menschen umzugehen. Im Christentum, der weltweit größten und weiter wachsenden Religion, stehen hier v. a. Erlösung und Erlösungsbedürftigkeit der in Sünde gefallenen Geschöpfe im Focus, die das Wirken Gottes heilsgeschichtlich und in einem übertragenen Verständnis als «medizinisch» verstehbar machen, ein Spezifikum, das auch die Überlieferungen der in der vorliegenden Studie behandelten Gestalten ermöglicht und beeinflußt.

1.2 Der Heiland der Evangelien

„Nicht die Gesunden bedürfen des Arztes, sondern die Kranken"[5] entgegnet Jesus, als Empörung laut wird, weil er mit Zöllnern und Sündern zu Tische sitzt – und die unerfüllten Erwartungen seiner Mitbürger, als er wider Erwarten in seiner Heimat keine Heilungen bewirkt, kleidet er in den Spruch: „Arzt, heile dich selbst!"[6]

Über diese beiden Schriftstellen hinaus, die dem späteren Leser den *Christus medicus* suggerieren, liegt die theologische Erkenntnis, daß Jesu Wirken in einer

---

3   vgl. die Frage der Jünger in Joh 9,2.
4   Vgl. Dörnemann, Krankheit und Heilung, 21.
5   Mt 9,12; parr. Mk 2,17; Lk 5,31.
6   Lk 4,23.

bestimmten Weise ärztlich zu verstehen ist, auf der Hand. In den Evangelien tritt Jesus vielfach als Heiler in Erscheinung, von ihm geht eine heilende Kraft aus[7], weder stellt er eine Rechnung[8] noch verordnet er Medikamente, heilt meist durch sein Wort, streckt seine Hände aus oder legt sie auf.[9] Allenfalls wird eine Art „ärztlicher Handlung" unter Verwendung von Speichel und eine Nachfrage nach der Wirkung der Therapie geschildert. Hiermit wird in Joh 9,6 und Mk 8,23 (bei Blindheit) sowie Mk 7,33 (bei Taubstummheit) das Wunder mit seiner teils erst nachfolgenden Heilgeste nicht einfach nur vorbereitet, denn der Speichel gehört neben Wasser, Blut, Wein und Öl zu den flüssigen Heilelementen und ist als Ausscheidung des Mundes mit dem Atem verbunden und gewissermaßen kondensierter Hauch; mit dem Blut verwandt, ist er der Träger seelischer Kräfte, dem beim geisterfüllten Charismatiker in antiker Vorstellung besondere Kraft und exorzistische Bedeutung zukommt.[10] Gelegentlich verlangt Jesus von den Kranken wiederum den im alttestamentlichen Gesetz zwar vorgeschriebenen, für das Eintreten des Wunders aber sekundären Ritus und rückt im Hinblick auf die Heilung den «helfenden» Glauben in den Vordergrund.[11] Ohne daß die Evangelien in ihren Darstellungen die aus der Krankheit herrührenden physischen und sozialen Einschränkungen übergehen würden, transzendiert das von Gott angebotene Heil die angesprochenen Nöte: Die Sünde bleibt der schlimmere Schaden[12], deren Vergebung ein heilendes Auftreten Jesu im Umgang mit Sündern veranschaulicht.[13] Schließlich ist Jesus Exorzist.[14]

---

7 Lk 6,19; Mk 3,10; Mt 14,36 / Hämorrhoissa: Mt 9,21; parr. Mk 5,28; Lk 8,44.

8 Zu Parallelen und Unterschieden zwischen den Evangelien und den paganen Wundergeschichten vgl. Dörnemann, Krankheit und Heilung, 60–65.

9 Mt 8,3.15; 9,29; Mk 1,41; 8,23; Lk 4,40f.; 5,13; 13,13; 22,51 (vgl. Dörnemann, Krankheit und Heilung, 64). Bei Mk finden sich 17, bei Mt 19 und Lk sogar 20 Berichte von Heilungen, im Joh-Evangelium 4 Heilungen bei den Zeichen (ebd. 60–65).

10 Vgl. Pesch, Markusevangelium I, 395.418. Eine Verwendung von Speichel ist auch bei Plinius' Naturkunde (28,4,37) bekannt, ebenso bei Tacitus, *hist.* 4,81, Sueton, *vit. Vesp.* 7,2f. und Cassius Dio 66,8 für ein angebliches Heilungswunder Vespasians an einem Blinden, schließlich in den Philippusakten (AP 128) ebenfalls bei einer Blindenheilung.

11 z. B. Mk 1,44; Lk 17,11–19. Umgekehrt wird im Asklepieion von Epidauros ein vergleichbarer Glaube an die Wunderkraft der Gottheit für eine Heilung nicht vorausgesetzt (vgl. *mirr.* 3 & 4: Herzog, Epidauros, 8ff.).

12 vgl. Joh 5,14.

13 z. B. in der Heilung des Gelähmten, der von seinen Helfern durch das Hausdach zu Jesus herabgelassen wird, einem Normenwunder (Mk 2,1–12), in dem die Sündenvergebung als das größere «Wunder» erwiesen wird, zu dem Jesus bevollmächtigt ist. Auch wenn Jesus seine Heilungen in den Kontext der Botschaft vom Reich Gottes stellt, scheint ein kausaler Zusammenhang zwischen Sünde und Krankheit, wie er in den Worten der Apostel in Joh 9,1–3 laut wird, nicht völlig abgelegt (vgl. auch 1 Kor 11,30). Ferner erscheinen in vielen Religionen, auch im biblischen Schrifttum oder der christlichen Hagiographie Dämonen als Auslöser für Krankheit und Tod. Dagegen kommt die Krankheitsgenese bei Galen, der sie aus falschen Säftemischungen erklärt, ohne personale Verantwortung aus (vgl. Fichtner, Christus als Arzt, 4).

14 Mit dem Exorzismus im Rahmen der Botschaft vom Reich Gottes (Mt 9,32–34; 12,22–37; Mk 3,21–30; Lk 11,14–23; Mt 8,28–34; Mk 5,1–20; Lk 8,26–39; Lk 17,21) sind Sündenvergebung

Die vielen Wunder und Dämonenaustreibungen Jesu streben hierbei nicht einen simplen medizinischen Heilerfolg an, sondern werden in einen tiefer gehenden Zusammenhang eingeordnet: Sie haben eine zeichenhafte Bedeutung für den Anbruch des Gottesreiches, in dessen Herrschaftsbereich die ganze menschliche Existenz gehört.

1.3 Theologische Metapher

Nachdem die alttestamentliche Religiosität Jahwe als Arzt kennt[15], mag es verwundern, daß Jesus dieser Titel trotz der vielfältigen Heilungswunder im NT zunächst versagt bleibt. In der nachfolgenden christlichen Literatur jedoch ändert sich dies geradezu kompensatorisch, angefangen von den Apostolischen Vätern, Apologeten und Apokryphen bis zu den Kirchenvätern, die sich zurecht dieser Deutekategorie bedienen. Ihnen gilt zunächst, gleichsam in einem weiter zu fassenden Verständnis, Gott als Arzt[16], in einem konkreteren Sinn bietet dann die Menschwerdung seines Sohnes noch größeren Freiraum zur Entfaltung dieser Vorstellung. Das in dieser Hinsicht wohl älteste schriftliche Zeugnis stammt von Ignatius von Antiochien (s. o. Deckblatt: „Einer ist Arzt")[17], der gegen gnostisch-doketische Ansichten[18] in dieser soteriologisch[19] gehaltenen Metapher Tatsächlichkeit und Wirklichkeit des Eintritts

---

und ebenso physische Heilungen verbunden. Jesus erteilt hierbei den Dämonen Befehle (Mt 8,32; Mk 1,25; 5,8) und bevollmächtigt hierfür auch seine Jünger (Mt 10,1; Mk 6,7.13; Mk 16,17–20; Lk 9,1; Joh 20,23): vgl. Dörnemann, Krankheit und Heilung, 65–67.

15 Ex 15,26.

16 Bei Johannes Chrysostomus, *Anna* 3,1 (PG 54,654), finden sich alle wesentlichen Merkmale des göttlichen Arztes, die auch dem Christus medicus (s. u.) zugeschrieben werden: er heilt alle Krankheiten sowohl des Leibes als auch der Seele, braucht weder Eisen noch Feuer wie die übrigen Ärzte, da ein einfacher Wink seinerseits genügt, und fordert nicht Silber, sondern Tränen, Gebete und Glauben.

17 Ignatius, *ep. Eph.* 7,2 (Lindemann/Paulsen 182); das Bekenntnis ist biblischen εἷς-θεός- und auf Jesus bezogenen εἷς-Akklamationen (1 Tim 2,5; Eph 4,5f.) nachempfunden, die sich ihrerseits von hellenistischen Akklamationen herleiten lassen. Die Briefe des Bischofs werden üblicherweise um 117 datiert, zur Diskussion um eine Spätdatierung und Echtheit des Briefcorpus vgl. z. B. Dörnemann, Krankheit und Heilung, 80ff. Einen übertragenen medizinischen Hintergrund weist auch die Bezeichnung der Eucharistie als Arznei der Unsterblichkeit und Gegengift gegen den Tod auf (Eph. 20,2; Lindemann-Paulsen 190). Auch sein Nachfolger, Theophil von Antiochien, verwendet medizinale Metaphern, vgl. Dörnemann, Krankheit und Heilung, 92ff.

18 Gnostische Sekten beriefen sich auf eigene Offenbarungen, die im Widerspruch zur apostolischen Überlieferung der Kirche standen und folglich auch nicht anerkannt waren. Wegen der negativen Bewertung der Materie gingen die Gnostiker nicht von einer eigentlichen Menschwerdung Gottes aus, sondern davon, daß sich in Christus nur ein mit einem „Scheinleib" umgebenes Wesen gezeigt habe.

19 Soteriologie = Lehre von der Erlösung (Traktat/Teilgebiet der christlichen Dogmatik).

Christi in Welt und Zeit unterstreicht. Menschwerdung und Gottsein stehen bei ihm in einer dynamischen Spannung, die im Subjekt des Herrn und Arztes bei aller Antithetik aufgefangen wird, zugleich aufrechterhalten bleibt – ein Geheimnis, das der Bischof der Großstadt am Orontes hymnisch faßt.

Im übertragenen Sinn ist Jesus also Arzt[20], er ist mein bzw. unser Arzt[21], der große[22], der gute[23], der beste[24], der trefflichste[25], der einzige[26], der wahre[27], der herausragende[28], der freundliche[29], der gute geliebte Arzt Gottes[30], der himmlische Arzt[31], den es nicht verdrießt[32], der nicht mit Kräutern[33], sondern der geheimnis-

20 Ignatius, *Eph.* 7,2 (Lindemann/Paulsen 182); Diognetbrief 9,6 (Lindemann/Paulsen 318); Irenäus v. Lyon, *haer.* 3,5,2 (SC 211,59ff.); Origenes, *hom. in Lev.* 8,1 (GCS Or. 6/1,393f.); *frg. Ps.* 106,20; Klemensroman 72,2 (NTApo⁵ II,471); Tertullian, *pudic.* 9,12–13 (CCL 2,1298) & *adv. Marc.* 4,11,1–3 (CCL 1, 566); Christus wird von ihm in *adv. Marc.* 3,17,5 (CCL 1,531) als *medicator* (Parallelbildung zu *praedicator*/Verkündiger) und in *adv. Marc.* IV 8,4 (CCL I, 557) als *remediator* (Heiler körperlicher Krankheiten nach Jes 53,4) bezeichnet (vgl. Dörnemann, Krankheit und Heilung, 166ff.); Cyrill v. Jer., *catech.* 12,1 (PG 33,721); Basilius d. G., *Spir.* 17 (FC 12,120–121); Gregor v. Nazianz, *carm.* 1,1,2,61 (PG 37,406); Gregor v. Nyssa, *hom. in Eccl.* 2,636 (GNO 5,298); *Eun.* 3,1,131–133 (GNO 2,48); Augustinus, *serm.* 142,6 (PL 38,781), vgl. Dörnemann, Krankheit und Heilung. Darüber hinaus gibt es viele Stellen mit einem impliziten Arzttitel, der sich für Christus aus dem Kontext ergibt. In der von Alfonsus Hispanus aus dem Arabischen übersetzten *Epistola Samuelis* wird geschrieben, daß sogar die Moslems Christus als Arzt anrufen: „Selbst die Sarazenen behaupten, daß Christus oder der Messias von Gott die Macht erhalten habe, Wunder zu tun, zu heilen alle Schmerzen und Krankheiten, die bösen Geister auszutreiben und Tote zum Leben zu erwecken" (Codex Monacensis 22252 [s. XIV] f. 88ʳ), vgl. Schipperges, Christus Medicus, 16.
21 Ps.-Justin, *res.* 10,17 (PTS 54,129); AP 4,4 (CCA 11,126).
22 Euseb v. Caesarea, *h.e.* 10,4,12 (GCS Eus. 2/2,866); Gregor v. Nazianz, *or.* 18,28 (PG 35,1020); Ambrosius, *hex.* 6,8,50 (CSEL 32/1,242); Augustinus, *serm.* 155,10; 299,6 (PL 38,847.1372).
23 Abgarsage in Doctrina Addai 3 (vgl. NTApo⁶ I,391), bei Euseb, *h. e.* 1,13,6 (GCS Eus. 2/1,86; syrEus: Wright 52) wird „guter Arzt" ersetzt durch „guter Erlöser" (vgl. Bruns, Aphrahat, 167); Origenes, *Cels.* II,67 (GCS Or. 1,189); Ambrosius, *hex.* 6,8,50 (CSEL 32/1,242): *„bonus animarum medicus"*.
24 Euseb v. Caesarea, *h.e.* 10,4,12 (GCS Eus. 6/2,866); *p. e.* 1,5,5 (GCS Eus. 8/1,20).
25 Cyrill v. Jerusalem, *catech.* 10,5 (PG 33,665): κάλιστος
26 Clemens v. Alexandrien, *q. d. s.* 29,3 (GCS Cl. 3,179).
27 Gregor v. Nyssa, *or. dom.* 4,1161 (GNO 7/2,45f.); Apoll. 1273 (GNO 3/1,124); Hieronymus, *adv. Pelag.* 3,11 (CCL 80,113); *tract. in Mc.* 1,13–31 (CCL 78,468f.), weitere Belege bei Pease, Medical Allusions 74 (FN 7): *vit. Hilar.* 15; *adv. Ruf.* 1,26; *in Hierem.* 3,77 usw.; lt. Schipperges, Christus Medicus, 15, verwenden auch Firmicus Maternus, Ephräm und Hilarius diesen Titel, der übrigens auch Asklepios von P. Aelius Aristides (*or.* 45,57) zugebilligt worden war (vgl. Steger, P. Aelius Aristides, 45–71); Ps-Makarios, *hom.* 12,2,4 (GCS Mac. 1,153).
28 Hieronymus, *tract. in Mc.* 1,13–31 (CCL 78,468f.)
29 Ephräm, *serm.* 8,85ff. (CSCO 305/S 130,107f.): "Bei dem freundlichen Arzt will ich nicht verbergen * meine Leiden vor seiner Hilfe. / Denn er spart auch nicht damit, seine Arzneien auf meine wunden Stellen zu sprengen. / Arzt, der ganz den Kranken gehört, * heile mich, mein Herr wie den Zachäus, / den vom Krankenlager der Habsucht * deine Güte, mein Herr, sich erheben ließ" (CSCO 306/S 131,145).
30 Ambrosius, *ps.* 37,56 (CSEL 64,180).
31 Origenes, *hom. in Lev.* 8,1 (SC 287,10); Cyrill v. Jer., *catech.* 12,8 (PG 33,733).

vollen Bedeutung seiner Worte heilt[34], er ist der Arzt aller[35], alles Sichtbaren und Unsichtbaren, seiner Geschöpfe[36], der Arzt der Sünder[37], all derer, die „halbtot" sind[38], aller kranken Menschen[39], im Lande der Krankheit[40], der ganz den Kranken gehört[41], er ist Arzt und Arznei[42], der Meister der Ärzte[43], der Arzt und Heiland[44], der Archiatros („Oberarzt")[45], gleichsam ein geistlicher Hippokrates[46] – schon sein Name Jesus („der Herr rettet") weist ihn aus.[47]

In dieser Weise findet gerade die christliche Soteriologie im manchmal vielleicht ein wenig erbaulich wirkenden Christus-medicus-Motiv ihren fundamentalen Ausdruck und kommt hierbei ohne komplexe Terminologie aus, daneben klingt auch ein seelsorgerliches Ideal an. Das so entwickelte Modell wird bei einer Reihe von theologischen Autoren der ersten vier Jahrhunderte dann auf sakramenten-theologische, ekklesiologische und pastorale Zusammenhänge übertragen, indem sie sich „medizinaler" Sprache bedienen. Sie bezeichnen, teils sogar mit Anklängen an hippokratische Texte, die Sakramente, die Übung der Tugenden und die Heiligung als Heilmittel des göttlichen Arztes, der mit süßen oder schmerzhaften Eingriffen den früheren Seelenzustand wiederherzustellen sucht, oder vergleichen

---

32 Ephräm, *serm.* 7,357.474 (CSCO 305/S 130,102.104).

33 Abgarbrief: Euseb, *h. e.* 1,13,6 (GCS Eus. 2/1,86).

34 Origenes, *hom. in Lev.* 8,1 (SC 287,10); *„aegris suis non herbarum sucis, sed verborum sacramentis medicamenta conquirit"*; Ephräm, *serm.* 7,358 (CSCO 305/S 130,102).

35 Gregor v. Nazianz, *or.* 8,18 (SC 405,284);Euseb v. C., *theoph.* 3,40 (GCS Eus 3/2,146).

36 AT 143 (NTApo5 II,358); vgl. auch AP 4,4 (CCA 11,126).

37 z. B. Origenes, *Cels.* 3,62 (GCS Or. 1,256).

38 Gregor d. Wundertäter, *pan. Or.* 17 (FC 24,108f.).

39 Aphrahat, *dem.* 6,9 (PS I 278,12f.); Origenes, *princ.* 3,1,15 (Görgemanns/Karpp 516ff.); Ephräm, serm. 8,89 (CSCO 305/S 130,108): „Arzt, der ganz den Kranken gehört".

40 AT 156 (NTApo[5] II,362).

41 Ephräm, *serm.* 8,89 (CSCO 305/S 130,108).

42 Ephräm, *serm.* 7,358 (CSCO 305/S 130,102); Gregor von Nazianz, *or.* 38,13 (SC 358,132); Hieronymus, *tract. in Mc.* 1,13–31 (CCL 78,469); Augustinus, *serm.* 155,10 (PL 38,846).

43 Hieronymus, *in Eccles.* 7,20.21 (CCL 72,309).

44 Clemens v. Al., *paed.* 1,100,1f. (GCS Cl. 1,149f.); AT 10 (NTApo[5] II,307); Klemensroman 72,2 (NTApo[5] II,471); Athanasius, *inc.* 44,2 (SC 199,424); Euseb, *d. e.* 4,10,9.18 (GCS Eus VI 166.168); Hieronymus, *adv. Pelag.* 3,11 (CCL 80,113): *„veri medici Salvatoris imploramus auxilium"*; Augustinus, *serm.* 299,6 (PL 38,1371f.).

45 Gegenüber „Ärzten" wie Propheten und Engeln gilt Christus als „Oberarzt": Origenes, *hom. in Lc.* 13,2 (FC IV/1,154ff.); *hom. in Jer.* 18,5 (GCS Or. 3,156); *hom. in 1 Sam.* 5,6 (SC 328,190); Hieronymus, *tract. in Mc.* 1,13–31 (CCL 78,468f.). Archiatroi waren öffentlich angestellte Ärzte mit besonderen Privilegien und wurden unter Justinian ins Krankenhauswesen integriert.

46 Hieronymus, *c. Ioh.* 38 (CCL 79A,74), vgl. Pease, Medical Allusions 75.

47 Vgl. Justin, *apol. I* 33 (Marcovich 81); Euseb von Caesarea, *d. e.* 4,10,18 (GCS Eus. 6,168), *theoph.* 3,40 (GCS Eus 3/2,146); Cyrill v. Jer., *catech.* 10,4 (PG 33,665); Augustinus, *serm.* 299,6 (PL 38,1371f.): Christus Jesus bedeute *„Christus Salvator"*; vgl. hierzu die sprachlichen Umschreibungen für das nachklassische Wort im „vorchristlichen" Latein bei Cicero (*qui salutem dedit*) und einer Inschrift aus dem Jahr 84 v. Chr. (*qui ... saluti fuit*): Schipperges, Christus Medicus, 13.

den Seelsorger mit einem Arzt, der mit pastoraler Rücksichtnahme in eben dieser Absicht wirken soll.[48] Der Bogen dieses ausgefalteten Christus-medicus-Motivs der Väterliteratur läßt sich bis in die Mönchsregeln hinein verfolgen[49], so daß man zurecht von einer „*theologia medicinalis*" sprechen kann.[50]

---

48 Vgl. Dörnemann, Krankheit und Heilung (z. B. S. 250 o. das summarische 12. Kapitel: 299ff.).
49 z. B. *Regula Benedicti* 27,1–6 (CSEL 75,89f.).
50 Vgl. Schulze, Medizin und Christentum, 160–161.

2 *Medici tropici* – Ärzte im übertragenen Sinn

Christus wirkt auch durch seine Jünger als Arzt und ist in ihnen gegenwärtig.[51] Es ist also nur ein kleiner gedanklicher Schritt, wenn die Arztmetapher auch auf diejenigen ausgedehnt wird, die mit ihm oder in seinem Sinne tätig sind. Das Vorbild hierfür ist biblisch, da Jesus sowohl vor seiner Passion als auch nach seiner Auferstehung die Jünger an seinem Wirken beteiligt, insbesondere an seinen thaumaturgischen und exorzistischen Fähigkeiten.[52] So konnten sich die ausgesandten, nun selbst wundertätigen und exorzierenden Apostel auf Christus berufen[53], wobei sie ihre Zeitgenossen durchaus an die Tätigkeit von Wanderärzten erinnert haben mögen.[54] Explizit wird ein solches Prädikat aber erneut erst außerhalb der kanonischen Literatur[55], nämlich in den apokryphen Apostelakten ausgesprochen.

In den Petrusakten beispielsweise wird Paulus aufgefordert, den Menschen in Spanien ein Arzt zu sein, d. h. sie zum Christentum zu bekehren[56], in den Thomasakten wird der Apostel von einer Neubekehrten als wundertätiger Seelenarzt vorgestellt[57] und in den Johannesakten wird der Hauptakteur als der „von Gott bestellte treue Arzt" um Hilfe gebeten[58]; bei Johannes Cassian erscheint Paulus als „geistlicher" Arzt[59] und noch Gregor von Tours kennt den Apostel Andreas als *caelestis medicus.*[60]

In einer apokryphen Schrift aus judenchristlichem Umfeld, den „Taten des Petrus und der zwölf Apostel", die sich durch eine sog. Engelchristologie auszeichnet und an der Wende vom 2. zum 3. Jh. angesetzt wird, gibt sich Jesus, der zuvor als verkleideter Engel Lithargoël auftritt, den Jüngern zu erkennen und vertraut ihnen in einer symbolischen Geste seinen «Arztkoffer» an, genauer gesagt seine Tasche, die übrigens in der Malerei späterer Jahrhunderte zum spezifischen ikonographischen Merkmal heiliger Ärzte avancierte.[61] Einer der Empfänger, Johannes,

---

51 AP 4,4 (CCA 11,126): „ich werfe mich vor dem Arzt in dir nieder".
52 Mt 10,1; Mk 6,13; 16,15ff.; Lk 9,1f.
53 Apg 3,6; 5,15f.; 9,32–34.
54 von Bendemann, Christus der Arzt 164ff.
55 Kanonische Schriften = Bücher, die in die Bibel (hier ins Neue Testament) aufgenommen sind.
56 APt ActVerc 1 (NTApo⁵ II,259).
57 AT 95 (NTApo⁵ II,339).
58 AJ 56 (NTApo⁵ II,177).
59 Johannes Cassian, *inst.* 10,7 (CSEL 17,177): *uerus ac spiritalis medicus.*
60 „himmlischer Arzt": Gregor v. Tours, *gl. mart.* 30 (MGH.SRM 1/2,57).
61 Vgl. u. die Darstellung des hl. Lukas in der römischen Commodillakatakombe (7. Jh.) oder die Abbildung aus dem Menologium Basilius' II., in der eine von Gott überreichte Arzttasche die an Kosmas und Damian vergebene Heilgabe symbolisiert. Die bei Knipp, Sarkophagskulptur, vorgestellten neutestamentlichen Heilungsszenen zeigen Jesus nicht als Arzt im strengen Sinn,

macht hierbei den berechtigten Einwand, für diese Aufgabe nicht über die nötigen medizinischen Kenntnisse zu verfügen, und verleiht so der Erzählung mit einem missionarischen und zugleich pastoralen Motiv die metaphorische Wende: die physischen Heilungen sollen die Jünger eigentlich als Ärzte der Seelen ausweisen, sie sollen die Herzen der Menschen heilen.[62]

Gleiches gilt für Propheten[63] und Engel[64], bei denen der aus dem Buch Tobit (3,16–12,22) bekannte Raphael („Gott heilt"), einer der sieben Engel, die die Gebete der Heiligen vor Gott bringen[65], bei Origenes als Leiter der medizinischen Heilkunst bekannt ist[66]; ein solitäres mittelalterliches Zeugnis aus Konstantinopel erkennt auch im Erzengel Michael den „großen Arzt".[67]

Dieses Verständnis wird sodann auf Wundertäter wie den Eremiten Antonius, bei Athanasius gleichsam der Arzt für Ägypten[68], und den an Verdiensten (*merita*)

---

sondern verweisen auf die metaphorische Ebene des Christus-medicus-Motivs, die auf den neutestamentlichen Erzählungen fußt. Mit heilender Hand dargestellt, findet sich Christus an Stelle von Asklepios oder Hygieia auf Arztbestecken und Medikamentenkästchen: Hauck, Gott als Arzt 26f.; vgl. Wolfgang Fritz Volbach, Elfenbeinarbeiten der Spätantike und des Frühen Mittelalters (Römisch-Germanisches Zentralmuseum zu Mainz. Forschungsinstitut für Vor- und Frühgeschichte. Kataloge vor- und frühgeschichtlicher Altertümer 7, Mainz ³1976, Nr. 84; 84a; 85). Nach Hauck (ebd. 24), zeigt sich trotz der „hochbedeutsamen Rolle" des Christus-medicus-Motivs für die Kunst, daß sich „nicht eine eigene ikonographische Konvention" hierfür ausgebildet hat (weitere Literaturhinweise in der dortigen FN 24). Bei R. Carstensen, Christus, 252–262 und Gollwitzer-Voll, Christus medicus, 333–339, finden sich einzelne durchaus originelle mittelalterliche und neuzeitliche Darstellungen Christi als Arzt mit dem für die damalige ärztliche Diagnose bedeutsamen Urinal, auch mit Salbenbüchse, chirurgischem Besteck und medizinischen Fachbüchern, außerdem als Apotheker mit Salbenlöffel und Waage am Rezepturtisch bzw. in einer Apotheke.

62 ActPt12 pp. 9ff. (NTApo⁵ II, 378f.).

63 Abraham, Moses, Samuel, Elija, Jeremia, Johannes d. T.: Origenes, *hom. in Jer.* 14,1–3 (GCS Or. 3,106ff.); Gregor v. Nyssa, *v. Mos.* 2,413 (GNO 7/1,126), *laud. Bas.* 792–793 (GNO 10/1, 111f.); Hieronymus, *tract. in Mc.* 1,13–31 (CCL 78,468f.), Jeremia, Ezechiel und Amos erscheinen in seiner *ep.* 40,1,2–3 als „geistliche Chirurgen", die die von den Sünden verursachten Schäden operieren. Vgl. ferner die *miracula S. Isaiae prophetae* hinsichtlich der Inkubation in dessen Propheteion bei der Laurentiuskirche vor den Blachernen Konstantinopels (am Goldenen Horn, in der Nähe des bei Kosmas und Damian besprochenen Heiligtums gelegen): Wacht, Art. Inkubation C.II.7: RAC 18, 246f.

64 auch im Judentum philonischer Prägung: Philo, *legum allegor.* 3,178 (Mondésert 272).

65 Tob 12,15.

66 Origenes, hom. *in Num.* 14,2,10 (GCS Or. 7/2, 125). Nach Origenes bezeichnet erst Chrysostomos Raphael wieder als Schutzpatron der Heilkunde: Frings, Medizin und Arzt, 24 & Dörnemann, Krankheit und Heilung, 156 (FN 236). Engel i. a. erscheinen ebenfalls bei Origenes, *hom. in Lc.* 13,2 (FC 4/1,154ff.), als Ärzte.

67 In einer Wundererzählung des Diakons Pantaleon, die im Zeitraum zwischen dem 9.–12. Jh. abgefaßt wurde, bezeichnet ein Geheilter den Erzengel als „großen Arzt und Feldherrn" (*mirr. Mich.* 28; PG 140,587): Pohland, Michael, 91ff. Vgl. Wacht, Art. Inkubation C.II.4: RAC 18, 243f.

68 Athanasius, *v. Anton.* 87 (SC 400,358); der Mönchsvater bedarf hierbei, exemplarisch für andere thaumaturgische Asketen, keiner wissenschaftlichen Ausbildung: ebd. 73 (SC 400,322).

und Tugendkraft (*virtus*) reichen Martin übertragen.[69] Schließlich handeln auch prominente Kirchenpolitiker medizinisch, z. B. der eben erwähnte Verteidiger des nizänischen Konzils Athanasius, der dem Kappadozier Basilius d. G. zufolge seinerseits nun als „Arzt für die Krankheiten in den Kirchen" und „weisester" Arzt wirkt[70]; Basilius wiederum und Meletios von Antiochia erscheinen bei Gregor von Nyssa als solche[71], Gregor von Nazianz bezeichnet den Metropoliten Theodor als „großen Arzt der Seelen"[72], und Rufin erkennt in Euseb von Vercelli, dem standhaften Bischof im arianischen Streit, den Arzt und Priester[73] ... – Sie sind zwar allesamt keine Mediziner, aber auf unterschiedliche Weise Seelsorger, bei denen sowohl das Amt, insbesondere dasjenige des Bischofs und des Abtes, als auch ihre besonderen Charismen, als ärztlich wahrgenommen werden.[74]

Nachdem schon in vorchristlicher Zeit die Philosophie als heilsam angesehen wurde bzw. ihre Anhänger die Seele von den Leidenschaften heilen wollten[75], wird gerade auch diese abschließend aufgegriffene Facette der Arztmetapher dem christlichen[76], insbesondere dem asketischen Umfeld angepaßt. Abschließend sei erwähnt, daß die Arztmetapher, wie schon das obige Beispiel aus den „Taten des

---

69 Gregor v. Tours, *virt. S. Mart.* 3 init. (MGH.SRM 1/2,182).

70 Basilius v. C., *ep.* 82 (Courtonne 1,184); *ep.* 66,2 (Courtonne 1,124); andere Bischöfe als Ärzte: *ep.* 242,3; 263,1f. (Courtonne 3, 67.121).

71 Gregor v. Nyssa, *laud. Bas.* 792 (GNO 10/1,111); *Melet.* 852 (GNO 9,442).

72 Gregor v. Nazianz, *ep.* 163 (GCS 53,118).

73 „*medici pariter et sacerdotis fungebatur officio*" (Rufin, *h. e.* 10,31 (GCS 9,994).

74 Vgl. Klemensroman 64,3;146 (NTApo⁵ II,469.479). In den Apostolischen Konstitutionen (um 380) wird der Bischof im Umgang mit im übertragenen Sinne erkrankten Gemeindegliedern zum „mitleidigen Arzt" erklärt, der im Extremfall auch als geistlicher Chirurg tätig werden muß, und kranke Glieder abtrennt: *Const. App.* 2,41,5–8 (SC 320,272–274); in der Syrischen Didaskalie der Bischof als „Arzt der Kirche" aufgeführt (DA 7; CSCO 401/CSCO.S 175,84) und „mitleidiger Arzt" für die Sünder (DA 10; CSCO 401/CSCO.S 175,120); Clemens v. Alexandria, *paid.* 1,8,64,4 (GCS Cl. 1,128). Im Hinblick auf den klösterlichen Vorgesetzten findet sich Vergleichbares bei Basilius v. Caesarea: *reg. brev. tract.* intt. 82.99.158 (PG 31,1141.1152.1185); *reg. fus. tract.* intt. 30.52 (PG 31,993.1041), vgl. Dörnemann, Krankheit und Heilung, 217f.). Auch Benedikt v. Nursia möchte den Abt als „weisen Arzt": RB 27,2;28,2ff. (CSEL 75,89.92). Vgl. auch Gregor v. Nazianz, *or.* 32,2.29 (SC 318,86.146–8); bei ihm muß analog zum wissenschaftlich ausgebildeten Arzt der Seelsorger und Vorsteher für eine gelingende Therapie in der göttlichen Lehre unterwiesen sein: *or.* 2,16f. (SC 247,110–112); vgl. Dörnemann, Krankheit und Heilung 229 ff.). Im Hinblick auf die in der orientalischen Frömmigkeit übliche Mönchsbeichte ist der Seelenarzt nicht zwangsläufig auch Inhaber eines Weihegrades: Aphrahat, *dem.* 7,2–4 (PS I 316,6–317,24) u. Johannes Klimakos, *scal.* 4 (PG 88,716A; vgl. Bruns, Aphrahat 79.168f.).

75 vgl. Dörnemann, Krankheit und Heilung, 47ff.; Fichtner, Christus als Arzt, 11; von Bendemann, Christus der Arzt, 169f. Verwiesen wird auf folgende Autoren: Demokrit, *fr.* 117 (Löbl 98): zitiert bei Clemens Alexandrinus, *paid.* 1,6,1–4; ferner Plutarch, *de liberis educandis* 10.17: *paid.* 1,3,1–3; ebenso Plato, *Phd* 80d; *Charm.* 154–158; Seneca, *Ad Lucilium* 99,29; *ep.* II 15,1–2; *ep.* V 50,9; 52,9; *Helv.* III 1; *Const.* XIII 2; Dio Chrys., *Or.* I 8; Epiktet, *Diss.* III 23,30; vgl. Euseb, *p. e.* 13,3,38.

76 z. B. Clemens v. Alexandrien, *q. d. s.* 29,3 (GCS Cl. 3,179); Vögtle, Art. Affekt: RAC 1,160–173.

Petrus und der zwölf Apostel" beweist, nicht allein auf großkirchliche Kreise beschränkt ist, sie wirkt sich sogar auf vergleichbare Vorstellungen der paganen Umwelt aus, die synkretistisch[77] Anleihen beim Christus-medicus-Motiv macht. So wird beispielsweise bei den Mandäern, einer Täufersekte, die sich selbst auf Johannes den Täufer zurückführt, dieser als Arzt geehrt. Auch Mani, der das Christentum wohl über Bardaisan kennengelernt hatte, bezeichnet sich evtl. nach dem Vorbild des angesprochenen Motivs gegenüber Schapur als Arzt.[78] Ferner bemühte sich Julian Apostata, den Asklepioskult zu fördern, um gegen die christliche Verkündigung des *Christus medicus* anzugehen.[79] Der Arzttitel für Christus selbst ist übrigens nicht aus dem Asklepioskult oder von der Auseinandersetzung damit abgeleitet, da die Gegenüberstellung von Christus und Asklepios i. a. der Polemik gegen den Polytheismus angehört und die Propaganda für den antiken Heilgott sich wohl eher mindernd auf die Entwicklung des Motivs ausgewirkt hat.[80]

Mit einer weiteren Fortschreibung dieses Motivs und der Arztmetapher befaßt sich die vorliegende Untersuchung. Insbesondere die zwar seltene, aber doch vorhandene Rede von Christus als Arzt der Leiber[81], sodann die häufigere vom Arzt der Seelen[82] und v. a. vom Arzt der Leiber und Seelen[83], der kein Entgelt nimmt[84], wird hierfür relevant, da dies letztlich auch das Bild des heiligen Arztes bestimmt.

---

77 Synkretismus = Vermengung/Verschmelzung religiöser Phänomene.
78 Drijvers, Edessa, 23; die Abgarsage wiederum (Ende d. 3. Jh.; s. o.) hat wohl eine antimanichäische Tendenz: NTApo6 I,391f.). Bei Cyrill v. Jerusalem, *catech.* 6,25 (PG 33,581ff.), wird Mani sogar für den Tod eines erkrankten Sohnes des Großkönigs verantwortlich gemacht, da er, nachdem man die Ärzte weggeschickt hatte, sein Heilversprechen nicht eingehalten habe.
79 Honecker, Christus medicus, 313.
80 Eine engere Kontroverse wird nur bei den apokryphen Apostelakten oder Euseb v. Caesarea deutlich (Dörnemann, Krankheit und Heilung, 274–287).
81 AT 37 (NTApo5 II,319); vgl. auch die Bezeichnung „*remediator ualitudinum*" (Heiler der körperlichen Krankheiten): Tertullian, *adv. Marc.* 4,8,4 (CCL 1,557).
82 AT 10 (NTApo⁵ II,307) innerhalb litaneiähnlicher Anrufung Christi: „... Arzt der an Krankheit darniederliegenden Seelen und Heiland jeder Kreatur"; Origenes, *Cels.* 1,63 (GCS Or. 1,116); *comm. in Mt.* 13,5 (GCS Or. 10,191); *hom. in Num.* 17,10 (GCS Or. 7,270), *princ.* 2,10,6 (Görgemanns/Karpp 432f.); Euseb v. C., *Is.* 11,40; 51,17 (GCS Eus. 9,6.327); *p. e.* 13,3,46 (GCS Eus. 8/2,176): Arzt der vernünftigen Seelen; Doctrina Addai: Arzt der verwundeten Seelen (vgl. Bruns, Aphrahat 168); Basilius v. C., *hom.* 6,1;7,1 (PG 31,200.281); *ep.* 46,6 (Courtonne 1,124); Gregor v. Nyssa, *ep.* 3,15 (GNO 7/2,24); Ambrosius, *hex.* 6,8,50 (CSEL 32/1,242). Im Judentum philonischer Prägung findet sich entsprechend die Vorstellung, daß Gott der „einzige Arzt der Krankheiten der Seele" ist: Philo, *sacrif.* 70 (Méasson 4,132).
83 AT 156 (NTApo⁵ II,362f.); Clemens v. Al., *str.* 3,104,4 (GCS Cl. 2,244); Origenes, *hom. in Lc.* Frg. 63 (FC 4/2 448f.); *hom. in Lev.* 7,1–2 (GCS Or. 6/1,375); Euseb v. C., *theoph.* 3,40 (GCS Eus 3/2,146); Cyrill v. Jer., *catech.* 10,13 PG 33,677). Augustinus geht in *civ.* 22,8 (CCL 48,818f.) auf Heilungswunder durch Gebet, Empfang der Sakramente, Sakramentalien, Reliquien usw. ein, denen implizit die Vorstellung Christi als eines Arztes des Leibes und der Seele zugrunde liegt.
84 AJ 22;56;108 (NTApo⁵ II,158.177.187; CCA 1,169.241.299): ἰατρὸς δωρεὰν ἰώμενος; AT 156 (NTApo⁵ II,362); Ps-Makarios, *hom.* 12,2,4 (GCS Mac. 1,153); nach Ephräm, *serm.* 7,148 (CSCO 305/S 130,98), erhalten bei Christus paradoxerweise die Kranken den Lohn.

Für die Darstellung der untersuchten Gestalten wird zudem das eben skizzierte metaphorische Gedankengut fruchtbar gemacht, womit allerdings auch die Frage nach der wirklichen Ausübung des ärztlichen Berufes im Raum steht.[85]

---

85 Auf den unterschiedlichen metaphorischen Ebenen könnten letztlich alle Heiligen als Ärzte in geistlich-religiöser Weise verstanden werden (vgl. Hieronymus, *tract. in Mc.* 1,13–31 (CCL 78,468f.). In einem Hymnus der syrischen Liturgie auf die Märtyrer heißt es: „… Ihr seid die wahren Ärzte …", vgl. Ephräm, *serm.* 6,447 (CSCO 305/S 130,90).

3 *Sancti medici* – Heilige als Ärzte und Ärztinnen

3.1 Methodische Anmerkungen

Bei einer Untersuchung dieses ausgesprochen kurzweiligen Themas zwischen realem Hintergrund und fiktiver Ausgestaltung, zwischen Paränese und Erbauung, die wohl manchmal auch der einfachen Unterhaltung den Vortritt läßt, wird ein sprudelnder Quellgrund relativ schnell in ein staubtrockenes Tal verwandelt. Sind die dargestellten Personen wirklich Ärzte gewesen? Was bedeutet die Einordnung als Arzt für die Autoren dieser Überlieferungen? Was macht einen solchen Arzt überhaupt aus, was macht ihn „heilig"? Wird Interesse an der ärztlichen Praxis laut? Welche Rolle spielt sie? Wenn im folgenden derartigen theoretischen Überlegungen nachgegangen wird, hoffe ich, dem Leser damit zu dienen, daß nicht nur inhaltliche Schwerpunkte und Ideale, sondern auch die mit Esprit beschriebenen Figuren im Blick bleiben.

Viele der für die Arbeit herangezogenen hagiographischen Texte sind mit zeitlichem Abstand zu den behaupteten Ereignissen verfaßt, was den Umgang mit ihnen nicht unbedingt leicht macht, und stützen sich in ihrer Tendenz auf wunderhafte Ereignisse unterschiedlichster Form, die ihrerseits naturwissenschaftliche Skepsis hervorrufen werden. Auch um der Lesbarkeit willen werden die Schilderungen der Legenden aber in der Regel indikativisch wiedergegeben. Die hagiographischen Quellen, d. h. in erster Linie Legenden und Mirakelsammlungen, aber auch Geschichtswerke, Briefe und Predigten, sind, abgesehen von mehr theologisch oder kulturgeschichtlich bedeutsamen Phänomenen, gerade auch für die Medizingeschichte interessant, da sie Material zu Krankheiten, deren Behandlung und Deutung vor einem mehr oder weniger physiologischen oder dämonistisch-übernatürlichen, oft in dieser Hinsicht nicht klar unterschiedenen Hintergrund enthalten.

Die einzelnen Darstellungen stützen sich nach Möglichkeit auf kritische Texteditionen der bekannten Legenden, Wunderberichte und übrigen Überlieferungen der Autoren aus Spätantike und Mittelalter. Zu den meisten Heiligen geben ferner die *Acta Sanctorum* (ActaSS) Auskunft; es handelt sich hierbei um ein jahrhundertelanges Projekt meist belgischer Jesuiten, die seit 1643 sich der Herausgabe von Texten zu Leben und Sterben, Wundern, Verehrung usw. von Heiligen widmen.[86] In der Regel werden dort neben einem einleitenden Kommentar die *Vita* und bei

---

[86] Joassart, Art. Bollandisten, LThK³ 1,561f.; ders., Art. Bolland(us), ebd. 562. Die ActaSS sind als Datenbank zugänglich unter „http://acta.chadwyck.co.uk" (z. B. über die Internetseiten einer Universitätsbibliothek o.ä.).

einem Märtyrer die *Passio* eines Heiligen wiedergegeben und um weitere Nachrichten zu seiner Verehrung wie z. B. die Auffindung und Erhebung bzw. Translation der Gebeine, Weitergabe von Reliquien[87] und Wunderberichte ergänzt. Jeweils mehrere Bände beschränken sich auf einen Monat, wobei die Heiligen je nach ihrem liturgischen Gedenktag dort aufgeführt sind.

Die meisten heiligen Ärzte des untersuchten Zeitraums sind heute unbekannt und auch im kirchlichen Leben kaum von Bedeutung; da der Großteil aus dem Nahen Osten stammt, wo die Christen bis auf den heutigen Tag aufgrund gesellschaftlichen, ethnischen oder religiösen Drucks verdrängt werden, erlosch auch der lokale Kult, außerdem beläßt ein zeitlicher und geistiger Abstand zur Gegenwart die unbekannten Arztheiligen in der Vergessenheit – umso mehr gilt es, sie neu zu entdecken.

Über die Aufnahme in meine Prosopographie entscheidet hierbei ein einfaches, manchmal eher äußerliches Kriterium, nämlich die zu einem von der Kirche als «heilig» verehrten Menschen aufgestellte Behauptung, er sei Arzt bzw. sie sei Ärztin gewesen, ob dies nun in einer historischen Quelle oder in einer modernen wissenschaftlichen Veröffentlichung geschieht.

Eine erste kritische Untersuchung zum Thema hat 1937 Adalberto Pazzini unternommen und eine Reihe vorhandener Auflistungen heiliger Ärzte gesammelt, die er am Anfang seines vergleichsweise umfangreichen Buches bespricht[88], ihm folgte in den wesentlichen Punkten Luciano Sterpellone im Jahre 1994.[89] Neben personellen Ergänzungen wird in dieser Studie auch auf einige Quellen einschließlich ihrer medizinhistorischen Bezüge eingegangen, die beide nicht berücksichtigt haben, daneben wird eine Reihe kulturhistorischer Informationen gegeben. Hinsichtlich der zeitlichen Eingrenzung orientiere ich mich an der Monographie zu den christlichen Ärzten in Spätantike und Frühmittelalter von Christian Schulze aus dem Jahre 2005, bei dem ein Teil der Heiligen erwähnt wird.[90]

Der letzte heilige Arzt der hier unternommenen Untersuchung lebt an der Wende vom 6. zum 7. Jh., die ersten gehören schon dem 1. Jh. an und sind entsprechend der Verbreitung des Christentums jener Zeiten hauptsächlich im Raum der überdauernden bzw. in der Folge der Völkerwanderung untergegangen römischen Reichsteile sowie im Einflußbereich des persischen Sasanidenreichs beheimatet, wo durch die christliche Mission ebenfalls größere Gemeinden im syrisch-mesopotamischen Bereich entstanden sind. Am Anfang stehen diese Ärzte und Ärztinnen als Märtyrer und Missionare, nach der gesellschaftlichen Festigung der Kirche nimmt man sie stärker in ihren Ämtern wahr, während Thaumaturgen und Exorzisten

---

87 Teile der sterblichen Überreste, meist Knochenfragmente.
88 Adalberto Pazzini, I santi nella storia della medicina, Rom 1937.
89 Luciano Sterpellone, I santi e la medicina. Medici, taumaturghi, protettori, Mailand 1994.
90 Christian Schulze, Medizin und Christentum in Spätantike und frühem Mittelalter. Christliche Ärzte und ihr Wirken (Studien und Texte zu Antike und Christentum 27), Tübingen 2005.

beinahe von der Zeitachse gelöst erscheinen und, dies sei vorweggenommen, medizinhistorisch das meiste bieten.

Einigen Tücken ist zuvor aus dem Weg zu gehen, z. B. dem Eigennamen «Medicus», der noch nicht den naheliegenden Beruf erheischt, wie schon das Beispiel eines in den *Acta Sanctorum* als Schuster auftauchenden Bekenners des 8./9. Jahrhunderts zeigt.[91] Dies dürfte gleichermaßen für den bei Pazzini aufgenommenen, im mittel-italienischen Otricoli am 26. Juni[92] verehrten Heiligen dieses Namens gelten, dessen Verfahren und Martyrium während der Herrschaft von Antoninus (138–161) in den Heiligenakten geboten wird. Zum ausgeübten Beruf fällt dort eigentlich kein Wort – mit einer gewissen Einschränkung: Der verhörte Märtyrer wird mehrfach jeweils als „Maleficus"[93] angeredet, im Text des Hagiographen antwortet er als „Medicus", wodurch mit der Möglichkeit gespielt wird, im Eigennamen des Heiligen seinen etwaigen Beruf erkennen zu wollen.[94]

Möglicherweise ist auch der Fall des Papstes Eusebius ähnlich gelagert: Die kurze Bemerkung zum Vater des römischen Bischofs im *Liber pontificalis*, einer Papstgeschichte in Form aufeinanderfolgender Biographien, rief offensichtlich bei vielen Autoren, die Listen heiliger Ärzte gesammelt hatten, den Wunsch hervor, auch einen römischen Bischof in deren Reihen unterzubringen: *„Eusebius, natione Grecus, ex medico, sedit ann. VI m I. d. III."*[95] Bestimmt ist es nicht ungewöhnlich, wenn Söhne den Beruf ihrer Väter erlernen, aber anders als beim ehemaligen Medizinprofessor Petrus Hispanus, ist in diesem Fall wohl nicht von einem Mediziner auf dem Stuhle Petri auszugehen. Es wäre ungewöhnlich, wenn nicht wie sonst im *Liber pontificalis* auf den Namen des Vaters, sondern auf seinen Beruf

---

91 ActaSS Maii VII,842; er wird als S. Mie im französischen Huisseau verehrt.

92 Pazzini, Santi, 146; die *Acta Sanctorum* geben den 25. Juni als Festtag an.

93 Der Vorwurf des Schadzaubers begegnet mehrfach bei Märtyrerverhören (für Verbote, Pro-zesse usw. im Zusammenhang mit Magie vgl. Artt. Mageia (PRE 14/1,383ff.) bzw. Magie (DNP 7,669f.).

94 Vgl. den Kommentar des Herausgebers der Heiligenakte & ActaSS Jun. V,8–9; insb. FN b). Andere Namen für ihn wie Sanctus, Benedictus oder Otriculanus tauchen bei weiteren Autoren auf (vgl. Pazzini, Santi, 143), lassen aber keine besondere Heiligengestalt hervortreten, weswe-gen wohl in ihm auch schon einmal der in Otricoli beigesetzte römische Märtyrer Leopardus gesehen wird (ebd. 147), der seinerseits mit einer zusätzlichen Identifizierung und einer Über-tragung seiner Gebeine nach Aachen um die erste nachchristliche Jahrtausendwende aufwar-tet. Caraffa, Art. Leopardo: BSS 7,1335f. Die archäologischen Quellen zu unserem Heiligen sind da schon handfester: Ein Einsiedler, der sich um eine halb verfallene Kirche kümmerte, wollte 1611 eine Mauer errichten, angeblich um Tiere vom Gebäude fernzuhalten, und fand ein altes Grab mit einer Steinplatte, deren Inschrift den Ort als Ruhestätte des Märtyrers Medicus auswies. Bei weiteren Ausgrabungen entdeckte man eine Travertintreppe, die zu einem unter-irdischen Raum unter dem Presbyterium der Kirche mit mehreren Gräbern führte, die menschliche Überreste (teils mit Verbrennungsspuren) enthielten, einigen Skeletten fehlte der Kopf. 1613 ließ der Bischof von Narni die Reliquien des Heiligen nach Otricoli übertragen und eine Kapelle errichten: Vgl. Pazzini, Santi, 145f.; Sterpellone, Santi, 117f.; ActaSS Jun. V,9f.

95 *lib. pont.* 32 (Duchesne I,167).

verwiesen würde, auch wenn die Wahl der Kleinschreibung in der Edition diese Vorstellung fördert.[96] Zwar könnte man auch auf die griechische Herkunft der Familie verweisen, die jedoch den lateinischen Namen für den Vater deswegen nicht ausschließen würde.[97]

Bei anderen Heiligen, die zu den Ärzten gezählt wurden, ist die Sachlage etwas komplizierter. So taucht in einer Liste heiliger Ärzte aus dem zwischen 1665–1669 verfaßten *Hagiologium Lugdunense* (t. VIII,569) von Theophile Raynaud auch ein Heiliger namens Athanasius auf, der von Pazzini als Chirurg ausgewiesen und ohne zwingenden Grund mit einem vom heiligen Georg bekehrten ehemaligen Magier identifiziert wird.[98] Auch die vielen anderen Heiligen dieses Namens werden nicht als Ärzte dargestellt, darunter weder der mehrfach exilierte Bekennerbischof von Alexandrien[99] noch ein als Arzt vorstellbarer Thaumaturg des 9. Jh.[100] Meiner Ansicht nach könnte die Verwirrung evtl. von einer mißverstandenen Ortsangabe mit einem gewissen Anklang an den gesuchten *medicus* herrühren, nämlich von Athanasios von Medikion in Bithynien, einem an der Wende vom 8. zum 9. Jh. lebenden Mönchspriester, der allerdings kein Mediziner war[101]; wahrscheinlicher aber wurde ganz einfach die übertragene Bedeutung des Arzttitels, den man dem eben erwähnten östlichen Kirchenlehrer aus Alexandrien verliehen hat, nicht erkannt.[102]

Dies trifft wohl auch auf einen der vielen Heiligen namens Cyprian zu, dessen Name in einer Liste mit heiligen Ärzten (bei Molanus, 16. Jh.) auftaucht. Pazzini will in ihm einen bekehrten Magier erkennen, der zusammen mit der Jungfrau namens Justina unter Diokletian als Märtyrer starb.[103] Allerdings erscheint mir die Erklärung, seine zuvor praktizierte Tätigkeit rücke ihn zumindest in die Nähe der Medizin, nicht besonders einleuchtend; sollte es sich dennoch nicht um den berühmten nordafrikanischen Kirchenvater aus dem 3. Jh. handeln, der in seinem

96 Vgl. Pazzini, Santi, 206f. Ein anderer von ihm in diesem Zusammenhang auf S. 208 gemachter Hinweis auf den gleichnamigen Bekennerbischof von Vercelli in Norditalien, der von Rufin, *h.e.* 10,31 (GCS 9,994) einmalig gleichermaßen als Inhaber des ärztlichen und priesterlichen Amtes (*„medici pariter et sacerdotis fungebatur officio"*) zitiert wird, ist nicht wörtlich zu verstehen, sondern im Hinblick auf das von ihm ausgeübte Bischofsamt und sein Eintreten für den nizänischen (=orthodoxen) Glauben, d. h. in einem metaphorischen Sinn; auch hinter diesem „Eusebius" verbirgt sich also kein Arzt.

97 Zu seinem Leben werden widersprüchliche Angaben überliefert, so sei er 309 oder 310 P. Marcellus nachgefolgt und habe laut *Liber pontificalis* ganze sechs Jahre, nach der Chronik Eusebs dagegen sechs Monate, dem *Catalogus Liberianus* zufolge gar nur vier Monate regiert; ferner wird er in den Martyrologien als Bischof und Bekenner klassifiziert, bei den Epigrammen von Papst Damasus dagegen als Bischof und Märtyrer wegen seines Todes in der Verbannung unter Maxentius (306–312). Vgl. Daniele, Art. Eusebio: BSS 5,246–248.

98 Pazzini, Santi, 198.

99 Vgl. die irreführenden Angaben bei Sterpellone, Santi, 143f.

100 Brandi, Art. Atanasio il Taumaturgo: BSS 2,556f.

101 Caraffa, Art. Atanasio di Medicio: BSS 2,551; ActaSS Oct. XI,963–965.

102 Vgl. die einleitenden Bemerkungen zum geistlichen Arzt (Kap. 2).

103 Vgl. Pazzini, Santi, 20 (Nr. 13) u. 202f.

Bischofsamt als geistlicher Arzt wahrgenommen wurde, wäre allenfalls eine Verwechslung vorstellbar, z. B. mit einem wundertätigen Abt von Genouillac oder einem Bischof von Toulon gleichen Namens, beide aus dem 6. Jh.[104]

Ähnlich soll einer der am 14. Februar gefeierten Heiligen mit Namen Valentinus, in unserem Fall der 269 unter Claudius II. als Märtyrer gestorbene römische Priester, Arzt gewesen sein.[105] Aus den *Acta Sanctorum* geht dies freilich nicht hervor, dort wird lediglich ausgesagt, er sei *"post multa sanitatum et doctrinae insignia"*[106] mißhandelt und enthauptet worden. Auch die anderen Heiligen namens Valentin treten als Heiler und Wundertäter in Erscheinung, werden jedoch nicht als Ärzte qualifiziert.

So begegnet neben Konklusionen aus dem Wirken und evtl. falsch gedeuteten Namen in der überlieferten Wundertätigkeit ein weiteres mögliches Motiv, mit dem aus einem „einfachen" Heiligen ein Arzt gemacht wird. In diesem Sinne sollte sich dann auch das Rätsel um einen heiligen Dionysius lösen lassen[107], den Pazzini mit einem Arzt vom Beginn des 5. Jh. identifiziert.[108] Auch wenn der Arztdiakon heiligmäßig beschrieben wird, gibt es keinen Hinweis auf einen Kult um seine Person oder einen Vermerk in einer Heiligenliste. Auch andere „Dionysii", so der Heilige aus den Reihen der Vierzehn Nothelfer, oder ein in Frage kommender, zusammen mit Agapitos von den katholischen Ruthenen (in der Westukraine) verehrter Anargyros an der Wende des 11./12. Jh. waren keine Mediziner.

Eine weitere anzunehmende Verwechslung hat immerhin einen medizinischen Hintergrund. Gennadius, der Patriarch von Konstantinopel, findet sich wie die vorgenannten Gestalten in einigen Auflistungen von heiligen Ärzten, doch abermals weist nichts auf eine ärztliche Tätigkeit des Heiligen hin.[109] Vermutlich beruht sein von einzelnen Hagiographen[110] angenommener Arztberuf auf einer irrtümlich erfolgten Identifikation mit dem Namensgeber des *Collyrium Gennadii* aus dem 4. Buch von *De compositione pharmacorum secundum locos* aus dem galenischen Textkorpus.[111]

Dagegen bleibt der Fall eines in einer Liste mit heiligen Ärzten auftauchenden Emelitus, der bei Pazzini unter der Überschrift „S. Emerito" bearbeitet wird, unklar.[112] Keiner der in Frage kommenden Heiligen dieses Namens weist eine spezifische Beziehung zur Medizin auf; der von Pazzini ebenfalls ins Feld geführte

---

104 Guillaume, Art. Cipriano, abate di Genouillac: BSS 3,1279. Fusconi, Art. Cipriano, vescovo di Tolone: BSS 3,1280f.
105 So zumindest bei Fitzgerald, Medical Men, 638.
106 „nach vielen (Kenn)zeichen von Heilstaten und Belehrung" (ActaSS Feb. II,752).
107 Vgl. die tradierten Auflistungen heiliger Ärzte bei Pazzini, Santi, 21 (Nr. 3); 22 (Nr. 8); 27 (Nr. 4); 28 (Nr. 5).
108 Ebd. 243 ff.; vgl. u. Kap. 4.3.
109 Pazzini, Santi, 250ff.; Janin, Raymond, Gennadio: BSS 6,132–134.
110 Vgl. Pazzini, Santi, 21(III,18); ebd. 23(IV,25); ebd. 27(VI,25); ebd. 28(VII,26); ebd. 41.
111 Pazzini, Santi, 252f.
112 Pazzini, Santi, 23 (Nr. 27); ebd. 41 & 239.

Emeterius (Hemeterius), dessen Wundertätigkeit bei Gregor von Tours gepriesen wird[113], mag wie die vorgestellten Vorgänger durchaus in Betracht kommen, wegen der recht stark divergierenden Namen denke ich auch an Paulus Emeritensis (s. u.), dessen Heimatort in einer vereinfachten (und nicht korrekten) Version ihn zum Emeritus bzw. verballhornt zum Emelitus machen könnte.

Nicht nur in den erwähnten Ärztelisten von Autoren der frühen Neuzeit werden einige der Heiligen kurzerhand zu Ärzten gemacht, selbst in der hagiographischen Sekundärliteratur unserer Tage wird gelegentlich sozusagen die Approbation erteilt – wenn auch wegen zweifelhafter Annahmen, die sich am wenigsten auf die Quellen stützen können, wie dies im Falle des oben genannten Valentinus oder den im folgenden noch vorzustellenden Gregor Thaumaturgos und Hypatios geschehen ist. Als historische Rückfrage in einem weiteren Sinn bleibt diese Diskussion auch für die nun folgenden Heiligengestalten erhalten, wobei die Beurteilung dadurch erschwert wird, daß nicht der teils nur beiläufig erwähnte Beruf – oft nur ein einfaches *arte medicus* oder ἰατϱὸς τὴν τέχνην –, sondern andere Charakteristika sie als Heilige kennzeichnen sollen.

Dies gilt v. a. für eine erste Gruppe von Ärzten, die man anderen frühchristlichen Heiligen im Kontext von Martyrium und Mission an die Seite stellen kann. Die von ihnen gewirkten Wunder sind zwar meist Heilungswunder, aber von geringem medizinischem Belang, da die Legenden auf übernatürliche Ereignisse und die aus ihrer Hingabe erwachsende Verbreitung des christlichen Glaubens abheben. Am deutlichsten wird diese Relation bei der Wiedererlangung des Augenlichtes, die mit einer inneren Erleuchtung parallelisiert wird.

Das aufopfernde Wirken geistlicher und weltlicher Würdenträger des sich daran anschließenden Kapitels betont dagegen das aus der gläubigen Einstellung genährte und in das Amt eingetragene Engagement, wenngleich der Arztberuf ebenfalls zum Aufhänger metaphorischer Überlegungen wird.

In den Wundertätern begegnet dann vielleicht so etwas wie die Vollform eines heiligen Arztes. Freilich überschneiden sich diese drei Bereiche manchmal, dennoch steht für die jeweils entworfene Persönlichkeit eine der genannten Kategorien im Vordergrund der Überlieferung.

Schon den ersten vorgestellten Charakteren aus den Reihen der Blutzeugen wird die Wandlung zum Seelenarzt attestiert, bisweilen zeichnet sich bei ihnen sogar eine Entwicklung zum Wunderarzt ab, wenngleich die vorhandenen Quellen mit vergleichsweise wenigen und kurzen Wunderberichten immer noch mehr in Richtung Martyrium weisen, selbst wenn man vielleicht in dem einen oder anderen Fall mit Quellenschwund rechnen muß. Immerhin kann man hierin einen Grundstock für die in vielerlei Hinsicht „außergewöhnlichen" Vorfälle in den späteren Mirakelberichten der Thaumaturgen erkennen.

---

113 Gregor von Tours, *gl. mart.* 92 (MGH.SRM 1,2,99f.).

3.2 Kirchen- und theologiegeschichtlicher Hintergrund

Zum besseren Verständnis soll für den Leser zuvor ein knapper, lediglich thesenhafter Einblick in den kirchen- und theologiegeschichtlichen Hintergrund gegeben werden, der die Entwicklungslinien und Wenden aufzeigt, an denen die dargestellten Personen und ihre Geschichten begegnen werden, ohne jedoch hierin Vollständigkeit anzustreben oder alle theologischen Aspekte im eigentlichen zu entfalten.

Eine zentrale Rolle für das Verständnis hagiographischer Zusammenhänge kommt dem Heiligenkult zu. In den christlichen Gemeinschaften, die ihn kennen, ist er eine Form einer ausgesprochen konkret werdenden Religiosität, die nicht nur eine heutzutage vielleicht leichter vermittelbare Anerkennung eines Menschen mit einem vorbildlichen, im religiösen Sinne heldenhaften Leben beinhaltet, sondern auch auf eine Verehrung in Liturgie und privater Frömmigkeit abzielt, die allerdings von der Anbetung, die nur Gott gebührt, getrennt wird. Zusammen mit einer eher „moralisch" zu verstehenden Funktion, die zur Nachahmung aufruft oder den einzelnen Gläubigen stärken soll, wenn er in einer vergleichbaren Situation geprüft wird, geht die Vorstellung von einer gewissen seinsmäßigen Veränderung und Vervollkommnung der Existenz eines Heiligen einher, nach der eine solche Person nach ihrem Tod schon vor der leiblichen Auferstehung und dem Endgericht in eine besondere Nähe zu Gott gelangt ist.

Die Heiligen genießen schon zu Lebzeiten eine gewisse Bekanntheit in ihrem Umfeld und sind regelmäßig durch bestimmte göttliche Gnadengaben ausgezeichnet. Für ihre Bewertung als Heilige spielen diese allerdings im Unterschied zu der von den Gläubigen erfahrenen Hilfe nach ihrem irdischen Tod keine eigentliche, allenfalls eine untergeordnete Rolle, wie nicht zuletzt aus den zuweilen recht umfangreichen Mirakelsammlungen und den darin enthaltenen „postmortalen" Hilfeleistungen der Heiligen deutlich wird. Vor Gott wirken die Heiligen als Fürsprecher weiter, indem sie den Bitten der Gläubigen durch ihr Eintreten mehr Nachdruck oder sozusagen besseres Gehör verleihen. Entsprechend den Bedürfnissen des Menschen in seiner leiblich-seelisch-geistigen Existenz wird diese Verehrung auch sinnlich erfahrbar, oft durch eine Verortung an der Grabstätte der Heiligen oder einem Reliquienschrein.

Hinter dem Gedenktag eines Heiligen verbirgt sich meist sein überlieferter Todestag, der bei ihm als sein eigentlicher *dies natalis* („Geburtstag") für den Himmel gilt und jährlich begangen wird, manchmal handelt es sich auch um die Erhebung der Gebeine, d. h. eine oberirdische Bestattung, bzw. deren Translation in eine Kirche oder ein besonderes Ereignis im Leben eines Heiligen. Einzelne Festtage können von Ort zu Ort an unterschiedlichen Terminen begangen werden und hängen vom jeweiligen Ritus ab oder sind Eigenfeste von Orden und Lokalkirchen bzw. sonst landsmannschaftlich geprägt.

Mit dem Heiligenkult sind häufig wirtschaftliche Interessen verknüpft, die zusammen mit volkstümlichen Übertreibungen und Irrtümern Anlaß zur Kritik geben und gegeben haben. Dennoch darf seine soziale Bedeutung wenigstens für die Vergangenheit nicht unterschätzt werden.

In geistlicher Hinsicht wiederum ist ein Heiliger der Stolz seiner Lokalkirche und wird mit ausgewählten Texten in der Messe und im Stundengebet liturgisch geehrt. Da es bei weitem mehr Heilige als mögliche Gedenktage im Jahr gibt, fallen zwangsläufig mehrere auf ein und denselben Tag, wobei einige Heiligenfeste von gesamtkirchlicher Bedeutung sind, während bei anderen je nach Ritus eine zusätzliche Oration beigefügt wird oder ihr Name vielleicht auch nur bei der Verlesung des Martyrologiums, einer Liste der gefeierten Heiligen für den betreffenden Tag einschließlich kurzer Anmerkungen, fällt – sofern der Heilige überhaupt darin aufgenommen ist. So sind auch unter den heiligen Ärzten und Ärztinnen viele im Grunde vergessen und spielen im gegenwärtigen kirchlichen Leben kaum mehr eine Rolle.

Das heute in der katholischen Kirche zu absolvierende Verfahren für Selig- und Heiligsprechungsprozesse – als erster bekannter Fall einer päpstlichen Heiligsprechung gilt diejenige des Bischofs Ulrich von Augsburg – ist für den hier gewählten Zeitraum noch ohne Bedeutung.

Der Protestantismus lehnt einen Heiligenkult, wie er oben skizziert wird, weithin bzw. in mehr oder weniger schroffer Form ab, da nach reformatorischer Lehre der Gläubige ohne weitere Fürsprecher nur Christus zum Mittler hat. Eine Heiligenverehrung unter Ausschluß der Mittlerschaft Christi wird theologisch aber auch von der übrigen Christenheit nicht geteilt, allen in unterschiedlichem Maße evtl. fragwürdigen historischen und zeitgenössischen Erscheinungsformen der Volksfrömmigkeit zum Trotz. Dieser Punkt wird übrigens besonders in den Mirakelsammlungen heiliger Ärzte zum Gegenstand der Erörterung, indem die Autoren dieser Texte wiederholt die Heiligen und ihre Hilfe gegen eine in irgendeiner Form abgemilderte heidnisch-polytheistische Vorstellung von der Allmacht des einen Gottes abhängig darstellen.

Am Anfang der Heiligenverehrung stehen v. a. Märtyrer (gr. „Zeugen"), also aus Haß auf die christliche Religion und ihre Anhänger ermordete Gläubige, ob bei Pogromen oder wegen einer Anzeige bzw. der Weigerung, dem gesetzlich verordneten Opferzwang vor den eingesetzten Kommissionen nachzukommen oder einen beim Militärdienst abverlangten Eid zu leisten. Sie sind mehr als nur ein Opfer ihrer Verfolger oder widriger Umstände, insofern sie ihrem Gewissen folgen und den göttlichen Geboten den Vorrang einräumen. Die Vorstellung von Märtyrern oder des Martyriums fällt heute so manchem nicht unbedingt leicht, da er wenigstens implizit eine letzlich überspannte Einstellung oder Engstirnigkeit der Betroffenen im Hintergrund wähnt, vielleicht auch weil heute in der medialen Berichterstattung unkritisch eine Terminologie verbreitet wird, die Selbstmordattentäter oder Terroristen in ihrer extremistischen Verbrämung zu „Märtyrern" erklärt. Im Grunde liegt bei diesem neuerdings wieder stärker in einem politischen

Kontext hervortretenden Phänomen die Perversion des Martyriums vor. Nach christlicher Lehre wäre ein solcher Mensch nicht nur nicht heilig, sondern ganz im Gegenteil ein Todsünder, der durch seinen Haß das eigene Heil verwirkt. Ein christlicher Märtyrer verliert zwar sein Leben, aber ohne selbst gewalttätig zu werden oder zur Gewalt oder Rache aufzurufen, und überläßt Gott die Vergeltung des Unrechts.

Hinsichtlich der Quellen sind Briefe, *Passiones*[114] und Akten von hohem historischen Wert, da sie zeitnah über die Verfolgungen berichten, mit größerem Abstand zu den Ereignissen entstehen gegen Ende des 4. Jh. erste Märtyrerlegenden, zudem werden ältere Texte überarbeitet, so daß man am jeweiligen Gedenktag für den gottesdienstlichen Gebrauch auf diese Texte zurückgreifen konnte. Ferner wurden die Festtage der Heiligen zu lokalkirchlichen Kalendarien zusammengestellt („Martyrologien").[115]

Mit dem Regierungsantritt Kaiser Konstantins änderte sich die Situation im Römerreich grundlegend, da das Christentum zur gleichberechtigten und schnell zur bevorzugten Religion des Reiches aufstieg. Mit Asketen und Bekennern tritt nun eine andere Kategorie von Heiligen in den Vordergrund, die nach einem vollkommenen christlichen Leben streben und gewissermaßen ein stilles bzw. unblutiges Martyrium in der Überwindung der Versuchungen und Leidenschaften führen, bevor sie ein natürlicher Tod ereilt. Ähnlich wie im Perserreich, wo das Christentum v. a. im ostsyrisch-mesopotamischen Reichsteil verbreitet und unter manchen Großkönigen heftigen Verfolgungen ausgesetzt war, oder in den Jahren der heidnischen Restauration unter Julian Apostata (361–363) gab es in manchen von der Völkerwanderung betroffenen Reichsteilen des römischen Westens noch Blutzeugen.

Zunehmend ändert sich außerdem die Bedeutung der Kirche, die nicht mehr nur berücksichtigt oder ins Kalkül einbezogen werden muß, sondern zum geistesgeschichtlich und religiös bestimmenden Element wird. In der schon vor der Konstantinischen Wende an Spaltungen und abweichenden Lehrmeinungen nicht armen Geschichte der Alten Kirche entstehen ab dem 4. Jh. nachhaltige, teils bis in die Gegenwart anhaltende kirchliche Schismen. Sie nehmen ihren Ausgang von widerstreitenden Lehrmeinungen zur christlichen Gottesvorstellung von der Trinität, d. h. der göttlichen Dreifaltigkeit von Vater, Sohn und Heiligem Geist, und zur Christologie, genauer wie Gottheit und Menschheit Jesu Christi, des Mensch gewordenen Gottessohnes und Erlösers, recht beschrieben werden. Zusammen mit regionalen Rivalitäten, insbesondere den Rangstreitigkeiten zwischen den herausragenden Bischofssitzen, und der Parteinahme durch die kaiserliche Religionspolitik ergab sich die Grundlage der Auseinandersetzungen, die im Rahmen der

---

114 Erzähltexte zum Prozeß und Tod eines Märtyrers
115 Vgl. Henze & Scheuer, Art. Martyrer, Martyrium: LThK³ 6,1436–1444; Saxer, Art. Martyrologien: ebd. 1445–1447.

tradierten Informationen zu den hier behandelten Personen mehrfach ins Spiel kommen und daher vorgestellt werden sollen.

So lehrt der alexandrinische Priester Arius, daß der Logos (= das Wort; Joh 1), also die zweite göttliche Person, nur ein Gott untergeordnetes, geschaffenes Wesen sei, das nicht von Ewigkeit her existiere und selbst der Vervollkommnung bedurft habe. Auf dem von Kaiser Konstantin nach Nizäa einberufenen ersten Ökumenischen Konzil (325) noch verurteilt, wird der Arianismus innerhalb des Reiches unter demselben Kaiser und mit seiner Unterstützung zur bestimmenden konfessionellen Kraft, während nizänisch gesinnte Bischöfe abgesetzt werden. Die theologische Diskussion konzentriert sich hierbei um den griechischen Begriff des „Homousios" aus dem in Nizäa angenommenen Glaubensbekenntnis[116], der besagt, daß der Sohn gleichen (erg. göttlichen) Wesens wie der Vater ist. In der Folge differenziert sich der Arianismus in verschiedene Richtungen. Da einige Germanen während dieser Zeit erstmals missioniert werden, übernehmen sie das Christentum in arianischer Prägung, und so wird bei der Völkerwanderung auch der lateinische Westen, der in vergleichsweise geringerem Ausmaß bzw. kürzeren Zeitabschnitten in den reichskirchlichen Streit involviert wurde, erneut betroffen, als die Germanen ihre Staaten auf dem Boden des westlichen Römerreichs gründen und über die romanische Bevölkerung, die dem katholischen Bekenntnis anhing, herrschten. Der Gegensatz, der bei den Wandalen zu einer schweren Verfolgung führte (s. u. Emilius und Liberatus), endet erst mit der allmählichen Konversion zum katholischen Bekenntnis oder dem Untergang einzelner Völkerschaften.

Am Rande der Wunderberichte von Kosmas und Damian und von Kyros und Johannes klingt dann die christologische Kontroverse an, indem dort die Anhänger der ‚nestorianischen' und der miaphysitischen Konfession in mehr oder weniger ausgeprägte Konflikte mit den rechtgläubigen heiligen Wundertätern geraten. Im Vorfeld des Konzils von Ephesus (431) entbrennt der Streit um den nicht zuletzt im Gebet der Kirche bekannten Begriff der Gottesmutterschaft Mariens (Theotókos), der von Nestorius, dem Bischof von Konstantinopel, abgelehnt wird. Dahinter verbirgt sich die Frage, wie das Verhältnis von göttlicher und menschlicher Natur in Jesus Christus gesehen wird. Nestorius und auch weitere Theologen trennen beide stark und können folglich nicht von einer Geburt Gottes in seiner Erhabenheit und Transzendenz aus Maria sprechen und stehen folglich unter dem Vorwurf, den einen Christus in zwei Gestalten aufzuspalten. Ihre Anhänger werden aus dem Reich verdrängt und leben im Perserreich als „Kirche des Ostens", so die Selbstbezeichnung, bzw. als assyrische Christen bis in die Gegenwart fort, während der Großteil ihrer dortigen Nachfahren als chaldäische Christen heute mit Rom in Kircheneinheit steht. Noch in den Jahren vor diesem Schisma wird in der persischen Hauptstadt übrigens die für die Kirche im Sasanidenreich grundlegende Synode von

---

116 Dieses Glaubensbekenntnis wird zum Grundstock des sog. Nizänokonstantinopolitanischen Credos („Großes Glaubensbekenntnis"), das in Ost und West bis heute noch Teil der Liturgie ist.

Seleukia-Ktesiphon (411) abgehalten, auf der auch die Beschlüsse des Konzils von Nizäa übernommen und angepaßt werden (s. u. Marūtā).

Während die eine Richtung die Einheit der Naturen im Sinne der sog. hypostatischen Union in Jesus Christus nicht anerkennt, löst eine andere christologische Lehre die Menschheit Christi in seiner göttlichen Natur auf und erkennt im fleischgewordenen Logos Jesus Christus nurmehr eine einzige Natur, daher ihre Bezeichnung als Miaphysiten (gr. mia physis = eine Natur) bzw. Monophysiten. Nach einem ersten Aufblühen wird diese Lehre 451 auf dem Ökumenischen Konzil in Chalzedon verurteilt, lebt danach aber eigentlich erst richtig auf, insbesondere auch unter Kaiser Justinian, der nach der Eroberung ursprünglich weströmischer Gebiete beim Konflikt mit den Persern im weithin monophysitischen Osten seines Reiches nach religiöser Einheit strebt. Aber die nach 451 unternommenen Versuche, diese herzustellen, schufen nur neues Konfliktpotential, wie die Ereignisse um das sogenannte Henotikon, eine im Grunde nicht tragfähige Konsenserklärung, und um das II. Konzil von Konstantinopel oder die theologischen „Nachgefechte" wie Monotheletismus und Monenergismus vor Augen führen. Bis auf den heutigen Tag existieren eine Reihe dieser aus dem Orient stammenden monophysitischen Nationalkirchen (Armenier, Kopten in Ägypten, Äthiopier, Syrer/„Jakobiten"). Die übrigen ostkirchlichen Christen in diesem Raum sind mit Rom unierte Katholiken (Maroniten im Libanon, Melkiten) oder mit dem Patriarchat von Konstantinopel verbundene byzantinische Kirchen.

Derartige Spaltungen ziehen zunächst getrennte kirchliche Hierarchien und die Aufhebung der gegenseitigen Sakramentengemeinschaft nach sich, außerdem kommt es hin und wieder zu durchaus handgreiflichen Auseinandersetzungen oder zum Einsatz der Staatsgewalt. Da ein Heiliger auch ein Bewahrer oder Verteidiger des rechten Glaubens sein muß, würde ein nach 431 bzw. 451 auftretender Heiliger aus der einen Gemeinschaft in der anderen dann auch nicht mehr als solcher anerkannt, was in dieser Sammlung nur aus Sicht der „Nestorianer" oder Monophysiten zutrifft, da die von mir gefundenen, als heilig verehrten Ärzte nach 431 bzw. 451 sämtlich aus dem griechischen und lateinischen Raum stammen.

Einige Ärzte werden als Kleriker überliefert und haben sakramentale Weihen empfangen, sind also Bischöfe, Priester oder Diakone, die anderen werden zumindest für bestimmte Abschnitte ihres Lebens als Asketen, ob in klösterlicher oder einsiedlerischer Lebensform, oder als „einfache" Gläubige (Laien) geschildert.

In der Arbeit begegnet eine Anzahl antiker Städte, die hauptsächlich im Orient liegen und heute vielfach neue Namen tragen oder zerstört sind. So soll auch ein kleiner Einblick in die kirchenpolitische Geographie am Ende der Spätantike gegeben werden. Neben Rom, der Wirkungsstätte der „Apostelfürsten" Petrus und Paulus, haben sich vier weitere Zentren herauskristallisiert, nämlich die östliche Reichshauptstadt Konstantinopel, die sich als Neues Rom spätestens mit dem zweiten Ökumenischen Konzil in ihren Mauern (381) zunehmend gegenüber Altrom und dem ägyptischen Zentrum Alexandria zu profilieren sucht, weiterhin Antiochia als Hauptort für das syrische Christentum, das an Einfluß aber einbüßt, sowohl über die persische Kirche als auch über Palästina, wo Jerusalem 451 mit weitgehender Selbständigkeit versehen wird. Gleichzeitig war die kirchliche Einheit endgültig dahin, da die beiden Zentren am Übergang von griechischem und orientalischem Kulturbereich, nämlich das syrische Antiochia und Alexandria, letzteres während der arianischen Kontroverse noch verläßlicher Partner des römischen Stuhles, monophysitisch waren oder über eine doppelte Hierarchie verfügten, und der andere Konflikt zwischen Rom und Konstantinopel noch vor dem eigentlichen Bruch im Hochmittelalter wiederholt zum Tragen kam.

Jeweils eine Ebene niedriger sind dann Metropolitanbischofssitze in den Hauptstädten der Reichsprovinzen und die übrigen ihnen untergeordneten Bischofsstädte des Reiches anzusiedeln.

Auch wenn der kirchliche Rahmen und die relevanten historischen Entwicklungen der Zielsetzung folgend nicht organisch entwickelt wurden, sollte mit diesem Überblick eine ausreichende Einordnung dieser Prosopographie von heiligen Ärzten und den zu ihnen tradierten Informationen möglich sein.

3.3 Karten

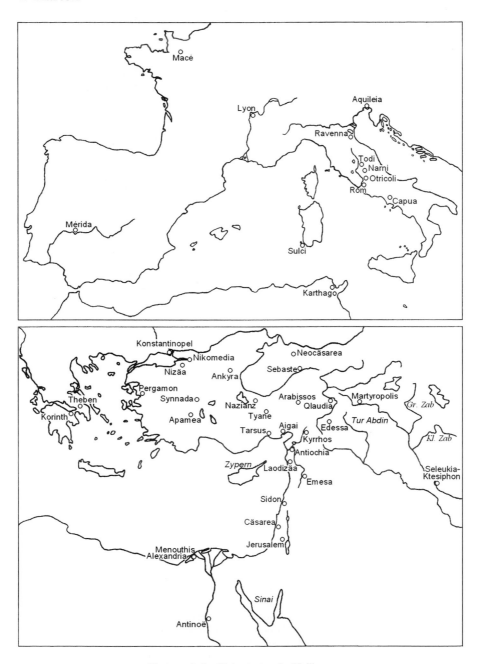

Karten mit den Heimatorten der Heiligen

3.4 Die Leib- und Seelenärzte

3.4.1 Missionare und Märtyrer

Ursicinus

Ravenna kennt neben Ursicinus, einem späteren Bischof der Stadt, einen gleichnamigen heiligen Arzt, der am 19. Juni gefeiert wird und als einer der frühesten Märtyrer der Stadt gilt.[117] Die Überlieferungen zu seiner Person werden jedoch in historischer Rückfrage im allgemeinen zurückhaltend beurteilt[118], auch medizinische Wunder spielen in den *Acta Sanctorum* keine Rolle.

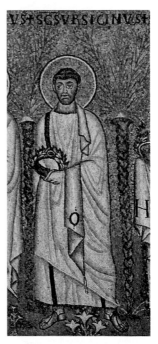

Nach der Legende stammt Ursicinus[119] aus Ligurien und ist seinem Beruf auf herkömmliche Weise nachgegangen. Als eine von ihm vergeblich behandelte Patientin bei ihrer Taufe gesundet, wird er selbst auch Christ und verbreitet seinen neuen Glauben. Unter Nero (54–68) wird er auf Befehl des Konsuls Paulinus Suetonius verhaftet, gefoltert und schließlich zum Tode verurteilt. Als ihn auf dem Weg zum Ort der Hinrichtung offenbar Todesangst befällt, wird er von Vitalis, einem christlichen Soldaten aus Mailand, zum Bekenntnis ermutigt: Nachdem er andere geheilt habe, solle er doch nun nicht sich selbst tödlich verwunden, er sei nach vielen Leiden schon „*ad palmam*" angelangt und solle die Krone [erg. des Martyriums] nicht verlieren;

Abb.1 Ursicinus als Märtyrer

möglicherweise verbirgt sich hinter der Ortsangabe der Flurname der Richtstätte außerhalb von Ravenna, mit Sicherheit liegt hier jedoch eine Anspielung auf die Siegespalme des Glaubenszeugen vor.[120] Auf diesen Zuruf hin überwindet Ursicinus den Moment der Schwäche und entblößt für den Henker seinen Nacken.

Als erstes Wunder seien nach der Enthauptung des Heiligen drei Palmzweige aus seinem Hals gesprossen, während er selbst seinen Kopf genommen habe und in

---

117 ActaSS Jun. III,809–812; Lucchesi, Art. Vitale, Valeria ed Ursicino: BSS 12,1229–1231.
118 Die mit weiteren Heiligengestalten verbundene Erzählung weist z. B. Parallelen mit einer der bekanntesten römischen Legenden, der der hl. Cäcilia, auf: ebd. 1229. Er wird auch mit dem gleichnamigen Märtyrer aus Pannonien identifiziert.
119 Vgl. Pazzini, Santi, 134–138; Sterpellone, Santi, 111–114.
120 Palmzweig und Krone zeichnen in der frühchristlichen Symbolik den aus der Bedrängnis siegreich hervorgehenden Märtyrer aus (vgl. z. B. Offb 7,9ff., 2 Tim 4,8), vgl. Abb.1 mit einem Ausschnitt eines Mosaiks aus der ravennatischen Kirche S. Apollinare Nuovo, bei dem auch Ursicinus unter eine längere Reihe von Blutzeugen aufgenommen ist.

Richtung der Stadt gelaufen sei, um anzudeuten, wo er bestattet sein wolle. Die Gläubigen verehren noch heute in einer Seitenkapelle des Doms von Ravenna einen Stein, auf dem die Knie des Heiligen beim Martyrium tiefe Furchen hinterlassen haben sollen.

Bei der Ermutigung zum Martyrium hat man zunächst an das Wort: „Arzt, heile dich selbst!"[121] als literarische Quelle zu denken, Ursicinus soll also im übertragenen Sinn durch sein Bekenntnis für sich selbst zum geistlichen Arzt werden, eine Verleugnung würde für sein ewiges Heil dementsprechend die schlimmere Wunde darstellen. In einem solchen Verständnis erinnert die Thematisierung seines Berufs unter geänderten Vorzeichen auch an die spöttisch gemeinten Zurufe

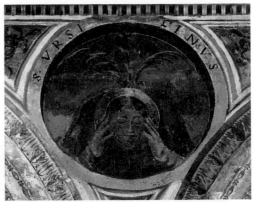

Abb. 2 Wunder beim Tod des Heiligen

während der Kreuzigung Christi[122], die Bezugspunkt und Vorbild des christlichen Martyriums ist. Die Legende läßt hier also die geistlich-religiöse Interpretation von Arztberuf und Heilung in den Vordergrund treten, die in diesem Kontext durch Standhaftigkeit des Helden erreicht wird, der eine leibliche Rettung im Wege stünde.

Lukas

In der christlichen Tradition wird der Verfasser des dritten Evangeliums und der Apostelgeschichte mit dem in verschiedenen Briefen des NT[123] erwähnten Lukas, dem „Arzt"[124], identifiziert. Eine stattliche Reihe früher christlicher Autoren äußern sich zu Herkunft, Leben und Tod des Evangelisten, machen dabei aber teils widersprüchliche Angaben. Zusammen mit den biblischen Belegen könnte man aus den patristischen und anderen hagiographischen Darstellungen mit dem Ziel einer Harmonisierung sein Leben folgendermaßen rekonstruieren[125]:

Lukas, der Jesus persönlich nicht kennengelernt hat, stammt aus Antiochien und findet als Heidenchrist früh zur Gemeinde seiner Heimatstadt, dem Ausgangspunkt

---

121 Lk 4,23.
122 Mt 27,40–42.
123 Kol 4,14; 2 Tim 4,11, Phlm 24.
124 Kol 4,14.
125 Schmid, Art. Lukas. I. Neues Testament und Überl.: LThK² 6,1203f.; für eine detailliertere Darlegung unter Angabe der herangezogenen Quellen vgl. Massi & Cannata, Art. Luca: BSS 8,188f., außerdem ActaSS Oct. VIII,282–313.

der paulinischen Mission.[126] Er schließt sich zeitweilig Paulus auf seiner zweiten Missionsreise an und begleitet ihn bis Philippi, fährt mit ihm nach Jerusalem und schließlich nach Rom.[127] Nach dem Tod des Apostels verbreitet er den christlichen Glauben, wobei sein Missionsgebiet sich je nach Autor von Gallien über Illyrien und Griechenland bis nach Ägypten erstreckt haben soll. Im Alter von 84 (bzw. 74) Jahren sei er dann gestorben, die späteren Autoren sprechen von einem natürlichen Tod, die älteren dagegen vom Martyrium des Evangelisten. Er habe ferner wie der hl. Evangelist Markus von den Apostelfürsten Petrus und Paulus die Bischofsweihe erhalten, gewissermaßen eine zusätzliche legendarische Legitimierung und Erhebung zum Apostelnachfolger[128], und sei in Theben bzw. in Böotien und Achaia Bischof gewesen.

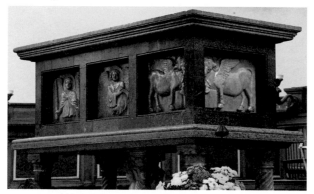

Abb.3: Lukassarkophag (Sta. Giustina, Padua)

Gegen eine Identifikation des Evangelisten mit dem gleichnamigen Arzt und Paulusschüler, die aus den in der Wir-Form abgefaßten Abschnitten der Apostelgeschichte geschlossen wurde (vgl. die o. a. Bibelstellen im Kontext der Reisen des Völkerapostels), werden allerdings Widersprüche in der Darstellung des sogenannten Apostelkonzils[129], die als Pseudepigraphien betrachteten Kol und 2 Tim (s. o.) und die gegenüber der paulinischen Theologie anders gelagerten Schwerpunkte im lukanischen Werk angesetzt; umgekehrt sollte die Rückführung auf den im NT mehrfach genannten Lukas die für die Zugehörigkeit zum neutestamentlichen Kanon gesuchte Autorität sichern.[130] Eine neuere Studie wiederum zeigt das profunde medizinische Wissen, das in der Krankheitsdarstellung innerhalb des lukanischen Doppelwerks (Lk und Apg) erkennbar wird; ohne damit den Beruf

---

126 Nach anderen Darstellungen soll Lukas den Heidenapostel erst während einer Studienreise nach Ägypten und Griechenland, wo er sein Wissen erweitern wollte, in Kleinasien getroffen und ärztlich behandelt haben, woraufhin er zu dessen Schüler und Begleiter geworden sei (vgl. Pazzini, Santi, 128; Sterpellone, Santi, 13f.). Ferner gab es auch schon früh Versuche, Lukas mit einem der 70 Jünger oder einem der Emmausjünger zu identifizieren, vgl. Schmid, Art. Lukas. I. Neues Testament und Überl.: LThK² 6,1204.

127 Apg 16;20–21; 27–28.

128 Im Unterschied zu den beiden anderen Evangelisten Matthäus und Johannes waren Lukas und Markus keine Apostel, gehören in der Tradition aber zu den Apostelschülern, die deren Verkündigung schriftlich niedergelegt haben.

129 Apg 15,6–29; Gal 2,1–10.

130 Kremer, Art. Lukas, Lukasevangelium. II. Lukasevangelium: LThK³ 6,1114.

seines Autors beweisen zu können, ist immerhin festzuhalten, daß sich die enthaltenen Vorstellungen in den damaligen medizinischen Kontext fügen.[131]

Von derartigen historisch-kritischen Differenzierungen unberührt begegnet Lukas als Patron und Namensgeber von Akademien oder medizinischen Fakultäten.[132] Mehrere Städte beanspruchen den Besitz seiner Reliquien; über Theben hinaus sind dies insbesondere Konstantinopel, Padua und Venedig, die über entsprechende Translationsberichte verfügen.[133] Neben einer Schädelreliquie in Prag wird auch ein Exponat im Bamberger Diözesanmuseum als Haupt des Evangelisten überliefert.

Ohne daß sich in der Kunst ein einheitlicher Typus herausgebildet hätte, wird Lukas, dessen Festtag am 18. Oktober begangen wird, in seiner besonderen Funktion als Schreiber, im Lehr- und Segensgestus oder als inspirierter Autor mit visionärem Ausdruck dargestellt. Ihn kennzeichnen neben dem Stiersymbol insbesondere die Beigabe von Buchrolle, Codex oder Schreibzeug. Auf Grund einer im 6. Jh.

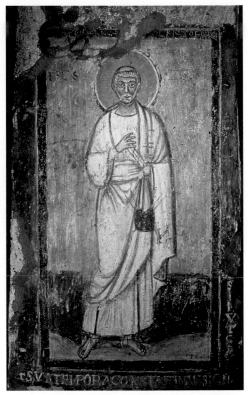

Abb. 4: Lukas als Arzt (Commodilla-Katakombe, Rom)
© foto Pontificia Commissione di Archeologia Sacra

auftauchenden Legende, die Lukas als Maler von Ikonen der Gottesmutter mit dem Jesuskind kennen will, wird er auch bei dieser Tätigkeit abgebildet; der Hintergrund hierfür ist in den Kindheitserzählungen des Lukasevangeliums und dem darin „gezeichneten" Marienbild zu suchen. Seltener wird er dagegen durch Kleidung und Utensilien als Arzt ausgewiesen, das wohl früheste Beispiel dafür findet sich in der

---

131 Weissenrieder, Images, 373f.
132 Pazzini, Santi, 133.
133 So wurden seine Gebeine 357 unter Konstantius von Theben nach Konstantinopel gebracht und in der Apostelkirche beigesetzt; die Überführung nach Padua wiederum ist dagegen fragwürdig, vgl. Dürig, Art. Lukas. II. Verehrung: LThK² 6,1204. Außerdem: Massi & Cannata, Art. Luca: BSS 8,196f. Eine neuere Untersuchung zum vermeintlichen Grab Lukas' in Padua stammt von Zampieri, Girolamo, La tomba di San Luca Evangelista. La cassa di piombo e l'area funeraria della basilica di Santa Giustina in Padova, Rom 2003.

römischen Commodillakatakombe (7. Jh.).[134] Zusammen mit Kosmas und Damian gehört er zu den bekanntesten Arztheiligen.

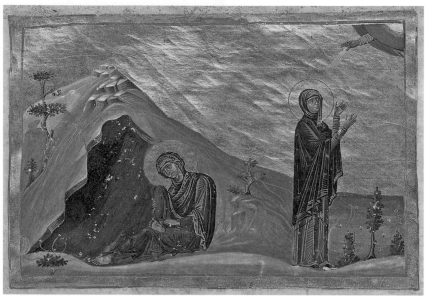

Abb. 5: Zenais (entfernt einen Dorn aus ihrem Fuß; re.: Philonilla)
Vat. Gr. 1613 © 2013 Biblioteca Apostolica Vaticana

Zenais

Die griechischen Synaxarien erwähnen mit Zenais und Philonilla für den 11. Oktober zwei Frauen aus Tarsus aus dem 1. Jh. n. Chr., die als Verwandte des Apostels Paulus vorgestellt werden. Insbesondere Zenais, im Römischen Martyrologium als Wundertäterin (*thaumaturga*) am selben Tag aufgeführt, habe jahrelang die Armen versorgt und auch nach ihrer Trennung von Familie und zeitlichen Gütern bis zu ihrem Tod weiter praktiziert, nachdem sie sich in die Einsamkeit einer Höhle bei Demetrias zurückgezogen hatte. Nach dem Synaxarium von Konstantinopel verrichtete sie in ihrer ärztlichen Tätigkeit ein geradezu „apostolisches" Werk, da sie jede Art von Krankheiten und Leiden heilen konnte, während sie den bei ihr Hilfe suchenden Menschen den Logos der Wahrheit lehrte, d. h. Christus verkündete und ihre Patienten zum Glauben an ihn brachte.[135]

---

134 Dürig, Art. Lukas. II. Verehrung: LThK² 6,1205; Emminghaus, Art. Lukas. III. Ikonographie: LThK² 6,1205f.; Pazzini, Santi, 132f.
135 *syn. Cpl.* 11. Okt. (Delehaye 129f.); ActaSS Oct. V, 503; vgl. Pazzini, Santi, 138f.; Sterpellone, Santi, 158; Art. Zénaïde: Cath. 15 (74), 1528; Sauget, Art. Zenaide e Filonilla: BSS 12,1466f.

Laut der Heiligenakte kümmerte sie sich insbesondere um die von unreinen Geistern Geplagten und um Kinder, salbte sie mit Öl und heilte sie unter Anrufung des Namens Jesu Christi. Vorübergehend fand sie drei asketische Mitstreiter, die wie sie selbst Tag und Nacht in geistlicher Betrachtung versunken, Heilungen mittels Entsagung, vieler Leiden und Gebete vollbrachten, bevor sie sich wieder trennten, um den Nachstellungen ihrer heidnischen Nachbarn zu entgehen. Zuvor baten sie Christus, der „jede Krankheit und alle Schwachheit heilt, dem Tode entreißt und die an ihn Glaubenden zum Leben hinüberführt", um die Gnade, in seinem Namen gleichermaßen „jegliche Erkrankung aus seinen Geschöpfen zu vertreiben". In einem Gebet kurz vor ihrem Tod wendet sie sich an den „Herrn, den Gott unserer Väter Abraham, Isaak und Jakob, sowie deren gerechter Nachkommenschaft" und dankt dafür, daß sie auch bei ihrer Sorge für Männer, Frauen, andere Bedrängte, sogar für das Vieh in allem Erhörung gefunden habe. Sie wolle aber dem Zugriff ihrer frevlerischen Nachbarn entzogen werden, was ihr in einer Vision zugesagt wird. Zenais verletzt sich bald unglücklich mit einem Dorn bzw. Splitter am rechten Fuß und stirbt, kurz nachdem sie diesen herausgezogen hat.[136]

Zenais wird als opferbereite Asketin, Wundertäterin und v. a. als Missionarin somit nicht nur zu einer Ärztin des Leibes sondern auch einer solchen der Seele.

Antiochus von Mauretanien

In einer *Passio* aus dem 11. Jh. (oder später) erscheint der aus Mauretanien stammende Märtyrer Antiochus als Arzt in Galatien und Kappadokien, der dem Christentum viele neue Anhänger zugeführt haben und unter Hadrian (117–138) verhaftet, gefoltert und nach Sardinien, genauer auf die Insula Sulcitana, exiliert worden sein soll.

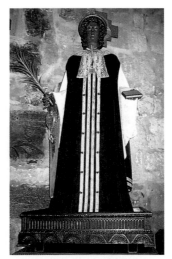

Der dort nunmehr als Eremit lebende Heilige sollte jedoch erneut eingesperrt werden. Er sei seinen Verfolgern aber zuvorgekommen, indem er sich in seine Höhle zurückgezogen habe und im Gebet verstorben sein soll. Diese Legende ist allerdings derjenigen eines gleichnamigen Arztheiligen, Antiochos von Sebaste (s. u.), nachgebildet, so daß weder die Angaben zu seiner Persönlichkeit noch zur Lebenszeit als gesichert gelten können, zumal der hier als Kaiser vorgestellte Hadrian im Falle des

Abb. 6: Statue des Heiligen

erwähnten armenischen Namenskollegen als Präfekt erscheint und wohl von hier aus mit imperialem Titel in die Erzählung um den lokalen sardischen Märtyrer

---

136   ActaSS Oct. V,507f.

Eingang gefunden hat. Im Römischen Martyrologium wird er am 13. Dezember kommemoriert, auf Sardinien wird er am 13. November gefeiert.[137]

Alexander

Gottesliebe und Charakterstärke zeichneten den Arzt Alexander aus, so die Darstellung bei Eusebius von Cäsarea (+ 339), dem sogenannten „Vater der Kirchengeschichte", der für die Abfassung seiner Werke über die in seiner Bischofsstadt bestehende Bibliothek verfügen konnte, in der eine Reihe bedeutender Dokumente für die Geschichte der frühen Kirche vorlagen. In einem Abschnitt seiner Kirchengeschichte bietet er einen Brief der dortigen Christen an die kleinasiatischen Gemeinden.

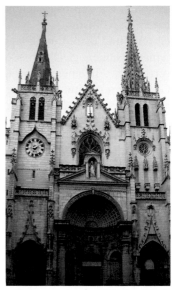

Es werden darin die Ereignisse der Verfolgungswelle im Jahr 177 während der Regierung des Kaisers Marc Aurel (161–180) festgehalten, bei denen mehrere Christen, darunter der aus Phrygien stammende, aber schon länger in Lyon lebende Arzt, den Tod fanden. Für seinen Freimut bekannt, habe dieser nicht nur andere vor dem Tribunal angeklagte Christen zum Bekenntnis ihres Glaubens bestärkt, sondern auch selbst nach seiner Verurteilung vor die

Abb. 7: Fassade von St. Nizier (Lyon)

wilden Tiere in der Arena die Torturen lautlos über sich ergehen lassen, während er im Stillen betete.[138]

Nachdem die Leiber der 48 Blutzeugen verbrannt und die Überreste in die Rhône gestreut worden waren, hat man wohl im 5. Jh. als Ersatz für die Reliquien Asche vom vermuteten Ort des Martyriums unter dem Altar einer Kirche eingemauert, an deren Stelle sich heute nach mehreren Zerstörungen die Kirche St. Nizier erhebt. Mit der Basilika St. Martin d'Ainay, einer ehemaligen Benediktiner-

---

137 Dettori, Art. Antioco: BSS 2,67f.; Pazzini, Santi, 139f.; Sterpellone, Santi, 163.
138 Eusebius, *h.e.* 5,1,49–51 (SC 41,19f.). Amore, Art. Lione [Martiri di L.]: BSS 8,61–65, insb. 63; Schulze, Medizin und Christentum, 118 (Nr. 130). Eine letzlich aus der phrygischen Herkunft Alexanders gefolgerte Zuweisung in einen engeren montanistischen (frühkirchliche Sekte) Kontext trifft m. E. nicht zu. Wohl mögen die Christen von Lyon für die erst wenige Jahre zuvor entstandene „Bewegung" beim römischen Bischof eingetreten sein und der Alexander zugesprochene Freimut mit der rigoristischen Tendenz in der Beurteilung des Martyriums auf montanistischer Seite harmonieren, dafür fehlen die elementaren, zugleich anstößigen Charakteristika wie Sektierertum oder die in ihrer spezifischen Ausrichtung synkretistische Form der Prophetie.

abtei innerhalb der Stadt, besteht noch ein weiterer Ort der Erinnerung an die frühchristlichen Glaubenszeugen, derer am 2. Juni liturgisch gedacht wird.

Papylos

Ein aus dem 2. Jh. stammendes Martyrium befaßt sich über längere Passagen mit
dem Blutzeugen Papylos, den einige alte Kirchenhistoriker wenigstens dem Namen
nach oder in seinem Amt als Diakon kennen. Unter Marc Aurel (161–180) hat er
zusammen mit Karpos und Agathonike das Martyrium in Pergamon erlitten.[139]
In einigen hagiographischen Zeugnissen werden weitere, in manchen Punkten
differierende Angaben gemacht, so ist Pergamon bald die Wirkungsstätte des
Bischofs Karpos und seines Diakons Papylos, bald ist es ihr Geburtsort, während
ihre Gemeinde in Thyatira und ihr Verfahren, von dem Euseb noch die ursprünglichen Berichte kannte, in der Decischen Verfolgung (249–251) angenommen wird,
auch die Angaben zum Arztberuf des Heiligen stammen aus dieser Tradition.[140] In
einem griechischen Synaxar wird der Beruf sogar der gesamten Gruppe zugesprochen, wobei zu den bereits genannten Personen mit Agathodoros ein weiterer
Märtyrer hinzutritt.[141]

   In einer Erzählung verdichtet sich diese Annahme aber um die Gestalt Papylos',
den man wohl durch sein mit der Nächstenfürsorge verbundenes Diakonenamt dem
Heilberuf am nächsten sah.[142] Im Verhör behauptet er dementsprechend, daß er
der Heilkunst nachgehe, will diese aber mehr im übertragenen Sinn verstanden
wissen, da er betont, nicht mit aus der Erde wachsenden Pflanzen zu kurieren,
sondern mit der von Gott gewährten Medizin geistliche Erkrankungen zu
bekämpfen. Sein Richter dagegen läßt lediglich die Medizin Galens und
Hippokrates' gelten, die ihrerseits von den (paganen) Gottheiten stamme. Papylos
widerspricht ihm und ordnet die natürliche Therapie dem Walten des einen
allmächtigen Gottes unter, der den menschlichen Bemühungen Erfolg gewähren
kann, gegen dessen Zulassung jedoch nichts ausgerichtet werden könne. Die
vermeintlichen Götter hätten sich nicht einmal selbst helfen können, durch die
Anrufung Christi sei jedoch jede noch so aussichtslose Krankheit heilbar.

   Somit bewegt man sich wieder auf primär theologischem Feld, ohne daß der
Hagiograph sich unnötige Mühe macht, die anstehenden Fragen genauer zu entfal-
ten. Die Heilprobe an einem einseitig erblindeten Mann beweist nämlich im
Anschluß die Ohnmacht menschlicher Künste und genauso die der angerufenen
Götzen – Papylos dagegen beschenkt durch Gebet, Auflegung seiner Hände und das

---

139 Harnack, *mart.C.P.A.* (TU 3,435–466); Euseb, *h.e.* 4,15; Nikephoros, *h.e.* 3,36; Rufin, *h.e.*
     4,15 (dort unter dem Namen Papyrius).
140 ActaSS Apr. II,120ff. (v.a. 124 C-E); Keller, Art. Karpos, Papylos, Agathonike: LThK³
     5,1264f.; Brandi, Art. Carpo, Papilo, Agatonice e Agatodoro: BSS 3,878–880. Harnack (TU
     3,464) weist diese Überlieferung dem Metaphrasten (10. Jh.) zu.
141 ActaSS Apr. II,973B.
142 ActaSS Apr. II,121–125.

Kreuzzeichen den Erblindeten nicht nur mit dem Augenlicht, sondern macht aus ihm einen Christen und erleuchtet den Geheilten somit auch innerlich. Dennoch wird er zum Tod verurteilt und stirbt nach längeren Torturen, an seinem Grab jedoch geschehen nach den Angaben der Legende weiterhin Wunder.

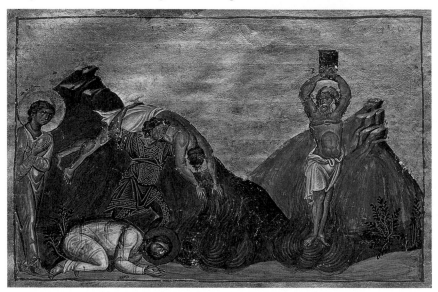

Abb. 8: Karpos, Papylos (wird ins Feuer geworfen), Agathonike, Agathodoros
Vat. Gr. 1613 © 2013 Biblioteca Apostolica Vaticana

Zum einen wird also der Arztberuf bei Papylos dem Leser regelrecht suggeriert, er ist nicht nur Diakon, sondern heilt, da er seiner Vervollkommnung im Martyrium entgegen geht, wie bei anderen in dieser Untersuchung dargestellten Erzählungen zu Arztheiligen gleichermaßen die körperliche und die geistlich-religiöse Krankheit. Zugleich werden kaum vermittelte Gegensätze deutlich, auf der einen Seite das Heidentum und die ihm hier zugeordnete Medizin, auf der anderen der wunderwirkende Seelenarzt ohne eigentliche medizinische Vorgeschichte; es wird noch nicht einmal der theologisch durch die Schöpfung gewährleistete Ablauf einer medizinischen Heilung erörtert, er klingt allenfalls in der Billigung durch den göttlichen Willen an und steht auf diese Weise sogar in Gefahr, als Willkürakt gedeutet zu werden.

Insofern legt die Legende das Gewicht allein auf die übernatürliche Seite, ihre Vorstellung vom heiligen Arzt ist primär die eines geistlichen Arztes. Ob Papylos im strengen Sinn also Arzt war oder medizinisches Wissen hatte, interessiert den späteren Hagiographen dann auch gar nicht, im o.g. genannten Martyrium aus dem 2. Jh. kommt sein Beruf jedenfalls nicht zur Sprache. Weiterhin ist innerhalb der Legende von einer eigentlichen Ablehnung der Medizin zwar nicht auszugehen, denn sie wird nicht verurteilt, im Vergleich zum Wirken Gottes durch seine Heiligen aber erscheint sie minderwertig. Andererseits wird deutlich, daß innerhalb der Legende eine Heilung ohne das Walten (des christlichen) Gottes, neben dem es für heidnische Götter wie die in der Heilprobe namentlich angerufenen Apollo und Asklepios keinen Platz gibt, nicht vorstellbar ist. Insofern wird nicht nur eine Nähe der Medizin zum Heidentum wie in den Aussagen des Richters konstruiert, sondern eine Heilung unter Ausschluß göttlicher Duldung oder himmlischen Eingreifens abgelehnt. Die undifferenzierte Schilderung der Legende übergeht also ohne genauere Einordnung das rationale Heilparadigma und die ärztliche Tätigkeit, rückt dafür antike Götter mit einem überlieferten „Konkurrenzpotential" gegenüber Christus in den Vordergrund, m. E. um ein antikes Umfeld vorzugeben, das zur Entstehungszeit der Legende vielleicht keine detailliertere Darstellung mehr erforderte. Im Unterschied zum o.g. Martyrium aus dem 2. Jh. kann man hier nicht auf ein ähnlich hohes Alter dieser Überlieferung schließen.

Warum aber dieses medizinische Motiv überhaupt Eingang in die Erzählung gefunden hat, läßt sich nur vermuten. Ein Ansatzpunkt könnte, wie bereits erwähnt, das von Papylos bekleidete Diakonenamt sein, vielleicht aber gibt uns auch der Ort des Martyriums einen Hinweis, Pergamon verfügte nämlich über eines der bedeutendsten Asklepiosheiligtümer in der antiken Welt. Nach einem Erdbeben in der zweiten Hälfte des 3. Jh. verfiel der Tempelbezirk. In frühbyzantinischer Zeit (6. Jh.) wurden Teile der Bauten für kirchliche Zwecke eingerichtet.[143] Der archäologische Befund läßt sich also recht gut mit der deutlich gewordenen Entfaltung der legendarischen Überlieferung in Einklang bringen, durch die, ausgehend von der lokalen Verehrung des Märtyrers, wahrscheinlich ein Ersatz für den ehemaligen Heilkult gefunden wurde, auch wenn man von einer direkten zeitlichen Kontinuität nicht ausgehen kann. Ein anderer Hinweis hierfür läßt sich aus dem in die Legende aufgenommenen Christus-medicus-Motiv ableiten, das in der christlichen Literatur schon früh im Kontext der Auseinandersetzung mit Asklepios oder weiteren Heilkulten eine Rolle spielte.[144] Der Autor der Legende hat dann wohl auf die älteren lokalen Traditionen zu der genannten Gruppe der Heiligen zurückgegriffen und Papylos als Seelenarzt dargestellt.

Ferner befand sich am südwestlichen Stadtrand Konstantinopels ein nach ihm und Karpos benanntes Kloster samt einer Kirche, die auf ein Martyrion zurückgeht, das zwar nicht, wie es die Überlieferung will, von der Kaisermutter Helena errichtet worden ist, dessen hohes Alter aber nicht infrage gestellt wird.[145] Im Westen fällt sein Festtag auf den 13. April, im Osten auf den 13. Oktober und den 28. Juni (s. u. Paulos).

---

143 Rheidt, Pergamon, 186ff., daneben z. B. Radt, Pergamon, 242. Eine diesbezügliche Verbindung mit der Verehrung des Heiligen, in dem in der o. g. Legende nunmehr ein Arzt erkannt wird, drängt sich geradezu auf.

144 Vgl. zu dieser Thematik: Dörnemann, Krankheit und Heilung, 274–287.

145 Janin, Géographie ecclésiastique III, 279.

Paulos

Für den 28. Juni verzeichnet das griechische *Synaxarium Divionense* zusammen mit Makedonios, zwei gekreuzigten Kindern und Lukian den Arzt Paulos. Wenn auch Zeit und Ort des Martyriums für keinen der Heiligen angegeben sind und der Kommentar des Textes in den *Acta Sanctorum* nicht von einer einheitlichen Märtyrergruppe ausgeht, geben immerhin für einen jeden jeweils zwei Verse ein wenig Auskunft zu den Todesumständen.[146] Bei unserem heiligen Arzt wird in Anspielung auf seine Tätigkeit des Schneidens und Brennens, die bei ihm selbst nicht zur Anwendung kamen, wohl sein mehr oder weniger friedlicher Tod angedeutet, sei es daß er als Häftling vor der Folter oder eben als Patient davon verschont blieb. So mag er bei den Kranken das Vertrauen auf seine Fürbitte erwecken, die alle Leiden beenden und zu einem ähnlich milden Schicksal verhelfen soll.

Nun fällt auf das eingangs genannte Datum im Konstantinopolitanischen Synaxar auch der zweite Gedenktag des heiligen Papylos (neben dem 13.10.).[147] Unter Berücksichtigung der griechischen Schreibweise (Πάπυλος/Παῦλος) und der Aussprache ist eine Verschreibung denkbar, in einer Handschrift taucht Paulus sogar als Diakon (wie Papylos) und Arzt auf. Der zu seiner Person überlieferte Zweizeiler fügt sich dann allerdings nicht mehr ohne weiteres zu dieser Überlegung, Papylos erlitt schließlich das Martyrium.

Leonilla

Im Rahmen der legendarischen Überlieferung zu drei heiligen Brüdern namens Speusippos, Eleusippos und Meleusippos wird auch ihre Großmutter Leonilla bzw. Neonilla als eine Frau mit medizinischem Wissen vorgestellt, ohne daß dies jedoch weiter entfaltet wird.[148] Sie erweist sich dem in dieser Hinsicht aufmerksamen Leser immerhin implizit als eine Ärztin im geistlichen Sinne, da sie die vom Vater zunächst heidnisch erzogenen Kinder durch „*saluberrima alloquia*"[149], einer Art Katechismus zu den grundlegenden Glaubenswahrheiten, zum Christentum führt; sie selbst wird nach dem Martyrium ihrer Enkel enthauptet.

Der ersten Tradition nach stammt die Gruppe aus Kappadokien, eine andere verschweigt die Verbindung Leonillas zur Medizin, verortet die Gruppe im gallischen Langres, wo bis heute Reliquien der Heiligen erhalten sind, und legt ihr Zeugnis einerseits in die Herrschaft von Aurelian (270–275), macht sie andererseits aber zu Zeitgenossen Polykarps (+ 167); im Martyrologium Romanum löst Baro-

---

146 Ἔπαυε Παῦλος πρὶν τομῇ καὶ καύσει χρήσῃ,/ Τὰ νῦν δὲ παύει πάθεα πρεσβείᾳ πάντα. Vgl. ActaSS Jun. V,358; Pazzini, Santi, 216.
147 *Synax. Cpl.* 28. Juni (Delehaye 697,50;702,15).
148 *Quorum auia Leonilla nomine medicinam instructe cognouerat, & notis diligenter instructa, vt incomparabilis haberetur* (ActaSS Jan. II, 74).
149 ActaSS Jan. II,77.

nius diese Spannung auf und legt die Ereignisse in die Regierungsjahre Marc Aurels (161–180).[150] Ihr Gedächtnis wird am 17. Januar begangen.

Kodratos

Unter den verschiedenen Heiligen mit Namen Kodratos (lat. Quadratus) ist für diese Prosopographie der korinthische Märtyrer aus dem 3. Jahrhundert (Fest: 10.3.), dessen ursprünglich griechische Lebensbeschreibung in den *Acta Sanctorum* wiedergegeben wird. Im Unterschied zu den übrigen Nachrichten zu seiner Person[151] werden ihm dort, nachdem er früh seine Eltern verloren und durch göttliche Hilfe überlebt hatte, im Rahmen seiner Ausbildung medizinische Studien zugeschrieben, ohne diese jedoch weiter zu erläutern oder für die Erzählung bedeutsam werden zu lassen.[152] Die Legende geht nämlich direkt über in die Schilderung des Verhörs, der verschiedenen Torturen und der Hinrichtung Kodratos', die von Jason, unter Decius (249–251) und Valerianus (253–260) Präfekt in Griechenland, angeordnet worden seien. Das Opfer der Glaubenszeugen wird zuletzt durch ein Wunder bestätigt, da am Hinrichtungsort, später ein Pilgerziel mit einer Kirche und Heiligenreliquien, eine heilbringende Quelle entspringt.

Als historischer Kern der Erzählung ist somit wohl die Ätiologie einer vorhandenen Heilquelle zu suchen, die zur Pilgerkirche über dem Grab des Heiligen gehörte, vielleicht auch ein vorbestehender paganer Heilkult an jenem Ort; die unterschiedlichen Überlieferungen zu Leben und Leidensgenossen des Heiligen erlauben keine verläßlichen Rückschlüsse.[153]

Thalelaios (Thallelaios)

Die hagiographische Tradition bietet eine ganze Reihe von Informationen zum nächsten heiligen Arzt, in der Hauptsache handelt es sich hierbei um drei griechische Texte.[154] Nach der ersten, zugleich kürzeren Erzählung wird der aus

---

150 Vgl. ActaSS Jan. II,74–80; *Mart. Rom.*, 17. Januar (Johnson/Ward 15); Sauget, Art. Speusippo, Elasippo, Melesippo e Neonilla (Leonilla): BSS 11,1349f.; Pazzini, Santi, 140f.; Sterpellone, Santi, 116.

151 ActaSS Mar. II,4–12; ferner existiert eine armenische *Vita*, die aber vom griechischen Text (BHG, II, 119, nn. 357–358) abhängig ist und Metaphrastes zugeschrieben wird (ActaSS Mar. II,5); Pazzini, Santi, 150ff.

152 ActaSS Mar. II,6B [3]: „...*in primis rudimentis didicit medendi facultatem.*"

153 Lucchesi, Art. Quadrato, Dionigi, Cipriano, Anecto, Paolo e Crescente: BSS 10,1271f. Ein Asklepieion mit Zisternen und von Quellen gespeisten Sammelbecken bestand in Korinth nahe an der Stadtmauer seit dem 4. Jh. v. Chr. (Elsi Spathari, Korinthia 24), jedoch nicht an der Stelle der inzwischen verfallenen Kirche zu Ehren des Heiligen.

154 Bröcker, Thalelaios, 31–60; ActaSS Maii V,178–193 (v.a. 180–183 und 183–193); die dritte Version steht der zweiten Legende nahe (Bröcker, Thalelaios 16); daneben existiert auch eine armenische *Passio* (BHO 251–252, n. 1148). Sauget, Art. Talleleo, Asterio e Alessandro: BSS 12,109–111.

dem Libanon stammende Sohn christlicher Eltern, des römischen Militärs Berekko-kios (Bereccocius) und Rhombylianes (Romuliana), als noch junger Eiferer für das Christentum unter der Herrschaft Numerians (283–284) in Anazarbos in Kilikien verhaftet; die ärztliche Kunst will er vom Archiatros Makarios erlernt haben und einer ersten Verhaftung durch den Statthalter Tiberius entkommen sein, bevor sein Prozeß vor dem Hegemon Theodor in Aigai beginnt, der im Verlauf des Marty-riums mit zwei Strafwundern belegt wird und anschließend auf das Gebet Thale-laios' hin erst wieder befreit werden muß. Die sich anschließende Folter führt nicht sofort zum Tod des Märtyrers, im Gegenteil erkennen viele die Macht des Christen-gottes, bevor der Heilige am Ende seiner Prüfungen stirbt.

Die zweite Legende kennt mehr Details zu seinem Leben; so macht der Heilige sein Haus zum Hospital, wo er ohne Unterschied Arm und Reich, Christen ebenso wie Ungläubige aufnimmt, sie sogar auf den eigenen Schultern in sein Heim trägt, um sie dann umsonst zu behandeln und überhaupt jeglicher Not abzuhelfen. Über das Lob seines caritativen Einsatzes hinaus bleiben diese Angaben dennoch relativ unspezifisch, so fügt sich auch seine Fähigkeit, schon mit einem einzigen Wort Krankheiten zu beseitigen, in das inzwischen bekannte Schema, einen heiligen Arzt als einen durch die göttliche Gnade auserwählten und von vielen Notleidenden aufgesuchten Wundertäter darzustellen.

Bevor die Erzählung zum Martyrium übergeht, werden im einzelnen fünf Wundergeschichten geboten, bei denen neben der Schilderung der Erkrankungen von Bedeutung ist, daß Thalelaios immer Glauben an die Heilung von seinen Patienten verlangt, bevor er durch Ausstrecken seiner Hände bzw. Berührung der erkrankten Glieder und das Kreuzzeichen die Kranken wiederherstellt. Zunächst wird eine von einem Schlangenbiß herrührende Vergiftung beschrieben, die sich unter Zerstörung des Gewebes auf Brustkorb, Flanken und Herz ausgebreitet hatte, derweil der davon betroffene Mann sein Vertrauen in die Arzneien und Künste der Ärzte verloren und sein Geld hierfür aufgebraucht hatte.[155] Anschließend überweist ein Arzt einen von ihm rund um die Uhr betreuten, aber mit seinen Möglichkeiten austherapierten Patienten mit Angina an unseren Wunderarzt; während weder die nächtlichen Waschungen noch die mit der Suche nach Kräutern verbrachten Tage den erhofften Erfolg beschert hätten, verlangt Thalelaios nur den Glauben an die bevorstehende Heilung, die er dann durch sein Gebet bewerkstelligen kann.[156]

Ein anderer Hilfesuchender hatte sich das Knie bei einem Sturz verletzt, das disloziert (anscheinend wie bei einer offenen Fraktur) durch die Haut nach außen bricht; nur unzureichend versorgt, verschlimmerten sich die aufgetretenen Ver-letzungen am Unterschenkel bzw. Fuß, zu denen am Fußknöchel dann noch offene Wunden hinzutraten.[157] Abermals therapiert Thalelaios erfolgreich, wo die Ärzte

---

155 Text: Pol 9 (Bröcker 40).

156 Pol 10–11 (Bröcker 40f.).

157 So dürfte der Text wohl zu verstehen sein: „.... καὶ ἔξαρθρον τὸ γόνυ γενόμενον ἐξέδυ τοῦ καλύπτοντος σώματος· διακλασθείσης δέ μοι τῆς βάσεως καὶ τοῦ σφυροῦ σεσηπότος γέγονα

hilflos waren, indem er lediglich die Gelenke betastet und hierbei die anatomische Ordnung wiederherstellt. Gegen den ausdrücklichen Willen seines bescheidenen, nicht auf den Jubel der Menschen hoffenden Wohltäters erzählt der nunmehr Geheilte überall, was ihm widerfahren ist.[158]

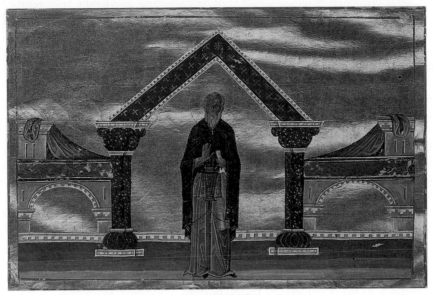

Abb. 9: Thalelaios
Vat. Gr. 1613 © 2013 Biblioteca Apostolica Vaticana

Dann fleht eine besessene Frau um die Befreiung von ihrem epilepsieähnlich geschilderten Leiden, das sie als innerlichen Krieg beschreibt. Dem Leser wird dieser Zustand vor Augen geführt, als der in sie einfahrende Dämon während einer Attacke seinem Opfer das Bewußtsein und die geistigen Kräfte raubt, es unter Geschrei zu Boden zerrt und nicht mehr freigibt. Nach dem in einem Gebet und dem Kreuzzeichen bestehenden Exorzismus liegt die Frau zunächst wie tot da, erholt sich aber.[159] Anschließend berichtet sie einem Blinden von der Heilkraft des, wie sie ihn nennt, mitfühlenden νοσοκόμος/*nosokómos*[160], die er bei unterschiedlichsten Leiden wie Kopfschmerzen, Bauchkrämpfen, inneren Fiebern, aufbrechenden Geschwüren, Fußschmerzen, eiternden Wunden, Verlust der Augen gezeigt

---

τραυματίας ἡλκωμένος διχόθεν" (Pol 13: Bröcker 41f.)

158 Dahinter steht eine Parallele zur Darstellung der Heiltätigkeit Jesu in den synoptischen Evangelien, der gegen ein falsches Verständnis seiner Person den von ihm Geheilten – wenn auch genauso erfolglos – untersagt, ihre Geschichte zu verbreiten (z. B. Mk 7,36) [außer sein Leiden oder das Kreuz kommen im Kontext zur Sprache]; Pol 12–17 (Bröcker 41–43).

159 Pol 18–22 (Bröcker 43f.).

160 Titel für den Direktor des Krankenhauses (eigtl.: Krankenpfleger).

habe; so verlangt der Blinde nach den heilenden Händen und erhält, während ihm Christus verkündigt wird, seine Sehkraft wieder.[161]

Die Heilungen sind also sämtlich übernatürlich geschildert, dementsprechend übertrifft der Wundertäter, immer erfolgreich und ohne jedes kommerzielle Interesse, seine irdischen Standesgenossen, ohne daß diese überhaupt zu eigentlichen Kontrahenten werden können. Zwar ist im ersten Fall der Verlust des Vermögens durch die geleisteten Ausgaben eines Kranken angesprochen, dies wird aber nicht zum stereotypen Vorwurf an die Adresse der Ärzte. Daher gilt es, zwischen der Absicht von Wundererzählungen, die den durch die göttliche Gnade ausgezeichneten Heiligen herausstellen, und dem Vorhaben, aus der Hagiographie Rückschlüsse auf das Verhältnis zur Medizin zu ziehen, die jedenfalls in einem moralischen Sinne nicht verworfen wird, zu differenzieren. Besonderer Wert liegt auf der Forderung, daß die Kranken an die Heilgabe von Thalelaios glauben müssen – m. E. geht es im Hinblick auf moderne Fragestellungen aber nicht unbedingt um etwa zu mobilisierende Selbstheilungskräfte usw., sondern primär um ein übernommenes neutestamentliches Vorbild bei den Heilungen Christi, der den Kranken zusichert, ihr Glaube habe ihnen geholfen.[162]

Ein weiterer sachlicher Unterschied zwischen den beiden Legenden besteht darin, daß Thalelaios jetzt aus dem (relativ weit entfernten) syrischen Edessa vertrieben wird[163], bevor er in Kilikien erneut festgesetzt wird; auch die Betonung der durch sein Wirken erfolgten Konversionen bereichert diese Tradition; außerdem gibt er beim Verhör an, er stamme aus Judäa und sei in Jerusalem geboren, und geht zusammen mit mehreren und in der ersten Tradition nicht genannten Märtyrern in den Tod. Unter diesen findet sich nun auch sein medizinischer Lehrer Makarios – womit ein weiterer hagiographisch belegter heiliger Arzt vorläge.

Die These Bröckers, bei unserem Arztheiligen handle es sich um einen kilikischen Mönch gleichen Namens, der in Gabala gelebt und sich dann nach Edessa aufgemacht habe, wo er gestorben sei, und erst bei der Translation seiner Gebeine nach Aigai zum Märtyrer gemacht worden sei, fand keine allgemeine Zustimmung.[164]

Der Patriarch Severus von Antiochia berichtet in einer am Festtag des Heiligen (20. Mai) gehaltenen Homilie aus dem Jahre 517 von einer über dem Grab des Märtyrers errichteten Kirche in Aigai.[165] Neben diesem Wallfahrtsziel gab es in Konstantinopel eine Thalelaios geweihte Kapelle innerhalb der Kirche des hl.

---

161 Po 23–26 (Bröcker 44f.).

162 z. B. Mt 9,27ff.

163 Es dürfte sich hierbei um eine irrtümliche Identifizierung einer in der ersten Legende nicht näher bezeichneten Stadt mit Namen Edessa in Kilikien und dem altchristlichen Zentrum in der Adiabene handeln.

164 Bröcker, Thalelaios, 146ff. Vgl. Rezensionen von Baumeister: JAC 22 (1979), 218–220, & Lackner: ByZ 74 (1981),337–339.

165 Severus von Antiochien, *hom.* 110 (PO 25,780–788); Sauget, Art. Talleleo, Asterio e Alessandro: BSS XII,110.

Agathonikos, ferner existierte ein weiteres Kirchlein in der Nähe des Berges Oxeia bei Chalkedon, bei Jerusalem ließ Justinian ein nach ihm benanntes Kloster errichten. Im Westen verfügt die Nikolauskirche von Verona über Reliquien des Heiligen.[166]

Julian von Emesa

Byzantinische Heiligenkalender führen für den 6. Februar einen Arzt aus Emesa namens Julian. Die griechische Legende, die dieser Notiz zugrunde liegen dürfte, ist nicht erhalten, daher ist man für Nachrichten zu diesem Heiligen auf zwei Texte in georgischer sowie in arabischer Sprache angewiesen.[167]

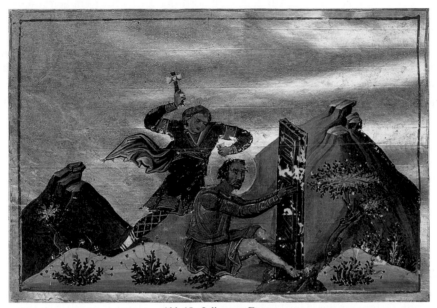

Abb 10: Julian von Emesa
Vat. Gr. 1613 © 2013 Biblioteca Apostolica Vaticana

Nach der georgischen Fassung kam es durch ein christenfeindliches Edikt des Kaisers Numerian (283–284) dazu, daß eine große Anzahl von Christen von Emesa ihren Glauben verleugneten, um dem Tod zu entgehen. Dagegen war Julian, ein erfahrener und angesehener Arzt, der nicht nur mit Arzneien umzugehen wußte, sondern durch sein Gebet und die göttliche Gnade auch unheilbare Krankheiten beseitigen konnte und Dämonen austrieb, zum «Hafen der Seelen» geworden,

166 Prokop, *aed.* 5,9 (Haury 4,169); AA.SS. Maii V,179; Janin, Géographie ecclésiastique III, 141; Janin, Centres byzantins, 51.
167 Peeters, Julien, 44–76; Sauget, Art. Giuliano di Emesa: BSS 4,1195–1197.

anderen hingegen zum gefährlichen Kenner der «nazarenischen Gifte» gegen die hergebrachte Religion. Sein forsches Bekenntnis zum christlichen Glauben, als er dem verurteilten Bischof Silvanus und seinen mitgefangenen Begleitern in aller Öffentlichkeit Ehre erwies, provozierte seine eigene Verhaftung, in deren Verlauf weder Folter oder ausgeübter Druck den glaubensstarken Bekenner schwach werden ließen. Nach elf Monaten Gefangenschaft beschloß man, ihn umzubringen, und schlug zwölf Nägel durch seinen Schädel und seine Füße. Im Glauben, er sei tot, ließ man ihn liegen, er jedoch konnte sich noch bis zur Höhle eines Töpfers schleppen, betete ein letztes Mal und starb.

Als ihn der Handwerker, selbst auch Christ, dort auffand, geriet er in Furcht, Julian aber erschien ihm in der Nacht und gab ihm den Auftrag, seinen Leib in die Kirche der Stadt zu bringen. Auf dem Weg dorthin begegnete er einigen von einem heidnischen Fest heimkehrenden Personen, deren Aufmerksamkeit er von sich und seiner Absicht ablenken konnte, indem er an der Mauer den Leichnam des Heiligen mit seinem Mantel zudeckte und ein Rendezvous vortäuschte. Die Gruppe zog weiter und Julian konnte seinem Wunsch entsprechend bestattet werden. Da nach dem Ende der Verfolgungen in der dortigen Kirche eine besonders wertvolle Reliquie, nämlich das Haupt Johannes des Täufers, verehrt wurde, setzte man Julian laut Legende in der Höhle vor der Stadt bei, wo er einst gestorben war und errichtete eine Kirche zu seinen Ehren.

Aufgrund von Widersprüchen zu den Nachrichten um die o. g. Reliquie, die nach der Zerstörung von Emesa (Ḥomṣ) unter dem Kalifen Marwān II. (745–746) an einen sichereren Ort gebracht wurde, geht Peeters in seiner Studie[168] aber davon aus, daß der Hagiograph eine Geschichte in der Absicht konstruiert habe, den Kult um Julian neu zu beleben, hinter dem sich dann vielmehr der gleichnamige Märtyrer von Anazarbos verbergen soll.

Leontius und Carpophorus

Die ältesten erhaltenen Nachrichten zu diesen beiden Heiligen stammen von Siegbert von Gembloux aus dem 11. Jahrhundert, der die Händel um die Übertragung der Reliquien von Leontius und Carpophorus von Vicenza nach Metz (unter Bischof Theoderich, 10. Jh.) überliefert. Einst seien die Leiber der römischen Märtyrer in das Kloster des hl. Felix bei Vicenza, nach dessen Zerstörung durch die Ungarn in die Bischofskirche der Stadt gebracht worden; ihr Martyriumsbericht sei bei einem Brand verloren gegangen und ihr Festtag am 20. Juli begangen worden.[169]

---

168 Peeters, Julien, 47–58. Der Legendenautor habe seine Figur an den bei Euseb (*h.e.* 8,13) belegten Bischof Silvanus anknüpfen wollen. Zur Erklärung des Arztberufes verweist er auf den in der Kirchengeschichte genannten heiligen Arzt und Priester Zenobios von Sidon, der sein Martyrium auf ähnliche Weise erlitt. Den Stoff für seine Erzählung habe er aus anderen Martyrien bezogen. Vgl. auch Sauget, Art. Giuliano di Emesa: BSS 4,1196f.; Peeters, s. Julien, 70–101; Garitte, s. Élien, 412–446.

169 ActaSS Aug. IV,34; Amore, Art. Leonzio e Carpoforo: BSS 7,1323f.

Im 14. Jh. veröffentlicht Petrus de Natalibus eine *Passio* mit anderen Angaben:[170] Ihr zufolge hätte es sich bei den beiden um Ärzte arabischer Herkunft
gehandelt, die an Stelle von natürlichen Arzneien die Kranken durch die Anrufung
des Namens Christi geheilt hätten. In Aquileia seien sie durch den Praeses Lysias
unter der Herrschaft Diokletians und Maximinians nach verschiedenen Qualen
geköpft worden.[171] Die *Acta Sanctorum* kommemorieren ihr Fest für den 20.
August, dem Todestag der Heiligen aus der Legende. Da auch einer der Brüder des
„arabischen" Brüderpaars Kosmas und Damian Leontios heißt und von Lysias zum
Tode verurteilt wurde[172], könnte man hier den Ursprung dieser Tradition suchen, in
die der zweite Arztheilige eingepaßt wurde.[173]

Pantaleon (Panteleimon)

Von diesem Heiligen liegen verschiedene Namensversionen[174] vor, einige lassen
sich als sprachbedingte Abwandlungen erklären und sind insofern nicht ungewöhnlich; wenn der griechische Beter ihn als Panteleimon kennt, sieht er sich durch das
Leben und Wirken des Heiligen bestätigt:

Pantaleon[175] wird in der kaiserlichen Residenzstadt Nikomedien in Bithynien
(heute Izmid, NW-Türkei), als Sohn eines heidnischen Senators namens Eustorgios
und der Christin Eubula (bzw. Eulalia, Eucuba) geboren. Er wird aber nicht getauft
und verliert nach dem frühen Tod seiner Mutter, die ihn schon unterwiesen hatte,
die Verbindung zu ihrer Religion. Nach den üblichen Studien in der Jugend wird er
einer der besten Schüler des lt. Erzählung renommierten Arztes Euphrosinos,
erwirbt sich selbst bald einen hervorragenden Ruf und wird trotz seiner Jugend
ebenso wie sein Meister Hofarzt des Kaisers Galerius Maximianus (293/305–311).

---

170 ActaSS Aug. IV,35.
171 Die Erwähnung Hadrians als Gott, bei dem Lysias schwört, wurde offensichtlich auch zum
     Anlaß, das Geschehen in die erste Hälfte des 2. Jh. zu verlegen. Vgl. auch Pazzini, Santi,
     171ff.
172 *mart. Ar.* I,1 & II,2 (Deubner 218,12 bzw. 221,17).
173 Das im Hinblick auf den Namen eines weiteren Bruders namens Anthimos gemachte Wort-
     spiel im zweiten arabischen Martyrium gibt sogar einen wörtlichen Anhalt für die Einführung
     des zweiten Heiligen in der obigen Tradition, da er nicht nur durch „ἀνθῆσαι μέλλων διὰ τοῦ
     μαρτυρίου" sondern auch „καρπὸν ἐνεγκεῖν ἑκατοστεύοντα" charakterisiert wird, soz. also
     genausogut Karpophoros heißen könnte (vgl. Deubner 221,15f.); s. u. Carponius.
174 Das griechische Martyrium erfährt zahlreiche Rezensionen und ist in Ost und West weit
     verbreitet; in orientalischen Sprachen wird sein Namen teils bis zur Unkenntlichkeit verän-
     dert: Bandalāymūn, Buṭlāna, Baṭlān, Bīlāmōn; zur fraglichen Identifikation Pantaleons mit
     Asyā im Martyrologium von Rabban Ṣlībā s. das entsprechende Kapitel unten; vgl. Sauget,
     Joseph-Marie, Pantaleone: BSS 10,108–116 (hier finden sich auch die je nach Ritus verschie-
     denen liturgischen Gedenktage des Heiligen); Fiey, Jean Maurice, Buṭlāna: BSO 1,446.
175 ActaSS Jul. VI, 397–426. Vgl. Sauget & Raggi, Art. Pantaleone: BSS 10,108–118; Pazzini,
     Santi, 178–182; Sterpellone, Santi, 27–37.

Allerdings bekommt sein Leben durch die Begegnung mit dem greisen Hermolaos, einem Christen, eine neue Richtung, da dieser ihm im Gespräch gegen die Lehren Asklepios', Hippokrates und Galens, die Pantaleon nach eigenen Worten studiert, und gegen die als Dämonen betrachteten heidnischen Gottheiten Christus als wahren Gott und Arzt näherbringt, in dessen Namen jegliche Krankheit heilbar wird. Pazzini machte deswegen den religiösen Lehrer Pantaleons auch zum Arzt, wofür jedoch kein Anlaß besteht, da als medizinischer Meister schließlich Euphrosinos angegeben wird; Hermolaos dagegen ist Pantaleons bejahrter Mystagoge und in diesem Sinne ein geistlicher Arzt, dessen Weisheit den jungen Mediziner vom Christentum überzeugt.[176]

Nach mehreren Begegnungen mit ihm entscheidet eine Situation, die ihn als Arzt herausfordert, seinen weiteren Weg; als nämlich auf sein fürbittendes Gebet hin ein von einer Schlange gebissenes Kind wieder zum Leben erweckt wird und an seiner Statt das Reptil tot daliegt, kommt er zum vollkommenen Glauben an Christus und läßt sich taufen. Durch ein weiteres Wunder kann er sogar seinen Vater überzeugen und bekehren: Er gibt einem Blinden, den seine Ärzte um den Rest seines Augenlichtes und sein Geld gebracht hatten und dann nicht mehr helfen wollten, durch die Auflegung seiner Hände auf die Augen die Sehkraft wieder. Nach dem Tod seines Vaters verkauft Pantaleon allen Besitz, gibt ihn den Armen und entläßt seine Sklaven, um nunmehr die Bedürftigen ohne Entgelt zu behandeln und den christlichen Glauben zu verbreiten.

Sein Erfolg und seine Anziehungskraft rufen jedoch den Neid seiner Berufskollegen hervor, die ihn beim Kaiser anschwärzen. Im Verlauf des Prozesses kommt es nach der Enthauptung seines ebenfalls vorgeführten spirituellen Lehrers Hermolaos und dessen Begleiter Hermippos und Hermokrates zur Kraftprobe mit den heidnischen Ärzten, Priestern und ihren Göttern.[177] Man bekommt hier den Eindruck, der Gegensatz bestehe weniger zwischen den Menschen als zwischen den religiösen Überzeugungen; so war auch schon zuvor insbesondere im Hinblick auf Asklepios dessen direkte Konkurrenz zu Christus laut geworden, der aus paganer Perspektive dagegen als Usurpator göttlicher Wunderkraft erscheint. Die Ohnmacht der Götzen wird in einer erfolglos verlaufenden Heilprobe an einem lange gelähmten Mann vor Augen geführt, den Pantaleon nach einem Gebet und durch Berührung seiner Hand vollständig heilt. Auch wenn sich daraufhin die ersten Bekehrungen unter den Augenzeugen einstellen, ändert sich der Verlauf des Verfahrens natürlich nicht; weder Verführung noch Folter bringen Pantaleon vom Bekenntnis ab, im Gegenteil wird er wiederholt mit einer Vision Christi in Gestalt des Hermolaos bestärkt.[178] Feuer, Verwundungen, Versuche, ihn zu ertränken, wilde Bestien, kochendes Blei oder die Folter am Rad können ihm nichts anhaben, sie gefährden höchstens die Handlanger, zuletzt wird die Hand des Henkers ge-

---

176 ActaSS Jul. VI,426–429; vgl. Pazzini, Santi, 183f.
177 ActaSS Jul. IV,416.
178 Vgl. die Polymorphie Christi in den Apokryphen.

lähmt, dessen Klinge beim Kontakt mit dem Nacken des Heiligen plötzlich butter-weich wird, so daß sich erneut die Umstehenden bekehren.

Eine Stimme vom Himmel kündigt nunmehr das Ende seines irdischen Lebens an und bestimmt, er solle fortan Panteleimon gerufen werden, da viele durch ihn Erbarmen (ἔλεος) gefunden hätten. So trennt der nächste Hieb den Kopf vom Rumpf und als weiteres Wunder treten Milch bzw. Milch und Blut aus den Wunden, zudem beginnt der Ölbaum, an dem Pantaleon angebunden war, zu treiben und seine Früchte zu tragen. Trotz des gegenteiligen Befehls des Kaisers gelingt es den Christen, den Leib Pantaleons vor der Stadt beizusetzen. Sein Tod wird um das Jahr 305 angenommen, für seine Geburt findet sich das Jahr 283.[179]

Die Wunder sind im Grunde ohne medizinischen Belang; die Kritik an den widerstrebenden Standeskollegen des Heiligen, ihren nutzlosen Bemühungen und ihrer Habgier, verlassen nicht das übliche Maß und dienen der Kontrastierung gegenüber dem Helden der Erzählung. Wenn die Legende den Protagonisten nach seiner Konversion dann nur noch als Wunderheiler auftreten läßt, unterstreicht sie seine Erwählung durch Gott und weist den Helden in seiner Vollkommenheit als „Kanal" göttlicher Zuwendung auf. Schon vor seiner Konversion kennzeichnen Pantaleon zwar seine vorbildliche Berufsausübung, Schönheit und Sittlichkeit, so daß diese ideale Schilderung ihn für die spirituelle Erleuchtung geradezu prädesti-niert[180], nach der geistigen Erneuerung tritt demgegenüber die Wundertätigkeit zur Untermauerung der Heiligkeit des Märtyrers in den Vordergrund.

Jenseits aller deutlich gewordenen Topik der dargestellten Überlieferung zur Person Pantaleons sind bei ihm jedoch insbesondere die betonte Schilderung seines Arztberufes und die damit verbundene Beziehung zum kaiserlichen Hof in den Blick zu nehmen, die, obwohl „nur" hagiographisch belegt, als durchaus historisch angenommen werden können. Zugleich zeigen sie dessen Wertschätzung innerhalb der Kirche wie auch den sich abzeichnenden sozialen Aufstieg des Christentums an. Parallel zu dieser epochalen Wende verläuft die Lebensgeschichte Pantaleons. Die Wandlungen seines Lebens werden in der literarischen Erinnerung übertragen gedeutet und am Namen festgemacht, denn mit ihm war nicht nur ein Heide zum Gläubigen und ein Arzt der Leiber zum Arzt der Seelen und Wundertäter gewor-den, sondern auch ein Glaubenszeuge, der dem Vorzeichen seines Namens getreu sich als Held erwies (Pantaleon o. Pantoleon = „Ganzlöwe"), zum mildtätigen Lehrer und Helfer (Panteleimon = „Allerbarmer") der Kranken, Bedürftigen und Unerleuchteten. Sein neuer Name leitet sich letzlich von einer Eigenschaft Gottes ab, die besonders in den Evangelien anschaulich wird, der Heilige gleicht sich in seiner erbarmenden Liebe also Christus an, Pantaleon als Arzt folglich dem *Christus medicus*.

---

179 Sterpellone, Santi, 28.
180 ActaSS Iul. VI, 412E-F.

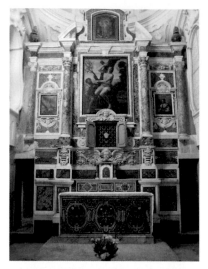

Abb. 11 Seitenaltar des Doms von Ravello; das Gitter vor dem Blutreliquiar ermöglicht lediglich einen eingeschränkten Einblick: Abb. 12

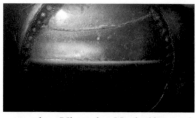

Dem Märtyrer, dessen am 27. Juli gedacht wird, waren schon in der Antike eine Reihe von Kirchen geweiht. Unter Justinian wurde z. B. das Martyrion des Heiligen in seiner Heimatstadt durch den Kaiser bedacht, ebenso das nach ihm benannte Kloster in der Wüste am Jordan.[181] Daneben gab es weitere Kirchen unter seinem Patronat in Rom, wo bei S. Pantaleo al Pasquino eine katholische Ärztevereinigung bestand und ein mit seinen Reliquien gesegnetes Wasser verteilt wurde[182], ferner in Konstantinopel[183] und weiteren Städten, die bekannteste nach ihm benannte Kirche in Deutschland liegt in Köln. Eine Reihe weiterer Städte sind im Besitz von Reliquien Pantaleons, darunter Lucca, Benevent, Venedig und Lyon; besondere Erwähnung verdient die sich alljährlich verflüssigende Blutreliquie, die sich seit Beginn des 12. Jh. in Ravello befindet, und schon in einer vermutlich aus dem 11. Jh. stammenden Handschrift aus Konstantinopel beschrieben wird.[184]

Pantaleon zählt zu den Anargyroi der Ostkirche und wird bei der Bereitung der Gaben am Beginn der Liturgie zusammen mit Kosmas und Damian, Kyros und Johannes und Hermolaos namentlich erwähnt; im Westen gehört er zu den Vierzehn Nothelfern, einer Gruppe von Heiligen, denen die Volksfrömmigkeit besondere Hilfe in bestimmten Notlagen zuschrieb. Die Darstellung des Heiligen in der Kunst hält sich meist an die legendarisch überlieferten Wunder, in Deutschland findet man des öfteren eine Darstellung aus dem Martyrium des Heiligen mit seinen an den eigenen Schädel festgenagelten Händen.

Diomedes

Nicht nur ein Arzt der Leiber, sondern auch der Seelen sei Diomedes gewesen, so beginnt der Autor seine Erzählung über einen weiteren heiligen Arzt aus der Zeit

---

181   Prokop, *aed.* 1,9; 5,9 (Haury 4,37.169).
182   Pazzini, Santi, 179; Sterpellone, Santi, 27.
183   Janin, Géographie ecclésiastique III, 386–388.560f.; Constantelos, Philanthropy, 144–147.
184   Sterpellone, Santi, 33–36.

Diokletians.[185] Von Tarsus, seiner Heimatstadt, zieht der spätere Märtyrer nach Nizäa und wirkt auch in anderen Städten. Dabei vertraut er nicht nur auf seine erlernte Kunst, sondern mehr noch auf die Anrufung Christi und heilt jegliche Krankheit. Seine während der Verfolgung eingekerkerten Glaubensbrüder unterstützt er materiell, moralisch und medizinisch in ihrer schwierigen Lage, und behandelt ihre Verletzungen, die er durch Entfernung des Wundsekrets und mit warmen Bädern reinigt.

Mit seinem geistgewirkten Charisma, das ihm durch seine untadelige Lebensführung und sein Erbarmen gegenüber jedermann gewährt worden war, steht er einerseits den Kranken bei, andererseits strebt er danach, möglichst vielen die seelische Heilung zukommen zu lassen, indem er sie der Kirche zuführt. Nach der veranlaßten Verhaftung berichtet die Legende, daß Diomedes auf dem Abtransport zum Kaiser nach Nikomedien gestorben sei, als er zum Gebet vom Wagen abgestiegen war. Da die abkommandierten Soldaten den Heiligen nicht von der Stelle bewegen können, beschließen sie, Diomedes den Kopf abzuschlagen und dem Kaiser zu bringen, woraufhin sie mit Blindheit gestraft werden. Auf kaiserlichen Befehl bringen sie das Haupt zurück und erhalten durch ihre Bekehrung zum christlichen Gott zusammen mit dem leiblichen auch das geistige Augenlicht.

Diomedes wurde bereits früh in Konstantinopel verehrt, eine Kirche zu seinen Ehren soll schon unter Konstantin errichtet worden sein. Der Bau gehört zum Theotoskloster und ist auch als Jerusalemkloster bzw. Kloster des Neuen Jerusalem spätestens ab der 1. Hälfte des 6. Jh. gesichert. Das an der Goldenen Pforte im äußersten SW der Stadt gelegene Gebäude tritt in der Mitte des 9. Jh. unter Kaiser Basileios in Erscheinung, dem dort seine bevorstehende Thronerhebung vorausgesagt worden sei, wofür er sich in Ausstattung und Ausbau des Komplexes beim dortigen Kloster erkenntlich gezeigt habe. Nach dem Zeugnis eines sonst unbekannten russischen Pilgers aus der 2. Hälfte des 15. Jh. galt die Kirche als Gnadenort mit vielen Heilungen. Den Festtag des Heiligen am 16. August beging man mit einer von der Sophienkirche ausgehenden Prozession zum Heiligtum, das bis zum Ende des Byzantinischen Reiches existierte.[186] Auch in Nikomedien bestand ein Kloster mit dem Grab für den als Stadtpatron geehrten Märtyrer.[187]

---

185   ActaSS Aug. III,268–270. Vgl. Becquet, Art. Diomede: BSS 4,629f.; Pazzini, Santi, 195–198; Sterpellone, Santi, 146–148.

186   Die dortige Kirche war ein besonderer Ort des Gebetes in Zeiten höchster Not gewesen (bei Naturkatastrophen, Abwendung der arabischen Invasion 718): Janin, Géographie ecclésiastique III, 95–97. Vgl. auch ActaSS Aug. III,266f. Die Kopfreliquie des Heiligen taucht Anfang des 13. Jh. in einem Zisterzienserkloster in der Nähe von Amalfi auf; ebd. 267.

187   Janin, Centres byzantins, 89.

Theodosia

In die Verfolgung Diokletians fällt das Martyrium einer Frau, die zwar nicht ausdrücklich als Ärztin bezeichnet wird, aber offenbar wenigstens medizinische Grundkenntnisse hatte. Die Mutter des heiligen Soldaten Prokopios hat mit weiteren zwölf Christinnen in Cäsarea Philippi das Martyrium erlitten, weil sie aus Mitleid die Verletzungen der gefolterten Frauen versorgt hat, ohne darauf zu achten, daß sie sich damit selbst als Anhängerin der verbotenen Religion zu erkennen gibt; so erlitt sie dasselbe Schicksal und wurde geköpft.[188] Ihrer wird im Orient am 29. Mai, im römischen Heiligenkalender schon am 2. April gedacht, in den Heiligenakten findet sie zum 8. Juli Erwähnung.[189]

Orestes

Zwei griechische Fassungen der Legende[190] zum Märtyrer der Christenverfolgung unter Diokletian, die sich in der Sache nicht unterscheiden, nennen Orestes ohne große Umschweife einen Arzt.

Er habe in seiner kappadokischen Heimatstadt Tyane den christlichen Glauben verbreitet und sei deswegen beim kaiserlichen Statthalter Maximos angeklagt worden. Im Verhör zu seiner Person befragt, nennt er seinen Namen und deutet diesen als Vorzeichen für sein Leben und seinen Beruf, da er Gott und den Menschen durch das Bekenntnis zu Jesus Christus und die Behandlung der leiblichen Leiden wohlgefallen[191] will.

Nachdem er mit Worten nicht zum Glaubensabfall bewegt werden kann und durch einfaches Anblasen[192] Götterstatuen zerspringen und einen Tempel einstürzen läßt, greift sein Richter zur Folter: Orestes wird gepeitscht, daß ihm die Eingeweide aus dem geschundenen Leib hängen, mit glühenden Spießen, mit Salz und Essig, die in seine Wunden gegeben werden, gequält, schließlich in den Kerker geworfen. Nach einer Woche erneut seinem Richter vorgeführt, werden Nägel durch seine Füße und Flanken getrieben, dann wird er an ein Pferd gebunden und bis zum 24 Meilen entfernten Ort Batos zu Tode geschleift. Sein Leichnam sollte auf Befehl von Maximos in den dortigen Fluß geworfen werden, doch ein Engel

---

188 H. Delehaye sieht in der Erzählung eine reine Erfindung des Hagiographen und im Ort des Martyriums das palästinische Cäsarea am Mittelmeer, vgl. Galuzzi, Art. Teodosia e Compagni: BSS 12,288; Kotter, Art. Theodosia v. Kaisareia: LThK² 10,47; Pazzini, Santi, 199f. Im Grunde gleicht ihr Fall dem der hl. Anastasia, einer Martyrin aus der Neronischen Verfolgung, die in gleicher Weise die Gefangenen versorgte, aber keine eigentliche Ärztin war (vgl. Pazzini, Santi, 138).

189 ActaSS Jul. II,576.

190 ActaSS Nov. IV,393–399. Vgl. Sauget, Art. Oreste: BSS 9,1228–1231.

191 Abgeleitet vom griechischen Verbum ἀρέσκειν, was auch die Namensvariante in manchen Heiligenlisten als Arestes erklärt werden dürfte. Die ausführlichere Version der Erzählung sieht in seiner Kunstfertigkeit eine göttliche Gabe.

192 Bezeichnung für den Exorzismus im altkirchlichen Taufritus.

trägt ihn auf einen in der Nähe von Tyane gelegenen Berg, wo bis in die Tage der Abfassung der zweiten Überlieferung Heilungen geschehen würden – so weit die Schilderungen der Legende zu Orestes. Die griechische Kirche feiert Orestes am 9. bzw. 10. November, das Römische Martyrologium am 9. November, die *Acta Sanctorum* ordnen ihn wieder für den darauffolgenden Tag ein.

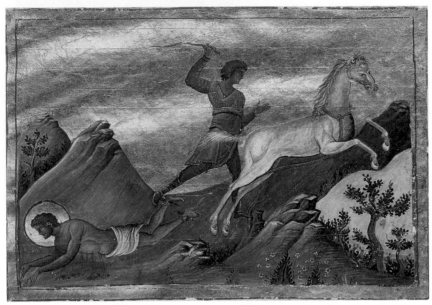

Abb. 13 Orestes wird zu Tode geschleift
Vat. Gr. 1613 © 2013 Biblioteca Apostolica Vaticana

Ob der Heilberuf des Heiligen auch im wörtlichen Sinn angenommen werden muß, kann mit den hagiographischen Quellen allein nicht nachgewiesen werden; insgesamt spielt dieser darin eine untergeordnete Rolle, so daß man auch eine in die Erzählung eingebrachte Projektion dieser Annahme nicht ausschließen kann. Seine Verehrung wiederum wird im Rahmen einer Auseinandersetzung zwischen Basilius d. G. und dem Bischof von Tyane Anthimos von Gregor von Nazianz überliefert, in der der Kirchenvater nach der Teilung der Provinz Kappadokien unter Kaiser Valens im Jahre 372 weiterhin auf seinen Metropolitanvorrechten beharren wollte.[193] Neben dem Oresteskloster und der ihm gewidmeten Kirche in Tyane wird auch ein Gotteshaus beim Leomakellon im Süden von Konstantinopel überliefert.[194]

---

193 Gregor von Nazianz, *Or.* 43,58 (SC 384,250). Die kirchliche Organisation hielt sich an die staatliche Einteilung in Provinzen, innerhalb derer ein Metropolitanbischof den übrigen Bischöfen der Region vorstand.

194 Janin, Géographie ecclésiastique III, 384; ders., Centres byzantins, 437.

Cassianus

Nachdem die Eltern Cassians gegen den Willen des Braut-vaters, des römischen Stadtprä-fekten Chromatius, in die umbrische Heimat des Schwie-gersohns nach Todi gezogen sind, läßt der Großvater seinen Enkel der Mutter gleich nach der Geburt wegnehmen und bezahlten Ammen übergeben. Der Junge wächst ungewöhnlich schnell heran und wird in den freien Künsten unterwiesen. Durch seine hervorragenden

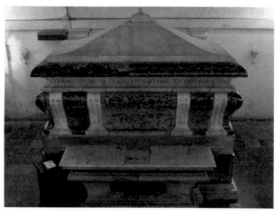

Abb.14 Hochgrab für die Reliquien Cassians

Kenntnisse, so die Legende, wird er zum gesuchten Rechtsgelehrten in Rom, ebenso zum Heilkundigen, vor dem „die körperlichen Krankheiten in den Men-schen kaum bestehen konnten".[195] Während der Verfolgung unter Diokletian bekehrt er sich durch den Bischof Pontianus von Todi zum Christentum und wird als dessen Nachfolger bald verhaftet. Sein eigener Bruder verhört ihn und übergibt ihn der Folter, bevor er nach Art des gleichnamigen Heiligen von Imola, durch die spitzen Schreibgriffel seiner Schüler ins Herz getroffen, zu Tode gebracht wird.

Insofern bietet die Legende zunächst also in gewisser Weise allegorischen Stoff, aus historischer Perspektive wird für diese Erzählung vielfach eine Verwechslung mit jenem ebenfalls am 13. August gefeierten christlichen Schulleiter angenommen, der in Italien und Tirol schon früh verehrt wurde[196] und in Todi für einen lokalen Bischof gehalten wurde; aus den Jahren 1301, 1596 und 1923 werden Translationen der Gebeine Cassians überliefert.[197]

Die Legende, die i. a. nicht vor dem 6. Jahrhundert angesetzt wird, könnte viel-leicht in ihrer überlieferten Fassung im Zusammenhang mit der erstgenannten Übertragung stehen. Dem Gründer einer christlichen „Akademie" wird nämlich mit den Kenntnissen in den freien Künsten, der Medizin und den Rechten mehr oder weniger die Ausbildung an den Fakultäten der mittelalterlichen Universität zuer-kannt, die Theologie deckt er in diesem Sinne ja als Bischof oder als Lehrer seiner

---

195 ActaSS Aug. III, 16–30, v.a. 27E: "*Qui tam celeriter adolevit, ut ipse Praefectus miraretur; puerumque recipiens, tradidit eum ad liberales artes discendas. Qui ex iis ita peritissimus evasit, ut ante eum vix in humanis corporibus languores manere potuissent ...; insuper & causidicus magnus per totam urbem Romam vocabatur.*";
196 Gordini, Art. Cassiano di Imola: BSS 3,909–912.
197 Pericoliu, Art. Cassiano di Todi: BSS 3,915f.

unwürdigen Schüler ab; die Medizin steht aber auch schon im Umfeld des antiken Lehrkanons[198], so daß eine eindeutige chronologische Zuordnung hieraus wohl nicht erfolgen kann.

Zenobios von Aigai

Mit Zenobios von Aigai begegnet ein weiterer Märtyrer, den die Legende in die Ärzteschar einreiht, obwohl sie im Grunde nur auf seine Wundertätigkeit abhebt, und so wie bei vielen der so bezeugten Figuren Zweifel am wörtlichen Verständnis dieses Prädikats hervorruft.[199]

Durch den späteren Bischof der kilikischen Stadt seien viele Wunder geschehen, als sich der Sohn christlicher Eltern der Medizin widmete. So heilt er allein im Namen Jesu Christi viele unheilbar Kranke, denen die herkömmliche Kunst nicht helfen konnte, zudem versorgt er die Bedürftigen mit dem zum Lebensunterhalt Notwendigen, ohne für sich ein Entgelt anzunehmen. Unterdessen Bischof geworden, heilt er in einem anschließend geschilderten Wunder eine äthiopische Frau, die mit ihrem Mann angereist war und an einer Krebsgeschwulst im Inneren des Brustkorbs litt. Im Unterschied zu den als Heiden gekennzeichneten Ärzten und ihren Beschwörungskünsten bricht auf das Gebet des Bischofs der Tumor auf und fließt zu Boden, im Anschluß wird das Ehepaar dem „Bad der Unsterblichkeit", der Taufe, zugeführt.

In einem weiteren Fall will eine Christin eine von ihren Ärzten angedachte Operation vermeiden. Zenobius wiederum beseitigt durch sein Gebet und das Kreuzzeichen ihr äußerst schmerzhaftes, als phagedänisches Ulkus ausgewiesenes Leiden, das als ein zwischen den Brüsten emporwachsender Tumor beschrieben wird. Die Bildebene bleibt im Unterschied zum ersten Fall leer, da der Autor die Heilung nicht analog im Sinne der Sündenvergebung einsetzt, vielmehr wird die Frau als moralisches Vorbild in Glauben und Nächstenliebe dargestellt. Nach dem vom Statthalter Lysias geleiteten Verfahren und mehreren Torturen wird der „von Gott begeisterte Arzt"[200], wie ihn eine himmlische Stimme anspricht, zusammen mit seiner Schwester Zenobia enthauptet.

Bei Symeon Metaphrastes wird die Erzählung entfaltet und dramatisiert, er nennt Zenobios einen Mann, der nicht nur die Leiber, sondern auch die Seelen

---

198 Vgl. Schulze, Medizin und Christentum, 175ff.
199 Die ActaSS bieten zwei auf eine *Passio* zurückgehende und daher ähnliche griechische Versionen (ActaSS Oct. XIII,259–264.264–269), daneben gibt es eine georgische Übersetzung der zweiten Legende; auch die in manchen Punkten divergierende äthiopische Überlieferung und ein kurzer aus dem Armenischen übersetzter Abschnitt wird wiedergegeben (ActaSS Oct. XIII,253–273).
Vgl. auch Schulze, Medizin und Christentum, 132 (Nr. 185); Pazzini, Santi, 192–195; Art. Zénobe (30 oct.): Cath. 15 (74), 1528f.; Sauget, Art. Zenobio e Zenobia: BSS 12,1471f.; Harnack, Medicinisches, 45 (Anm. 1).
200 θεοφόρος ἰατρός; ActaSS Oct. XIII,263B.

heilt, und ändert die Erzählung des Hergangs geringfügig, z. B. schildert er das pha-
gedänische Ulkus als ein kreisförmig konsumierendes Übel. Eine armenische
Tradition schließlich nimmt ein von anderen Erzählungen bereits bekanntes Motiv
auf, wonach neidische Ärzte ihren unliebsamen Konkurrenten vor das Gericht
bringen.[201]

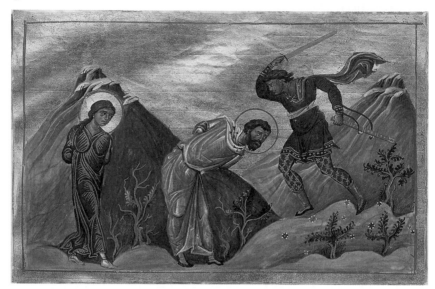

Abb. 15 Zenobios und Zenobia
Vat. Gr. 1613 © 2013 Biblioteca Apostolica Vaticana

Der Gedenktag des Opfers der Christenverfolgung unter Diokletian ist der 30.
Oktober. Die Historizität des Geschwisterpaares wird teilweise bestritten und eine
Identifizierung mit dem gleichnamigen Priester von Sidon (s. u.) samt Entfaltung
des legendarischen Stoffs angenommen.

Zenobios von Sidon

Euseb von Cäsarea erwähnt in einer Notiz zu einigen phönizischen Märtyrern auch
den Priester und Arzt aus Sidon, der in Antiochien durch krallenähnliche Werk-
zeuge an seinen Flanken gefoltert worden sei; in seinem kurzen Lob nennt Euseb
ihn den „Besten der Ärzte“.[202] Er gibt jedoch kein Datum für seinen Todestag an;
die verschiedenen Martyrologien legen sein Gedächtnis auf den 24. August oder im
Verbund mit weiteren Blutzeugen aus Tyrus auf den 20. Februar, meist aber auf den
29. Oktober, wie z. B. der Römische Heiligenkalender, der angibt, Zenobios habe

---

201   ActaSS Oct. XIII,264B.
202   ὁ δὲ ἰατρῶν ἄριστος; Euseb, *h.e.* 8,13,3–4 (SC 55,28).

vor seiner Verurteilung seine Leidensgenossen im Martyrium ermutigt.[203] Manchmal wird er der Diokletianischen Verfolgung zugeordnet, Euseb spricht in diesem
Zusammenhang dagegen von der letzten Verfolgung, also derjenigen unter Maximinus Daia (305–313).

Carponius

Das Römische Martyrologium gedenkt mit Rufus und
Carpophorus am 27. August zweier Märtyrer von Capua
aus der Verfolgung unter Diokletian und Maximian.[204] Die
in die *Acta Sanctorum* aufgenommene Version ihrer
Legende weiß zu berichten, der erste sei Diakon, der
andere sei Arzt gewesen, wobei er dort als Carponius
geführt wird; ferner habe er diesen Namen bei der Taufe
durch den heiligen Silvester anstelle seines ursprünglichen
Namens Calpurnius erhalten.[205] Beide werden verhaftet
und wegen ihrer vornehmen Herkunft auf kaiserlichen
Befehl nach Rom überführt, dann aber wieder zurückge-
schickt, da der Kaiser sich angeblich fürchtete, die Sibylle,

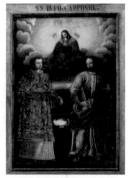
Abb. 16 Rufus & Carponius

der Carponius wohlbekannt gewesen sei, gegen sich aufzubringen.[206] Erneut vor den
heidnischen Prokonsul Cassellianus geführt, wird ihnen dann doch der Prozeß
gemacht. Nach dem Diakon Rufus stirbt auch Carponius während der Folter. Sein
ihm zugesprochener Arztberuf ist in der Legende ohne weitere Bedeutung.
Autpertus, ein Autor des 10. Jahrhunderts, fügt ihn einer Gruppe palästinischer
Märtyrer bei.[207]

Antiochos von Sebaste

Von Antiochos berichten die Heiligenakten[208], er sei ein Arzt gewesen, der in Galatien und Kappadokien umherzog und alle Krankheiten geheilt habe. Der Hinweis

---

203 Sauget, Art. Zenobio di Sidone: BSS 12,1470f.
204 *Mart. Rom.* 27. August (Johnson/Ward 213).
205 ActaSS Aug. VI,18–20 (insbes. 18AB); mit „Carpon" enthält die Überschrift noch eine
     weitere Namensvariante.
206 ActaSS Aug. VI,18F. Eigentlich erscheint die Sibylle aber in der Einleitung der Legende dem
     Christentum gegenüber feindlich gesinnt, in der Logik der Erzählung müßte Carponius sie
     aus der Zeit vor seiner Taufe gekannt haben.
207 Ambrasi, Art. Rufo e Carpoforo: BSS 11,488; Caraffa, Art. Carponio, Evaristo e Prisciano:
     BSS 3,883f.; Jacquemet, Art. Carponius: Cath. 2,591; ActaSS Oct. VI,449–457. Für die Ver-
     wirrung dürfte Autpertus verantwortlich sein, da er den in Capua verehrten Märtyrer erst der
     aus dem Martyrologium Hieronymitanum bekannten Gruppe beizählt und ebenso
     „Carpophorus" erst mit Rufus verbindet, den er evtl. wegen seines Namens für einen Arzt
     hält (s. o. Leontius & Carpophorus).
208 ActaSS. Jul. IV,25f.

auf seinen Bruder Platon, der ihn einst für den christlichen Glauben gewann und als Märtyrer unter Maximian überliefert wird, läßt auf seinen Geburtsort schließen. Platon stammt nämlich aus Ankyra, die Heiligenakten ordnen Antiochos dagegen dem armenischen Sebaste zu. Eine mögliche Lösung besteht in der Annahme einer Verwechslung der Orte, da die heutige türkische Hauptstadt in der Antike auch den Namen Sebaste Tectosagum trug und nach einem eingewanderten keltischen Stamm benannt war.[209]

Ebenso wie sein Wirken werden auch die Umstände seines Martyriums eher unspezifisch entfaltet: Nach seiner Verhaftung durch den Präfekten Hadrian wird er gefoltert, in einen Kessel mit kochendem Wasser gesteckt und den wilden Tieren vorgeworfen. Die aber küssen in einer der Erzählungen dem Helden die Füße, ein Panther tadelt den Präfekten sogar mit menschlicher Stimme – die Götterstatuen indes zerfallen durch das Gebet des Heiligen zu Staub. Als bei der Enthauptung dann Blut und Milch aus seinem Hals fließen, bekehrt sich der Henker Cyriacus und wird gleichfalls geköpft.

Die verschiedenen Heiligenkalender geben als Festtag der beiden den 15., 16. oder 17. Juli an, wobei das Römische Martyrologium den ersten Termin aufweist; ursprünglich dürfte ihr Gedächtnis aber am 16. begangen worden sein, denn in der *Vita* des Bischofs Theodor Sykeotes (s. u.) wird berichtet, daß sich in der Antiochos geweihten Kirche in Anastasiupolis (nahe Ankyra) ein eucharistisches Wunder ereignet habe, als Theodor dort die Liturgie zu Ehren des heiligen Arztes feierte.[210]

Domninos

Euseb von Cäsarea beschreibt Domninos in seinem Buch zu den palästinischen Märtyrern in wenigen Worten als vorbildlichen jugendlichen Helden seiner Stadt, der zunächst in die Bergwerke verbannt, dann am selben Tag wie eine Reihe anderer Blutzeugen seines standhaften Bekenntnisses wegen durch den Präfekten der Provinz Urbanus zum Tod auf dem Scheiterhaufen verurteilt wurde.[211] In den griechischen Synaxarien wird Domninos, allerdings ohne eigentlichen Anhalt in der obigen Überlieferung, als Priester bezeichnet.[212]

Während die übrigen Quellen sein Gedächtnis auf den 5. November legen, ereignet sich das Martyrium nach den syrisch überlieferten Passagen, auf denen die Übersetzung der *Acta Sanctorum* basiert, am 1. November im fünften Jahr der Verfolgung (d. i. 307).[213] Dort heißt es auch, daß Domninus hervorragende

209 Lucchesi, Art. Ciriaco e Antioco: BSS 3,1300; vgl. Hirschfeld, Art. Ankyra: PRE 1²,2221f.
210 Georg von Sykeon, *vita Th.* 126 (Festugière 102); Lucchesi, Art. Ciriaco e Antioco: BSS 3,1300.
211 Euseb, *mart.* 3,1 (TU 14/4,58).
212 Sauget, Art. Donnino, Teotimo, Filoteo, Silvano e Compagni: BSS 4,812.
213 Euseb, *mart.* (TU14/4,58f.); ActaSS Nov. III,46–52 (einschließlich Kommentar und einer kürzeren griechischen *Passio*)

Kenntnisse in der „Lehre der Heilkunst" hatte[214]; im Vorwort zur Legende wird spekuliert, ob sich hinter dieser Bemerkung nicht die syrische Übersetzung für διδασκαλία τῆς σωτηρίας verbirgt, was dann die (christliche) Heilslehre meinen würde. Somit wird uns eine übersetzungstechnische Unwägbarkeit beschert, die bisher nur in erzählerischer Form begegnet ist, wonach einem Seelenarzt auch eine medizinische Karriere zugeschrieben wird.[215] Gerade vor diesem Hintergrund läßt sich die Annahme also vertreten; die Übertragung ins Syrische würde dann bewußt mit dem medizinischen Wortfeld spielen.

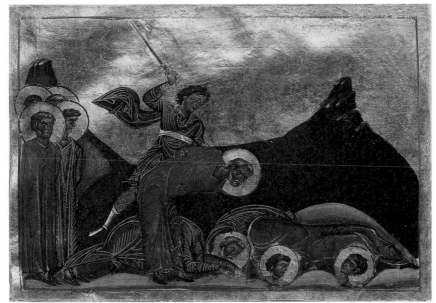

Abb. 17 Domninos (& Theotimos, Philotheos, Dorotheos, Karterios, Silvanus)
Vat. Gr. 1613 © 2013 Biblioteca Apostolica Vaticana

Julian von Zypern

Auch der zweite mit dem Arzttitel ausgestattete Heilige namens Julian läßt sich historisch nur schwer greifen. Die Legende macht den Märtyrer unter Julian Apostata (360) zusammen mit Eubulos zum Schüler des Mönchs Arkadios, eines zypriotischen Asketen.[216] In den meisten Synaxarien wird an die beiden jedoch getrennt von ihrem vermeintlichen Meister für den 7. März erinnert, außerdem kennt die hagiographische Überlieferung ihrer Heimatinsel Julian und Eubulos

---

214   ܪܟܐܘܣܪܐ ܟܐܠܥ.
215   Vgl. ActaSS Nov. III,46.
216   ActaSS Mar. I,426f.

überhaupt nicht, so daß Delehaye hinter den beiden das Märtyrerpaar Hadrianos und Eubulos vermutet.[217]

Emilius

Durch das Geschichtswerk eines nordafrikanischen Bischofs vom Ende des 5. Jh. erhalten wir Nachricht von zwei Ärzten aus den Zeiten der Wandalenherrschaft.

Weite Strecken des 4. Jahrhunderts waren von der kirchenpolitischen Auseinandersetzung um die arianischen Lehrmeinungen gekennzeichnet.[218] Der Gegensatz zwischen arianischen Germanen und katholischen Romanen entwickelte sich gerade in Nordafrika nach der Etablierung der 429 dorthin eingedrungenen wandalischen Stämme zu einer teils heftigen Verfolgung[219], von der der Bischof Victor von Vita in seiner *Historia persecutionis Africanae provinciae* berichtet. Im dritten Buch, das die Ereignisse des Jahres 484 unter Hunerich (477–484) schildert[220], wird in einer Reihe von Märtyrern auch der „ehrwürdige Arzt Emilius" erwähnt.[221] Als „Aemilius" wird der Arzt am 6. Dezember im Römischen Martyrologium kommemoriert.

Liberatus

Ferner gibt Victor eine Begebenheit um die Familie des Arztes Liberatus wieder.[222] So sei bei der Gefangennahme der Versuch unternommen worden, die zur Verbannung Verurteilten durch gegenseitige Trennung unter Druck zu setzen. Wohl kann sich der bei der Abführung seiner Kinder gerade schwach werdende Vater auf

---

217 Lucchesi, Art. Giuliano ed Eubulo: BSS 6,1224; Delehaye, Chypre, 259. Einen etwas ratlosen Eindruck macht der Versuch Pazzinis, einen möglichen Anhalt für den ausgeübten Beruf in dem in den *Acta Sanctorum* zitierten Zweizeiler zu suchen (Pazzini, Santi, 222); in den Ausführungen zum Martyrium, das im griechischen Menologium Basilianum dem 8. März zugeordnet wird, ist er überhaupt nicht erwähnt, sondern in der kurzen Memorierung am Vortag, und könnte vom gleichnamigen Arztheiligen aus Emesa übernommen sein.

218 Nach der jeweiligen Partei sahen die Arianer in Jesus Christus im Unterschied zu den Anhängern des Konzils von Nizäa (325) lediglich eine Gott untergeordnete Gestalt. Auf dem ersten ökumenischen Konzil zunächst verurteilt, wurden durch staatliche Förderung verschiedene Richtungen innerhalb der Bewegung zur reichskirchlich bestimmenden Kraft, die durch ihre Mission auch Teile der Germanen für sich gewann. Mit dem Regierungsantritt des Kaisers Theodosius war der arianische Einfluß im Römerreich zwar am Ende, überlebte aber insbesondere bei den Germanen und wurde nicht zuletzt zu einem nationalen Unterscheidungsmerkmal, das beim Untergang Westroms im Zuge der Völkerwanderung erneut zum Konflikt führte.

219 z. B. van der Lof, Wandalen, 146–151.

220 Geerlings, Art. Victor von Vita: LACL³ 717f.

221 Victor von Vita, *hist.* III,24 (CSEL 7,83); in manchen Martyrologien findet sich auch der Name Aemilianus (vgl. Ambrasi, Art. Dionisia, Dativa, Leonzia, Terzo, Emiliano, Bonifacio, Maiorico e Servo: BSS 4,661).

222 Victor von Vita, *hist.* III,50f. (CSEL 7,96f.). Mit einem gleichnamigen Abt aus dem Geschichtswerk ist er nicht identisch. Vgl. auch Gordini, Art. Liberato: BSS 8,13.

Zuruf seiner Frau wieder fassen, doch ließ er bei ihr vermutlich Zweifel an seiner Beharrlichkeit aufkommen; denn als man ihr einen angeblichen Sinneswandel ihres Mannes vorgab, wird sie ihm gegenüber bei einer Zusammenführung handgreiflich und macht dem vermeintlich Abtrünnigen heftige Vorwürfe, die er erst mit einem die Finte aufdeckenden „*catholicus permaneo*" – katholisch bleibe ich – beenden kann, ohne daß der Autor den weiteren Verlauf der Dinge schildert.

Während Emilius im Römischen Martyrologium als Märtyrer geführt wird, wird Liberatus dort namentlich nicht erwähnt, vielleicht weil Victor nichts zu seinem Tod überliefert. Immerhin verzeichnen andere Martyrologien sein Gedächtnis am 23. März, an dem auch im römischen Heiligenkalender einige Märtyrer der Wandalenverfolgung aufgelistet sind. Da Victor den Akzent seiner episodischen Darstellung auf die Treue der Verfolgten legt, ist über die Kenntnis der Personen hinaus wenig aus medizinhistorischer Sicht zu entnehmen.

Ravennus und Rasifus

Eine Legende[223] berichtet vom Priester Ravennus und seinem Bruder Rasifus aus Britannien, die während der Verfolgung durch einen Fürsten geflohen waren und sich in der heutigen Normandie in der Einsamkeit bei Macé niedergelassen hatten. Dort führten sie ein asketisches Leben und lehrten wie schon in ihrer Heimat den christlichen Glauben, wobei Ravennus sich als Arzt einerseits um die körperlichen Gebrechen kümmerte, andererseits seine Patienten auch mit der „Kraft des ewigen Heils belebte".

Ihr Missionserfolg stachelte von neuem den bereits erwähnten Fürsten an, der seine Häscher auf die beiden hetzte. An einer Quelle überfielen sie die beiden Brüder und schlugen Ravennus den rechten Arm ab, Rasifus dagegen richteten sie noch übler zu und, nachdem sie beide für tot hielten, zogen sie ab. Ravennus überlebte den Angriff aber und, betrübt über den Tod seines Bruders, erreicht er durch sein flehentliches Gebet, daß dessen Leib wiederbeseelt wurde. Beiden war noch eine weitere Lebensspanne von drei Wochen vergönnt, in der sie sich dort von Brot, Wasser, Wurzeln und Rinden ernährten. Die Legende endet mit dem himmlischen Auftrag an den Priester Herimbert, eine Kirche zu errichten, und einer Auflistung der dort geschehenen Wunder, die eine Datierung ins 9. Jahrhundert erlauben, vielleicht auch früher anzusetzen sind.[224]

Ihre Reliquien wurden später nach St. Vaast übertragen und Mitte des 11. Jh. nach Bayeux.[225] Als in der Zeit der Religionskriege einige Calvinisten die Reliquien vernichten wollten, wurden sie 1562 vom Marschall Fervaques auf sein Schloß

---

223 ActaSS Jul. V,390ff.
224 Marilier, Art. Ravenno e Rasifo: BSS 11,63; ähnlich: de Gaiffier, Raven et Rasiphe 311.
225 ActaSS Jul. V,392f. Dort wird berichtet, daß Ravennus und Rasifus, der eine im priesterlichen, der andere im ärztlichen Gewand, einer Frau erschienen seien und die Übertragung ihrer Reliquien anordneten.

Grancey (Côte d'Or) gebracht, 1874 gelangte ein Teil wieder nach Macé, wo man
sie einst gefunden hatte.[226] Heute erinnert mitten im Ort ein Stein mit zwei Vertie-
fungen, die der Überlieferung nach von den Köpfen der Heiligen herrühren sollen,
an den Ort ihres Martyriums. In der Dorfkirche findet sich ferner die obige Skulptu-
rengruppe der beiden Brüder und ein Gemälde mit einer Inschrift, die ihren Tod in
das Jahr 469 legt. Ihr Festtag wird am 23. Juli begangen.

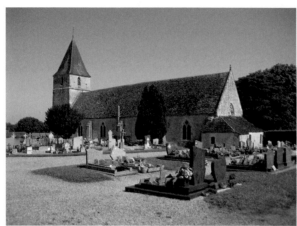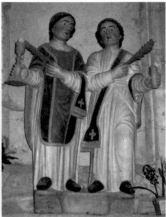

Abb. 18 Dorfkirche von Macé & Abb. 19 Ravennus und Rasifus (als Priester und Diakon dargestellt)

Die Legende enthält keinerlei historische Daten und macht beide zu Märtyrern,
was z. B. vom Zustand der in Hirschfelle und Stofftücher gewickelten Gebeine beim
Fund im 11. Jh. abgeleitet werden konnte; in der hagiographischen Literatur und
lokalen Verehrung werden sie ohne eigentlichen Anhalt in der erhaltenen Überlieferung einer der frühchristlichen Verfolgungen zugeordnet. Manche Autoren scheinen dagegen eher an eine *pia fraus* aus dem Mittelalter zu denken, die aus ein paar
Knochen zwei Wundertäter kreiert hat.[227]
    Vielleicht enthalten die für Gemeinplätze erachteten Erzählungen dennoch
einige bedenkenswerte Informationen, nämlich die Schilderung des Brüderpaars als
Missionare und Eremiten, ihre lokale Anbindung an eine Quelle und der in der
Legende zum Ausdruck kommende Kult um die beiden himmlischen Wundertäter.
Es könnte sich dahinter auch eine Erinnerung an zwei Mönche, z. B. aus der Zeit
der iroschottischen oder der angelsächsischen Mission auf dem Kontinent verber-
gen, vielleicht auch aus der Zeit der britischen Einwanderung auf den äußersten
Westen des Kontinents[228], als ein Teil der keltischen Bevölkerung von der Insel vor

---

226 Marilier, Art. Ravenno e Rasifo: BSS 11,64.
227 De Gaiffier, Raven et Rasiphe, 303–319 (v. a. 310ff.); Marilier, Art. Ravenno e Rasifo: BSS
     11,63f.
228 Vgl. die erste Brevierlesung der zweiten Nokturn aus dem Formular der beiden Heiligen, die
     dies thematisiert: ActaSS Jul. V,393D. So wird z. B. 469 als Todesjahr referiert (De Maurey

den anrückenden Germanen über das Meer geflohen war, wie selbst in einem Motiv der Legende anklingt.

Sophia

Von dieser lediglich im byzantinischen Ritus bekannten Märtyrin bleiben uns leider ihre Lebenszeit und geographische Herkunft unbekannt. Umso erfreulicher ist es, daß sie im Heiligenkalender explizit als Ärztin (ἰατρίνη) aufgeführt wird und in dem bei den *Acta Sanctorum* aufgenommenen Zweizeiler als Seelenärztin (im Griechischen vermutlich aus metrischen Gründen als „Arzt") gepriesen wird, zu der sich die enthauptete Glaubenszeugin wandelte, nachdem sie zuvor die leiblichen Gebrechen heilte.[229] Ihr Gedächtnis wird am 20. bzw. 22. Mai begangen.[230]

3.4.2 Beruf und Berufung

Theodotos

Ein Reskript der Ritenkongregation vom 24. Februar 1883 befaßt sich mit dem nächsten Arzt aus den Heiligenlisten, Theodotos, seit 305 Bischof der Stadt Laodizäa.[231] Tatsächlich muß man sich wundern, wie er dort Eingang gefunden hat, steht er in den Quellen doch recht eindeutig auf der Seite von Arius, der mit seinen Thesen den Frieden in der Alten Kirche nachhaltig gestört hat.[232] Schon auf der Synode in Antiochien, die 325 Eustathios zum Nachfolger des verstorbenen Bischofs wählte, weigerte er sich, eine Glaubensformel, die Arius verurteilte, zu unterschreiben, wovor ihn wiederum der Kaiser brieflich warnte.[233]

Als die kaiserliche Religionspolitik wenig später ins Gegenteil umschlägt, waren die Anhänger des ersten Ökumenischen Konzils von Nizäa, das Arius 325 verurteilt hatte, in der Reichskirche die Außenseiter. Auch jetzt beteiligt sich Theodotos 330 an der Synode in Antiochien, die den erst vor wenigen Jahren gewählten nizäni-

---

d'Orville, Sées 353). Wenigstens der Name Ravennus könnte u. U. keltischen Ursprungs sein, vgl. Holder, Alt-Celtischer Sprachschatz 2,1087a, wo unter „Ravios" gemutmaßt wird, daß sich auch Ravenna von einem rätischen Wort ableiten könnte, vielleicht verbirgt sich auch eine Namensätiologie, auf die sich die Legende gründet: z. B. in Analogie zu Ravenna von *ra* (Ort) und *buinne* (Wasser), vgl. Obermüller, Dt.-kelt. Wörterbuch 2,509b – oder eine Ableitung von der Wurzel *ven* (verletzen, verwunden), vgl. Stokes/Bezzenberger, Wortschatz, 270 (selbst wenn eine der vorgestellten Erklärung zugrunde läge, hätte man darin natürlich noch keinen Beweis für historisches Material).

229 ActaSS Maii V,143.
230 Sauget, Art. Sofia «Medica»: BSS 11,1273f.
231 Vgl. für diesen Abschnitt Amore, Art. Teodoto di Laodicea: EC 11,1946; Galuzzi, Art. Teodoto di Laodicca: BSS 12,308f.
232 Theodoret, *h.e.* 1,5,2; 1,5,5; 5,7,1 (GCS 19,26f.286).
233 Gelasius, *h.e.* 3, Anhang 2 (GCS 28,200).

schen Bischof Eustathios absetzte.[234] Das Lob, das der ebenfalls reichskirchlich, d. h. arianisch gesinnte und dem Kaiser ergebene Kirchenhistoriker Euseb von Cäsarea Theodotos ausspricht, überrascht insofern nicht; mit der Bemerkung, der Bischof habe auch die Seelen in einzigartiger Weise behandelt, erfolgt von seiner Seite im Grunde die „Heiligsprechung".[235]

Die Unkenntnis der geistigen Fronten des vierten Jahrhunderts, vielleicht aber auch eine lokale Verehrung dürften als Ursachen für seinen Eintrag in die Martyrologien am 2. November infrage kommen, in der neuesten Auflage des Römischen Martyrologiums wird er jedenfalls nicht mehr geführt.

Kaisarios (Caesarius) von Nazianz

Blickt man in die Reihen der von der Kirche als heilig verehrten Menschen, stehen diese oft nicht im Mittelpunkt des gesellschaftlichen und politischen Lebens. Anders verhält es sich bei Caesarius, der zwar nicht an der Spitze des Reichs stand oder ein Kirchenamt bekleidete, aber doch zur wissenschaftlichen und politischen Elite seiner turbulenten Zeiten gehörte.

Geboren im Jahr 330[236], stammt er aus einer auch in hagiographischer Hinsicht bedeutenden Familie, denn neben seinen Eltern wird auch sein Bruder Gregor, der herausragende kappadokische Theologe mit medizinischer Bildung[237], unter die Heiligen gezählt. Er hielt seinem Bruder die Grabrede, durch die wir über den Werdegang unseres Arztheiligen informiert werden.[238] Nach einem vorübergehenden Aufenthalt in palästinischen Schulen, die er zum Erlernen der Rhetorik aufgesucht hatte, machte er sich auf in das Zentrum spätantiker Gelehrsamkeit, nach Alexandrien, um dort seine Studien in Geometrie, Astronomie und Arithmetik zu beginnen, wobei Gregor in seinen Ausführungen neben dem Genie und Fleiß seines Bruders auch seine durch den Glauben geprägte Haltung unterstreicht.[239] Am meisten beschäftigte er sich mit der Medizin und widmete nach den Aussagen seines Bruders sein Interesse der Ergründung der Krankheitsursachen, was ihn als Anhänger der dogmatischen Schule erscheinen läßt.[240]

Er kehrt über Konstantinopel, wo man ihn gerne als politisch ambitionierten Bürger gesehen und durch Einheirat in der Oberschicht etabliert hätte, auf Drängen seines Bruders in die Heimat zurück und praktiziert dort. Später geht er dann doch wieder in die Hauptstadt, wird Hofarzt und Freund des Kaisers Constantius (337–

---

234 Theodoret, *h.e.* 1,21,4 (GCS 19,70).
235 Euseb, *h.e.* 7,32,23 (SC 41,228).
236 Gordini, Art. Cesario di Nazianzo: BSS 3,1151.
237 Vgl. z. B. Keenan, Gregory of Nazianzus, 8–30.
238 Gregor v. Nazianz, *or.* 7 (SC 405,180–245); ActaSS Feb. III,496–502.
239 Gregor spielt auf den eklektischen Gebrauch der antiken Bildungsinhalte an (χρῆσις), vgl. Schulze, Medizin und Christentum, 179ff. Die Astrologie, traditionell nicht von der Astronomie getrennt, lehnte Caesarius übrigens ab, vgl. Gregor v. Nazianz, *or.* 7,7 (SC 405,194).
240 Gregor v. Nazianz, *or.* 7,7 (SC 405,194ff.).

361), offenbar ohne daß ihm nach den Worten seines Bruders seine Karriere zu Kopf gestiegen sei; er sei wegen seiner Selbstbeherrschung (σωφροσύνη) allseits beliebt gewesen und habe in seinem menschenfreundlichen Tugendstreben den Stadtoberen seine Fähigkeiten (τὴν τῆς τέχνης φιλανθρωπίαν) ohne Entgelt zur Verfügung gestellt; auch die Bemerkung, er hätte des Hippokrateseides nicht bedurft und in der Einfachheit des kynischen Philosophen Krates (4. Jh. v. Chr.) gewirkt, unterstreicht seine moralische Integrität.[241]

Angesichts der offen antinizäni-schen Religionspolitik der Kaiser waren geäußerte Bedenken des inzwischen Mönch gewordenen Bruders insbesondere wegen seiner exponierten Stellung bei Hofe alles andere als unberechtigt. Als ihn dann Julian Apostata (361–363) für das Heidentum gewinnen will, zeigt Kaisarios auch in der Öffentlich-keit, daß er Christ bleibt. Er behält seine Stellung zwar zunächst, kehrt

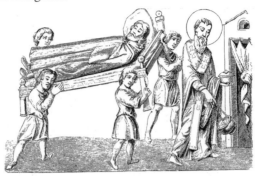

Abb. 20 Bestattung des hl. Caesarius

dann aber dem Hof bald den Rücken. Julian versuchte wohl, Caesarius für die von ihm angestrebte pagane Restauration zu gewinnen, bei der er nicht zuletzt auf Nachahmung kirchlicher Vorbilder setzte; ein Mann wie Caesarius, der wie Julian selbst, der sogar eine niedere Weihe empfangen hatte, ein kirchlicher „Insider" und obendrein talentiert war, wäre für die sozialpolitischen Interessen des Kaisers ein großer Gewinn gewesen.

Unter Jovinian (363–364) zurückberufen, wird er Quästor in Bithynien und ist für weitere Posten vorgesehen. Als er im Jahre 368 ein Erdbeben überlebt, beendet er seine politische Karriere und wird Mönch, bevor er dann im folgenden Jahr an einer nicht näher beschriebenen Krankheit, vielleicht einer Verletzung infolge des erwähnten Bebens, verstirbt. Gregor, dessen Glaubwürdigkeit die Autoren der Martyrologien offensichtlich überzeugte, berichtet, er habe seinen Bruder im Traum in himmlischer Herrlichkeit gesehen.[242] Sein Gedenktag fällt im Westen auf den 25. Februar, im Osten auf den 9. März.

---

241 Gregor v. Nazianz, *or.* 7,10 (SC 405,203ff.).
242 ActaSS Feb. III,497E; vgl. auch Calvet-Sebasti, Grégoire de Nazianze, 50. Ein ihm zugeschriebenes Werk (*Dialogi IV seu quaestiones et responsiones*) wird bei anderen Autoren, die es kennen sollten, nicht erwähnt und gehört wohl in die 1.H. des 6. Jh. (vgl. ebd., 51, Anm. 3).

Fabiola

Aus Anlaß des Todes Fabiolas verfaßte Hieronymus einen Brief, der biographische Notizen zur Frau aus der vornehmen römischen Familie der Fabi enthält.[243] Bereits in jungen Jahren mit einem laut Hieronymus lasterhaften Ehemann verheiratet, scheitert ihre Ehe, woraufhin sie nach der Trennung eine neue, von der Kirche nicht geduldete Verbindung eingeht.[244] Nach dem Tod ihres Partners bereut sie die Wiederverheiratung jedoch und schließt sich am Beginn der Fastenzeit den öffentlichen Büßern an.

Fabiola läßt es damit nicht bewenden, sondern unterstützt Klöster mit ihrem Vermögen, widmet sich der Armenfürsorge und gründet ein Hospital (*nosocomium*), sammelt eigenhändig die Bedürftigen von den Straßen und Plätzen ein und bereitet das Essen für die Elenden zu. Sie versorgt die Wunden und behandelt die wohl nicht nur in den Vorstellungen des gelehrten lateinischen Bibelübersetzers oft abstoßenden Verletzungen.[245] In diesem Sinne soll Fabiola, die zwar nicht explizit als Ärztin oder ärztlich gebildet bezeichnet wird, in der Prosopographie nicht fehlen. Im Jahre 394 besucht Fabiola auf ihrer Pilgerreise nach Palästina auch Hieronymus in seinem Kloster in Bethlehem, wo sie ihren Interessen an der Bibel nachgehen kann. Im folgenden Jahr kehrt sie nach Rom zurück und stirbt 400.

Im Römischen Martyrologium zwar nicht verzeichnet, fällt ihr Gedächtnis in anderen Kalendern auf den 27. Dezember.[246]

Nikarete

Bei den Historikern Sozomenos und Nikephoros finden sich zwei Zeugnisse zu Nikarete, die zur Zeit des Kaisers Arkadius (395–408) in Konstantinopel lebte und aus vornehmer Familie stammte.[247] Sie setzte ihr Vermögen für die Armen ein und behandelte die Kranken, die von den Ärzten keine Hilfe erhielten, mit Salben und Verbänden. Als die Anhänger des heiligen Johannes Chrysostomos (398–404), des exilierten Bischofs der östlichen Kapitale, verfolgt wurden, floh auch Nikarete 404 aus der Stadt.

Unbekannt bleibt, wo und wann sie gestorben ist, auch in den Heiligenkalendern bleibt sie lange unerwähnt, als erster nimmt sie Baronius ins *Martyrologium Romanum* auf und weist ihr willkürlich den 27. Dezember als Gedenktag zu.[248] Der Titel

---

243 Hieronymus, *ep.* 77 (CSEL 55,37–49). Der Kirchenvater hatte an sie zwei Briefe gerichtet. (*epp.* 64;78).
244 Hieronymus bezieht sich hierbei auf Mt 5,32; 19,9.
245 Vgl. Hieronymus, *ep.* 77,6 (CSEL 55,42–44).
246 Weitere Literatur: Schulze, Medizin und Christentum, 122; Balboni, Art. Fabiola: BSS 5,431; Eichenauer, Arbeitswelt der Frau, 181.
247 Sozomenos, *h.e.* 8,23,4–7 (GCS 50,380f.); Nikephoros, *h.e.* 13,25 (PG 146,1016). Vgl. auch Eichenauer, Arbeitswelt der Frau, 182f.
248 Sauget, Art. Nicarete: BSS 9,852f.

einer Ärztin taucht zwar auch bei ihr nicht ausdrücklich auf, ihr Tätigkeitsfeld deckt sich aber mit dem Arbeitsspektrum ihrer männlichen Kollegen.

Paulus von Emerita

Ein Diakon aus Mérida[249], Kleriker an der Kirche der heiligen Eulalia, berichtet um 640 in seinem Werk *Vitas Sanctorum Patrum Emeretensium* über fünf Bischöfe der südspanischen Stadt aus dem 6./7. Jh.[250] In diesen Zeitraum fällt ein markanter Wechsel innerhalb des damals in Spanien bestehenden Westgotenreichs, der sich im Jahr 589 auf dem III. Toletanum vollzog, als der Katholizismus zum offiziellen Bekenntnis der wie die meisten Germanen zuvor arianischen Westgoten erklärt wurde. Die für uns interessante Persönlichkeit, der am Anfang der behandelten Reihe von Bischöfen stehende Paulus, lebt noch vor diesem Ereignis. Der Beginn seines Episkopats wird zwischen 530 und 540 angenommen, kurz nach 560 dürfte er gestorben sein.[251]

Er war Grieche aus dem Osten – seine genaue Herkunft wird nicht erörtert – und war von Beruf Arzt, hatte sich in Mérida niedergelassen und praktizierte vermutlich in der Stadt; der Autor seiner *Vita* jedenfalls lobt sein tugendhaftes und heiligmäßiges Leben, das ihn gewissermaßen für das Bischofsamt prädestiniert habe. Denn unter seinem Vorgänger waren offensichtlich schwere Auseinandersetzungen ausgebrochen, die er beenden konnte, Einzelheiten lassen sich aber nicht in Erfahrung bringen. Seine Erhebung auf den Bischofsstuhl wird jedenfalls als göttliches Eingreifen geschildert, möglicherweise war Paulus durch seinen Beruf allseits anerkannt oder in die Streitigkeiten erst gar nicht involviert, sozusagen neutral. Als dann sein Neffe, den er eigentlich gegen kanonisches Recht zu Lebzeiten zu seinem Nachfolger designiert hatte, das Pontifikat antritt, beginnen von neuem, wenn auch nur für kurze Zeit, Streitigkeiten, die jedoch nicht unbedingt mit den ersteren im Zusammenhang stehen müssen, sondern Eigentumsfragen beim Umgang mit kirchlichem Gut betreffen.[252]

---

249   Im Text selbst nicht genannt, wird er namentlich als Paulus überliefert: ActaSS Nov. I, 310F. A. Maya Sánchez grenzt den Zeitraum, in dem der anonyme Schreiber den Text verfaßt hat, auf die Jahre von 633–638 ein: *Vitas* LV (CCL 116).

250   Mérida war in römischer Zeit Provinzhauptstadt, auch der Bischofssitz zählte zu den bedeutendsten der hispanischen Halbinsel.

251   Vgl. auch Fernández, Art. Emeritensis: BSS 4,1169f.

252   *Vitas* 4,1; 4,5 (CCL 116,26.35f.). Die wenigen Informationen und die idealisierte Form der Darstellung erlauben hier keine weiteren Rückschlüsse auf die näheren Umstände und die Ziele der beteiligten Parteien. Sehr wahrscheinlich unterschied man sich in der Einstellung ggü. den westgotischen, noch arianischen Herrschern, weswegen eine Gruppe die an der Südspitze der Halbinsel herrschenden Byzantiner favorisierten, zumal Paulus und der als sein Neffe vorgestellte Nachfolger Griechen waren. Eine Bemerkung im sich anschließenden Bericht zur Heilung der Frau des Senators, wonach er keine Folgen für sein Vorgehen befürchten solle, könnte immerhin auf weiter bestehende Spannungen innerhalb der Ortskirche hindeuten.

Immerhin blieb Paulus auch als Mediziner gefragt, wie die vom Autor im Grunde als Wundererzählung verpackte Episode der Behandlung einer Schwangeren zeigt, deren Kind im Mutterleib gestorben war.[253] Nachdem verschiedene Ärzte mit ihrer Kunst versagt haben, wendet sich ihr Mann, ein wohlhabender Senator, inständig flehend an den Bischof, und zwar nicht nur in der Absicht, daß er für sie bete, sondern vielmehr in der Hoffnung auf einen rettenden medizinischen Eingriff. Paulus versteckt sich hinter seinem Amt, das ihm verbiete, hier zu handeln: er fürchtet nämlich, seine dann beschmutzten Hände würden den Zorn Gottes beim Meßopfer am reinen Altar herausfordern; dann will er an seiner Statt die Ärzte der Kirche schicken und diesen mit seinem Rat beistehen.

Der Ehemann läßt sich aber nicht abwimmeln und, als dem Verzweifelten dann auch noch „Brüder" zu Hilfe kommen, die dem Bischof versichern, daß er gegen sich keine Anwürfe in dieser Sache befürchten solle, begibt sich Paulus zur Kirche der heiligen Eulalia, wo er einen Tag und eine Nacht lang auf dem Fußboden ausgestreckt betet, um den Willen Gottes zu ergründen. Nach der göttlichen Ermahnung, jetzt doch endlich einzuschreiten, geht er zur Kranken, betet und streckt die Hand je nach Textedition über sie oder das Kind resp. den erkrankten Bereich, d. h. die Bauchdecke der Mutter – eine Geste, hinter der sich sehr wahrscheinlich auch eine für die Darstellung umgedeutete diagnostische Maßnahme des Arztes verbergen dürfte[254]; dann schreitet er zur Operation, bei der er nach gekonnt durchgeführter Schnittführung[255] den bereits verwesenden Fötus stückweise[256] aus dem Mutterleib hervorholt.

Nachdem die Frau wunderhaft von dem Eingriff genesen ist, verbietet Paulus dem Ehepaar für die Zukunft weiteren Geschlechtsverkehr, da der Frau bei einer Empfängnis sonst schlimmere Komplikationen drohen würden, worauf beide sich auch verpflichten. In ihrem Haus herrscht großer Jubel und Paulus wird dort in Anlehnung an Tob 12,22 als Engel Gottes gefeiert, der sich ihrer erbarmt habe. Zum Dank machen die Eheleute ihn zum Erben ihres Vermögens, was er für sich zurückweist, aber für die sozialen Belange seiner Bischofsstadt annimmt.[257]

Zum einen wirkt die Erzählung typisch: die anderen Ärzte versagen, nur der Gottesmann kann helfen, seine Weigerung steigert die Spannung, er betet und legt seine Hände auf, die Frau ist plötzlich geheilt und wird ihrem Mann übergeben, im Chorschluß wird der Wundertäter gelobt. Andererseits wird der medizinische Hintergrund ausgefaltet, die Topik widerspricht so der Schilderung des Hergangs regelrecht, schon der Tod des Kindes würde nicht in ein klassisches Wunder passen; ob

---

253 „*infantulus in ventre conlisus est*": *Vitas* 4,2 (CCL 116,26).

254 Nach dem kritischen Text in CCL 116,29 „*super infirmum*".

255 Die Formulierung des Autors klingt fast etwas verniedlichend, steigert so aber das mirakulöse Element im Hergang: „*in spe Dei mira subtilitate incisione subtilissima subtili cum ferramentum fecit*".

256 „*membratim compadiatimque*": wohl von *copadium* (gr.: κοπάδια) = *particula carnis* (Du Cange, Glossarium mediae et infimae Latinitatis II,459c).

257 *Vitas* 4,2 (CCL 116,26–30).

dieser nun durch äußere Einwirkung, wie aus dem Text herauslesbar ist, oder aufgrund der intrauterinen Verhältnisse eingetreten ist, die durch den chirurgischen Eingriff möglicherweise komplizierter wurden und eine normale Schwangerschaft ausschlossen, kann nicht entschieden werden. Aber selbst in der überlieferten Form weist der das Leben der Mutter rettende Eingriff, bei dem das sich zersetzende Gewebe des Fötus entfernt wurde, jedenfalls realistische Momente auf und zeugt vom Erfahrungswissen früherer Ärzte, die für den Behandlungserfolg notwendigen Maßnahmen, wie beispielsweise die Entfernung der Plazenta, kommen hingegen nicht zur Sprache.

Weiterhin ist die fortgesetzte Weigerung Paulus', auch als Bischof seinen erlernten Beruf auszuüben, von Belang, wobei er zuerst auf einen rituellen Hinderungsgrund verweist: er könne am Altar nicht das eucharistische Opfer vollziehen, wenn er zuvor seine Hände beschmutzt, d. h. eine chirurgische, erst recht eine gynäkologische Operation läßt sich in dieser Sicht nicht mit dem Priesteramt vereinbaren.[258] Nachdem ihm dann auch die „Brüder", seien es nun die Gläubigen seiner Kirche oder soz. sein „Domkapitel", beteuern, er habe nichts von ihrer Seite zu befürchten, versichert er sich im Gebet bei Gott, der ihm schließlich den Auftrag erteilt. Zumindest im 7. Jh., also zur Zeit der Abfassung der Schrift, hält man dort invasive Eingriffe mit der Ausübung eines höheren Kirchenamtes eigentlich für unvereinbar.

Der Grund, daß diese Episode überliefert wird, besteht darin, Paulus als heiligen Bischof auszuweisen, die Erwähnung seines vorbildlichen Wandels, insbesondere der caritative Einsatz, auch die prophetische Warnung seines Nachfolgers vor den Gegnern seiner Erhebung weisen schon in diese Richtung. Denn der Autor unterstreicht die Weitsicht des Bischofs und nimmt keinen Anstoß an den geradezu simonistischen[259] Äußerungen, wie sein angeblicher Neffe Fidelis, den er bei einem Zusammentreffen mit orientalischen Kaufleuten wiedererkannt haben will und zu seinem Nachfolger bestimmt, mit seinem Erbe im Falle der Anerkennung bzw. der Ablehnung seines Episkopats verfahren soll, ebensowenig an dessen Designation und Einsetzung durch den Vorgänger. Nach der Ausbildung und Diakonenweihe Fidelis' tritt Paulus schließlich vom Amt zurück und führt ein Bußleben in einer Zelle der Kirche der heiligen Eulalia, wo er auch bestattet wird.[260]

---

258 Die auch in die Erwägung einzubeziehenden „praktischeren" Gründe wie z. B. die Haftung bei einem Todesfall problematisiert der Vitenautor gar nicht, anders als das mit dem geistlichen Amt nicht zu vereinbarende Besitzstreben.

259 Simonie (benannt nach Simon aus Apg 8,18ff.) = Handel mit geistlichen Gütern, der die Exkommunikation zur Folge hat.

260 *Vitas* 4,3–4 (CCL 116,31–35). Für archäologische Fragen: Cruz, Santa Eulalia; Zoreda & Cruz, Exvaciones, 525–546. Weitere offene Fragen können nur im Kontext der anderen Bischofsviten der *Patres Emeritenses*, nicht aber an dieser Stelle behandelt werden (insbesondere im Hinblick auf die Lokalätiologie zur Eulaliakirche, die politische Bedeutung von Mérida ggü. anderen Städten im Westgotenreich (Toledo), Gruppeninteressen in der Lokalkirche, die Bischofswahl).

Die Verehrung von Paulus bleibt aber allenfalls eine lokale Angelegenheit und überschreitet kaum das Papier bzw. Pergament, das nicht zuletzt kirchenpolitischen Zwecken gedient hat und nicht unbedingt die Grundlage für einen Kult um seine Person abgibt. Lediglich ein Meßbuch des Klosters S. Domingo de Silos aus dem 13. Jh., wo sein Festtag zusammen mit einem weiteren Bischof der Vitensammlung am 11. Dezember begangen wurde, enthält Gebete zu seinen Ehren.[261]

Pausikakos

Der in der westlichen Heiligenverehrung unbekannte Arzt Pausikakos aus dem phrygischen Apamea zieht nach seinen Studien umher und praktiziert seine Kunst, ohne Entgelt dafür zu fordern. Einer weiteren in die Heiligenakten aufgenommenen Tradition nach hat er sich zusammen mit der Hinwendung zur asketischen Lebensform der Medizin gewidmet und gleichermaßen Leiber und Seelen der Menschen geheilt, insbesondere sein Wirken als siegreicher Exorzist, ferner als Helfer in Geburtsnöten (*abortus levavit*) sowie bei altersbedingten kyphotischen Rückenleiden (*incurva silicernia correxit*) wird gewürdigt. Sein Ruhm dringt bis zum Patriarchen Kyriakos von Konstantinopel (596–606), der ihn zum Bischof von Synnada weiht.

Sein Arbeitsfeld erweitert sich nun auch um die Sorge für die ihm anvertraute und durch „reißende Wölfe" bedrohte Herde, der er in einem medizinischen Bild als geistlicher Arzt die eitrigen Glieder durch das „Schwert des Wortes" ausschneidet; vermutlich beziehen sich die beiden in den Metaphern getroffenen Anspielungen auf den Monotheletismus, eine der nicht zuletzt politisch zur Herstellung der Kircheneinheit im Orient instrumentalisierten Nachwehen der monophysitischen Auseinandersetzung, der der Arztbischof offensichtlich widerstand.

Bei einem Aufenthalt in der Reichshauptstadt heilt er den an einer nicht näher konkretisierten Krankheit leidenden Kaiser Maurikios (582–602), der ihm dann eine jährliche Zuwendung für seine Bürger gewährt, wobei es sich um eine Subvention für die öffentliche Wohlfahrt und sozialen Belange seiner Diözese handeln dürfte.[262]

Das Todesjahr Pausikakos' ist unbekannt, die Angabe eines Synaxars, er sei unter Leo III. (717–740), also z. Zt. des Ikonoklasmus, gestorben, ist sicher nicht zutreffend; sein Gedächtnis wird im byzantinischen Ritus am 13. Mai begangen.[263]

261 Fernández, Art. Emeritensi: BSS 4,1171f.
262 ActaSS Maii III,240f.
263 Vgl. Janin, Art. Pausicaco: BSS 10,419f.

3.4.3 Asketen, Exorzisten, Thaumaturgen

Gregor der Wundertäter (G. Thaumaturgos)

Neben den eigenen Werken erlauben verschiedene frühchristliche Schriftsteller, darunter der Kirchenhistoriker Eusebius, Hieronymus, Basilius d.G., aber auch die *Vita* Gregors von Nyssa einen Blick auf das Leben des späteren Bischofs Gregor Thaumaturgos[264] (= der Wundertäter; * zw. 210–213, + zw. 270–275). Gregor, dessen ursprünglicher Name wohl Theodor war, entstammt einer vornehmen heidnischen Familie aus Neocäsarea im Pontus, wo er mit seinem Bruder Athenodoros seine Studien in Rhetorik, Latein und Jura begann. In der Absicht, diese in Berytos (Beirut) zu vervollständigen, folgten beide zunächst ihrer Schwester, deren Ehemann in den Dienst des kaiserlichen Statthalters von Palästina berufen wurde, in die dortige Provinzhauptstadt Cäsarea. Hier begegnete Gregor seinem bald nicht nur geschätzten geistigen, sondern immer mehr auch geistlichen Lehrer Origenes, der nach seiner Auseinandersetzung mit dem alexandrinischen Bischof seine Lehrtätigkeit in die Stadt an der palästinischen Mittelmeerküste verlegt hatte, und wurde so für das Christentum gewonnen. Vor der Rückkehr in die Heimat im Jahre 238 hielt Gregor eine Dankesrede an seinen Lehrer, die einen Einblick in den Lehrplan und die Methodik seiner Schule gibt, wo neben theologischem auch philosophischer und naturwissenschaftlicher Unterricht eine Rolle spielten.[265] Allerdings erwähnt Gregor in den autobiographischen Abschnitten dieser Rede keine medizinische Ausbildung, weder für die Zeit in Cäsarea noch früher; andererseits könnte man aus der von Gregor von Nyssa (+ wohl vor 400) verfaßten *Vita* ableiten, er habe in seiner Jugend in Alexandrien, das er als Zentrum für Medizin und Philosophie herausstellt, auch heilkundliche Kenntnisse erworben.[266] Auch wenn der vom Nyssener überlieferte Aufenthalt in Alexandrien vermutlich auf dem Mißverständnis beruht, die Schule Origenes' befände sich dort, gewinnt diese Information doch insofern an Bedeutung, daß er die umfassende Bildung des Wundertäters thematisiert, die wenigstens ein gewisses Maß an medizinischem Wissen einschließen dürfte, Arzt im eigentlichen Sinn war er wohl nicht.[267]

---

264 Schulze, Medizin und Christentum, 123f. (Nr. 152); Schneider, Art. Gregor der Wundertäter: LACL³ 307–309; Art. Gregor Thaumaturgos: BBKL 2,338f.; Crouzel, Art. Gregorios der Wundertäter: LThK² 4,1216f.; Janin, Art. Gregorio Taumaturgo: BSS 7,214–217. Dort sind auch *Spuria et dubia* bei den Gregor zugeschriebenen Werken umfassend aufgeführt. Die Diskussion, ob man nicht angesichts der unterschiedlichen Überlieferungen und der gesehenen Divergenzen an verschiedene Personen zu denken habe, tendiert übrigens zur Annahme einer einzigen Gestalt.

265 Gregorios Thaumaturgos, *pan. Or.* 109–114 (FC 24,166–170).

266 Von der Ausübung des Arztberufes würde ich aber anders als es Marasco, Vescovi, 50, erwarten läßt, nicht ausgehen. Die von beiden Autoren zitierte Stelle bei Gregor von Nyssa, *vit. Greg. Thaum.* 904 M. (Heil 10) – genauer vermutlich *vit. Greg. Thaum.* 901D M. – läßt einen derartigen Schluß jedenfalls nicht zu.

267 Vgl. Schulze, Medizin und Christentum, 175–179, der die Verbindung von Medizin und den *Artes liberales* des antiken Bildungskanons untersucht. Eine Anspielung auf das Ideal einer

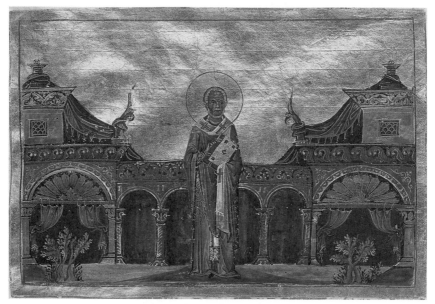

Abb. 21: Gregor der Wundertäter
Vat. Gr. 1613 © 2013 Biblioteca Apostolica Vaticana

Trotz seines geringen Alters wurde Gregor nach seiner Rückkehr vom Bischof Phaidimios von Amaseia zum ersten Bischof seiner damals noch weithin heidnischen Vaterstadt geweiht, aus der er sich zeitweilig während der decischen Verfolgung (im Jahr 250) mit einem Teil seiner Gemeinde in die Berge zurückzog.

Weiterhin nahm er später an der 1. Synode von Antiochia 264 gegen Paul von Samosata teil. Bis zu seinem Tod habe er die Mehrheitsverhältnisse in seiner Bischofsstadt umkehren können, denn so viele Christen er bei seinem Amtsantritt vorgefunden habe, so viele Heiden – ganze siebzehn –, seien am Ende übriggeblieben.

Die überlieferten Wunder und Legenden zeichnen ein eindrucksvolles Bild der erfolgreichen Pastoral und Missionsarbeit dieses charismatischen Bischofs; in diesem Sinne spielt seine Macht über die Elemente und über die Dämonen in der *Vita* die entscheidende Rolle für die Einordnung seiner Person.[268] Daher blieb der von der Kirche am 17. November gefeierte Thaumaturg auch als Exorzist und Schutzheiliger gegen die Dämonen in Erinnerung und wird in entsprechenden

---

profunden Ausbildung dürfte wohl auch in einer summarischen Bemerkung zum Ende der „Lehrjahre" Gregors zu sehen sein: Gregor von Nyssa, *vit. Greg. Thaum.* 905D–908A M. (Heil 13, Z.20). Dies gilt umso mehr, wenn man an die Bildung Gregors von Nyssa, des Verfassers der zitierten *Vita*, denkt, der wie mehrere andere Kirchenväter u. a. auch medizinische Kenntnisse besaß.

268 Vgl. die Übersicht bei Van Dam, Gregory Thaumaturgus, 277f.

Gebeten namentlich erwähnt, ferner schreibt die byzantinische Liturgie unserem Heiligen bestimmte Exorzismusgebete zu.[269]

Echte Werke:[270]

- panegyrische Dankrede an Origenes
- ein trinitarisches Glaubenssymbol (bei Gregor v. Nyssa überliefert)
- Kanonische Epistel (pastorale Fragen nach dem Goteneinfall im Jahre 254, letzter Kanon zum Bußwesen umstritten)
- Schrift zu Kohelet (Paraphrase des Textes)
- Dialog (Schrift an Theopomp; über die Frage, ob Gott leidensfähig sei; nur syrisch erh.)

Kosmas und Damian

Neben dem Evangelisten Lukas sind die beiden Brüder Kosmas und Damian zweifellos die bekanntesten Arztheiligen. Die Literatur zu ihrem Leben und Fortleben in Wunderberichten, Kult, Ikonographie usw. ist enorm; dennoch soll der Versuch unternommen werden, die für diese Arbeit grundlegenden Daten und Streitfragen zusammenzufassen.

Vorweg sind zunächst drei hagiographische Traditionen mit voneinander abweichenden Angaben zu unterscheiden, die im Falle des griechischen Heiligenkalenders mit der Annahme ebenso vieler Arztbrüder gleichen Namens gelöst werden, welche separat am 1. Juli, 17. Oktober und 1. November gefeiert werden. Letztere wären nach dem Konstantinopolitanischen Synaxar von (klein)asiatischer Herkunft gewesen und seien in Phereman (bei Kyrrhos) begraben worden.[271] Unabhängig davon, wie diese Informationen einzuordnen sind, steht dieser Traditionsstrang in Verbindung mit den im zweiten Abschnitt dargestellten Wunderserien und somit auch mit dem Heiligtum von Kosmas und Damian in der byzantinischen Hauptstadt. Außer den „Asiaten" werden bei den Griechen auch noch ein gleichnamiges „römisches" und „arabisches" Brüderpaar verehrt, woran sich die Frage nach den gegenseitigen Abhängigkeiten der Legenden entzünden mußte.

Deubner sah in der *passio Asiatica* die ältere Version und ließ sich dabei von der breiteren Überlieferung sowie dem religionsgeschichtlichen Vergleich, und zwar ursprünglich im Sinne einer Fiktion mit direkter Abhängigkeit von der Verehrung

---

269 Schneider, Art. Gregor der Wundertäter: LACL³ 308; Kropp, Zaubertexte 2,161–175 (Nr. 45 u. 46) u. 3,221 § 378.

270 Die Authentizität der Dankrede, des Glaubensbekenntnisses und des Dialogs wird von einzelnen angezweifelt, was sich jedoch nicht allgemein durchgesetzt hat (vgl. Schneider, Art. Gregor der Wundertäter: LACL³ 308).

271 Deubner, Kosmas und Damian, 91 (cap. 3,21). Die Texte zu Legende und Wundern dieses Brüderpaares sind ebd. 87–96 bzw. 97–208 herausgegeben, für die Edition einer weiteren Handschrift s. Rupprecht, Cosmae et Damiani.

der Dioskuren in Byzanz, leiten.[272] Eine Reihe anderer Forscher jedoch widersprach der Argumentation und erklärt im Gegenteil eine vierte Tradition in syrischer Sprache als die ursprüngliche[273], wobei die frühe Verbreitung des Kultes im nordwestsyrischen Raum die Entstehung dieser Legende im Gebiet von Kyrrhos wahrscheinlich macht.[274]

Ihr zufolge lebten Kosmas und Damian zur Zeit des Kaisers Carinus (283–285). Der Autor der Legende berichtet von einer Praxis der Heiligen, in der der eine Dienst tat, während der andere Hausbesuche absolvierte, und qualifiziert beide als kunstfertige Ärzte; in diesem Zusammenhang erwähnt er die von ihnen auf Geschwüre aufgebrachten Verbände, die sofortige Schmerzstillung und körperliche Heilung, sei es bei Mensch oder Tier, bewirkt hätten.[275] In einem Gebet gegen Ende der Legende werden noch allgemein Arzneien und Wurzeln erwähnt, an genaueren Angaben hat die syrische Legende kein eigentliches Interesse, wie auch der dortige Nachsatz anzeigt, wonach die Menschen irrtümlich die genannten Heilmittel und nicht Gottes Wirken als ursächlich erkennen würden. Auch wenn man darin noch eine Erinnerung an eine rationale Heiltätigkeit der beiden erkennen mag, weist schon der prompte Erfolg der charismatischen Mediziner in die Richtung, auf die es dem Verfasser ankam: Kosmas und Damian sind zwei Ärzte mit einer durch die göttliche Gnade und Menschenliebe gewirkten Gabe der Heilung in körperlicher und genauso in seelischer Not.

---

272 Deubner, Kosmas und Damian, 3–37.52f. Wenn sich im Wunderzyklus Kosmas und Damian auch als Beschützer der Seeleute zeigen und ihre Hilfe während der Inkubation in ihrem Heiligtum vermitteln, wird deutlich, wer in religionsgeschichtlicher Perspektive zum Erben des antiken Kults gemacht wird. Die Anspielung auf diesen Umstand im 9. Mirakel, wo die Heiligen mit Kastor und Pollux verwechselt wurden und dagegen natürlich Einspruch erheben, zeigt aber, daß hier für ein rechtes Verständnis zusammen mit dem Phänomen auch Kontinuität und Bruch der religiösen Gebräuche und Anschauungen mitberücksichtigt werden müssen. In diesem Zusammenhang ist auch auf den Vergleich zu den epidaurischen Wunderberichten bei Heinemann, Kosmas und Damian, 307–311, zu verweisen, die in ihrer Darstellung in diesem Fall genauso eine direkte Abhängigkeit begründet ausschließt.

273 Deubner sah in ihr noch eine von der römischen Legende abhängige Erzählung. In einem neueren Aufsatz (Bruns, Syrische Legende, 197) wird gegen die Deubnersche Sicht auch auf das Fehlen der Inkubation und die „biblisch" anmutende Heilung durch Handauflegung und Gebet in der syrischen Legende hingewiesen, außerdem weitere Autoren, die Deubner widersprachen, aufgeführt, darunter die Rezension von Paul Maas in ByZ 17 (1908), 602–609) und den Orientalisten Lübeck, K., Kosmas und Damianus: Katholik 38 (1908), 321–357; Weyh, W., Die syrische Kosmas- und Damian-Legende, Schweinfurt 1910, 20; vgl. auch Van Esbroeck, M., La diffusion orientale de la légende des saints Cosme et Damien: Hagiographie, cultures et sociétés, Paris 1981, 61–77. Der syrische Text ist herausgegeben bei Bedjan, AMSS 6,107–119.

274 Bruns, Syrische Legende, 198. Der Umstand, daß die syrische Legende keine Lokaltradition kennt und nur unbestimmte geographische Angaben macht, könnte evtl. von einem Mißverständnis des syrischen kōrā/qōrā (von gr. χώρα) mit der Stadt Kyrrhos herrühren: vgl. ebd. 208 (Anm. 53) und Weyh, Syrische Legende, 23.

275 Bruns, Syrische Legende, 209.

Diesem seelsorglichen Ideal entspricht, daß beide in ihrem Streben nach Vollkommenheit in evangelischer Armut lebten, d. h. daß sie ihren Besitz verkauften,
um den Erlös den Armen zu geben[276] und als Anargyroi, als „silberlose" Ärzte, für
ihre Tätigkeit keinerlei Entgelt annahmen[277], nach der Legende allerdings mit einer
einmaligen Ausnahme: einmalig habe Damian in einer unvorhergesehenen Situation von einem reichen Mann ein Ei entgegengenommen, um eine Arznei für die
Kranken zuzubereiten, was er seinem Bruder nach dessen Rückkehr auch voll Reue
offenbart. Für Kosmas wiederum wird dieses Ereignis der Anlaß, ihr bisheriges
arbeitsteiliges Vorgehen zu ändern und nur noch gemeinsam ihren Dienst zu
verrichten, um vom Vorsatz der unentgeltlichen Weitergabe ihrer Heilgabe nicht
mehr abgebracht zu werden; für sein Ende bedingt er sich freilich eine getrennte
Begräbnisstätte für sich aus[278], obwohl Kosmas und Damian sowohl vor wie auch
nach diesem Vorfall durchweg als einmütig im Sprechen und Handeln dargestellt
werden.

Insofern kann man spekulieren, ob nicht die Legende aus dieser Begebenheit
auch eine Ätiologie für die vorgefundenen Verhältnisse am Kultort, z. B. zwei
getrennte Gräber oder Kapellen, liefern will. Davon abgesehen dient die Betonung
des zwar aus den Evangelien abgeleiteten[279], in seiner erzählten Form aber
geradezu kleinlich erscheinenden Ideals der Anargyroi der Abgrenzung gegenüber
dem damals noch vorhandenen Asklepioskult, bei dem Eier als Opfer bzw.
Eierphialen als Opfergerät wohl eine Rolle gespielt haben.[280]

Der Autor wendet sich dann wieder der Wundertätigkeit der beiden Brüder zu
und beschreibt einen Segensritus, durch den die Heiligen unfruchtbaren Frauen
halfen, bei denen bekanntlich im allgemeinen die Ursache für die ausbleibende
Empfängnis gesucht wurde. Unter Handauflegung auf die Brüste und dem Segensgestus des Kreuzzeichens sei ein Gebet mit Bezug auf zwei biblische Vorbilder,
nämlich die durch göttliche Verheißung erst in hohem Alter schwanger gewordenen
Frauen Sara[281], die Frau Abrahams und Mutter Isaaks, und Elisabeth[282], die Frau
Zacharias' und Mutter Johannes' des Täufers, gesprochen worden. Neben einer
summarischen Notiz zu wundertätigen Heilungen durch Handauflegung und Gebet
wird schließlich noch der in den Bereich der Heilungen eingeordnete Exorzismus an
einem durch einen Dämon blinden und tauben Knaben erwähnt, der durch den
Befehl an den bösen Geist auszufahren «gesund» wurde.[283]

Der zweite Abschnitt der Legende widmet sich dem Prozeß von Kosmas und
Damian, vor dem die Anhänger der Heiligen ihre Wohltäter gegen deren Willen

---

276 vgl. Mt 19,21.
277 Vgl. Übersetzung bei Bruns, Syrische Legende, 203f.
278 Ebd. 204.
279 Mt 10,8f.
280 Steger, Asklepiosmedizin, 114.
281 Gen 18,9ff.; 21,1–8.
282 Lk 1.
283 Bruns, Syrische Legende, 204f.

zunächst zu bewahren suchten und sie kurzfristig in einer Höhle festhielten. Nach der Auslösung der an ihrer Stelle Verhafteten kann dann die Verhandlung beginnen, in deren Verlauf weniger das Bekenntnis zum christlichen Glauben als vielmehr der sozusagen von den heidnischen Gottheiten usurpierte Nießbrauch der Heilkraft zum Gegenstand der Anklage wird. Die irrigen Ansichten des Kaisers über die wirklichen Verhältnisse werden daher auch entsprechend geahndet, als unter Anrufung des Schöpfers der kaiserliche Hals um 180° in die rückwärtige Richtung verrenkt und erst nach Reue und Annahme der christlichen Wahrheit auf das Gebet der Heiligen hin wieder reponiert wird.[284] Auch wenn man von einem christlichen Kaiser vor Konstantin bestimmt nicht auszugehen hat, könnte doch die Tatsache, daß besonders unter den aus dem Orient stammenden römischen Kaisern für die Christen in der Verfolgung wiederholt Phasen der Ruhe bestanden, den historischen Hintergrund dieses unblutig endenden Märtyrerprozesses abgeben. Weiterhin weist die lautgewordene Auseinandersetzung mit den paganen Kulten zumindest einen Reflex auf die Konkurrenz der Heilsangebote der ausgehenden Spätantike auf, ohne daß sich hieraus wohl eine näher konkretisierbare zeitliche Zuweisung ergeben dürfte, die geschilderten Umstände jedoch sprechen immerhin für das Alter der orientalischen Legende, die mit dem Hinscheiden der Brüder endet.[285]

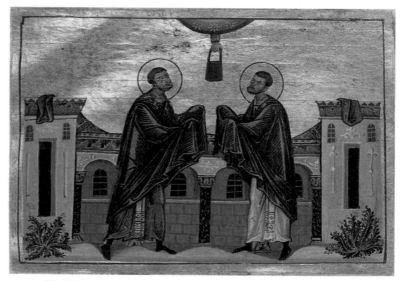

Abb. 22 Kosmas und Damian erhalten von göttlicher Hand ihre Arzttasche
Vat. Gr. 1613 © 2013 Biblioteca Apostolica Vaticana

---

284 Ebd. 205–208.
285 Ebd. 208–210.

Nach der Bitte der Heiligen, auch von der Ewigkeit her weiterhin den Bedrängten helfen zu dürfen und durch den Tod nicht lange voneinander getrennt zu bleiben, geschieht beim Begräbnis Kosmas' ein erstes Wunder, bei dem geschildert wird, wie Damian einer Frau zur Linderung ihrer wohl peritonitisähnlichen Schmerzen Öl überreichte, in dem hier wohl weniger ein rationales Heilmittel zu sehen ist, als vielmehr das Vorbild für einen in der Verehrung der beiden Arztheiligen geübten Brauch (s. u.).

Geradezu peinlich genau wird als eigentlicher Ursprung ihrer Gabe wiederholt Gott (insbesondere als Schöpfer) angeführt, und der Glaube an ihn als notwendige Bedingung eingeschärft, um zum einen dem missionarischen Impuls der Erzählung Ausdruck zu verleihen, wie er schon zuvor in der Bekehrung des Kaisers und im Exorzismus an dem tauben und blinden Jungen, einem Sinnbild des für die christliche Lehre unempfänglichen Heidentums, deutlich geworden ist. Zum anderen sollte damit nicht zuletzt eine irgendwie „eigenmächtig" oder halbgottähnlich, d. h. eine in einem dogmatischen Sinn doch pagan oder gar magisch verstandene Wirksamkeit des Brüderpaares in Abrede gestellt werden.

Anders als in dieser Tradition sterben in der „römischen" Fassung Kosmas und Damian bei der durch den Vorsteher der Ärzteschaft veranlaßten Steinigung hingegen als Märtyrer. Die Verortung der beiden Brüder in Rom (Gedächtnis: 1. Juli) dürfte von einem Rückschluß auf den vermeintlichen Aufenthaltsort des in dieser Tradition ebenfalls vorkommenden Kaisers Carinus herrühren.[286]

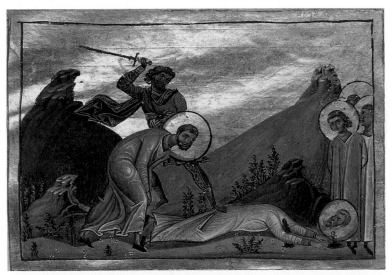

Abb. 23 Kosmas und Damian als Märtyrer (mit Anthimos, Leontios, Euprepios)
Vat. Gr. 1613 © 2013 Biblioteca Apostolica Vaticana

---

286 Deubner, Kosmas und Damian, 208–217.

In gleicher Weise als Blutzeugen begegnen uns die im byzantinischen Ritus am 17. Oktober und im *Martyrologium Romanum* am 27. September gefeierten „Araber", deren Martyrium im kilikischen Aigai stattgefunden habe, allerdings angeblich in späteren Jahren unter den Kaisern Diokletian (284–305) und Maximinian (286–310) sowie dem Statthalter Lysias[287], während die bereits oben angesprochenen „Asiaten" wiederum als Bekenner vorgestellt werden.

Hier läßt der Legendenautor Damian drei Eier von einer geheilten und in ihrer Dankbarkeit unnachgiebigen Frau namens Palladia annehmen – bei immerhin gleicher Reaktion Kosmas' wie in der syrischen Tradition. In einem Traum sprach Christus jedoch seinen Bruder von jeglicher Schuld frei, und Kosmas wollte deswegen auch seine Forderung nach einer getrennten Bestattung zurücknehmen, ohne diesen Sinneswandel aber vor seinem Tod zu äußern. In dieser Version stirbt Damian vor seinem Bruder, der hernach nicht nur an ihrem Wohnort, sondern auch in der Wüste weiterwirken wollte. Nachdem auch Kosmas in die Ewigkeit einging, ohne daß er seinen Sinneswandel mitgeteilt hatte, muß ein bei der Beerdigung geheiltes, mit menschlicher Stimme sprechendes Kamel die mißliche Lage beheben und die Umstehenden von der geänderten Situation überzeugen. Mit Blick auf die Bestattung in der syrischen Legende wird dem Ganzen somit zu einem harmonischeren Ende verholfen.[288] Die beiden sich anschließenden Wunder interessieren in einem liturgischen Kontext vor allem durch die dort wiedergegebene Anrufung Gottes unter Vermittlung der Arztbrüder.[289]

Die umfangreichste Sammlung von Wundern wird dem asiatischen Brüderpaar gewidmet und wirkt gleich den entsprechenden Berichten des Sophronius über Kyros und Johannes (s. u.) auf den ersten Blick phantastisch, ist zugleich aber ebenso kurzweilig. In einer medizinhistorischen Perspektive aber eröffnen sich dem Leser im relativ umfangreichen Material klare Hinweise auf die damalige Heilkunde. Freilich darf nicht mit eigentlichen Fallbeschreibungen im strengen Sinn gerechnet werden: die Absichten der Erzählungen heben nicht etwa eine außergewöhnliche medizinische Kompetenz der Heiligen hervor, sondern stellen als Wunderberichte bei dieser Form des „Ärzterankings" deren tiefere Erkenntnis,

---

287 *mart. Rom.* (Johnson/Ward 243); nach dem jüngsten Konzil wurde im Zuge der Änderungen am Heiligenkalender die Feier auf den vorangehenden Tag verschoben. Kosmas und Damian werden übrigens im Römischen Kanon beim Heiligengedächtnis vor der Wandlung (*Communicantes*) namentlich mit weiteren Glaubenszeugen erwähnt, in der byzantinischen Liturgie zusammen mit einigen Anargyroi (Kyros und Johannes sowie Panteleimon und Hermolaos) am Anfang der Liturgie bei der Bereitung der Gaben. Die Zuordnung des Martyriums zu den o. g., in den Märtyrerlegenden häufig auftretenden Personals weist auf eine später anzusetzende Entstehung hin; die beiden Texte sind als Arabisches Martyrium I und II ediert bei Deubner, Kosmas und Damian, 218–225.

288 capp. 2 & 3 (Deubner 88ff.).

289 „Gott der heiligen Kosmas und Damian, komm mir zu Hilfe!": s. cap. 4,15f. (Deubner 92) sowie etwas ausführlicher cap. 5,28ff. (ebd. 95).

übernatürliche Methoden und Mittel oder die zielsichere und prompte durch sie vermittelte Heilung ins Zentrum.

Will man sich also auf die Suche nach Spuren der antiken Medizin in den teils drastischen Schilderungen machen, ist es notwendig, eine gewissermaßen „entmythologisierende" Leserichtung einzuschlagen, wobei zu berücsichtigen ist, daß hierbei zugleich die unmittelbare Sicht auf den Text verstellt wird. Detailliert und kenntnisreich hat Käthe Heinemann in einem postum veröffentlichten Aufsatz die Berichte in dieser Hinsicht bearbeitet, indem sie die relevanten Wunder nicht nur einzeln bespricht, sondern auch eine systematische Übersicht bietet, deren Ergebnisse ich wenigstens zusammenfassend wiedergeben will.[290]

Die – wie wiederholt zur Sprache kommt – mehr als Hippokrates und Galen vermögenden Heiligen werden aus unterschiedlichem Antrieb aufgesucht, im Vordergund stehen, wie nicht anders zu erwarten, gesundheitliche Beschwerden, welche die anderen Ärzte falsch oder erfolglos behandelt hatten, manchmal ließen jene schon durch ihren Therapievorschlag die vor einer Operation zurückschreckenden Patienten ihre Zuflucht in den Blachernai suchen.[291] Dort nämlich lag das Heiligtum der Arztbrüder, in dem, abgesehen von zwölf Erzählungen, der Großteil der insgesamt 56 Wunder mit medizinischem Inhalt spielen.[292] Trotz gelegentlicher Ausnahmen erfolgt die Visite von Kosmas und Damian regelmäßig in der Nacht, genauer gesagt in den Träumen der in der Kirche schlafenden Kranken, die sie nach ihren Beschwerden befragen, um dann ihre Maßnahmen zu ergreifen, Heilmittel zuzuteilen oder anderweitige Verordnungen anzugeben, die, sofern sie nicht befolgt werden, bis zu dreimal wiederholt vorgetragen werden, um die Noncompliance der unwilligen oder überraschten Patienten zu überwinden.

Auch wenn die Heiligen im allgemeinen zurückhaltender bei Operationen sind, werden immerhin elf größere Eingriffe erwähnt, darunter vier in den Bauchraum

---

290 Heinemann, Kosmas und Damian, 255–317. Sie bezieht ihre Informationen aus den beiden o.g. Editionen von Deubner und Rupprecht, sowie aus der ältesten kritischen Ausgabe von Simon Wangnereck und Reinhold Dehn (Wien 1660), deren 29 Wunder (W1-W29) sich alle bei denen der Deubnerschen Sammlung wiederfinden (D1-D48), die bei Rupprecht veröffentlichten (R2-R38; R1 entspricht der Vita der Asiaten) enthalten 14 zusätzliche Berichte (vgl. ebd. 267). Die Texte gliedern sich übrigens in sechs Serien: D 1–10: Wende 6./7. Jh.; D 11–20, D 21–26 und D 27–32 aus dem 8. und 9. Jh.; D 39–47: 13. Jh. (medizinhistorisch am wenigsten interessant), wobei die einzelnen Wunder älter sein dürften. Die aus der Reihe fallende Erzählung D 48 spielt während der Lebenszeit, die anderen nach dem Tod der Heiligen. Vgl. auch: Delehaye, Miracles des saints, 8–18.

291 Heinemann, Kosmas und Damian, 294

292 Ebd. 291. Vgl. ebd. 268f.: „Eine Übersicht zeigt, daß die verschiedensten Krankheiten behandelt worden sind. Da gibt es viermal Wassersucht, zweimal Krebs, vierzehnmal Geschwüre an den verschiedensten Körperstellen, einmal Harnbeschwerden, einmal Hodenwassersucht, fünfmal Krankheiten der Atmungsorgane, achtmal Lähmung, zweimal Stummheit oder Taubstummheit, fünfmal Erblindung oder drohende Erblindung, einmal Kopfschmerz, einmal Brustentzündung bei Erstgebärender, einmal Beinprellung durch Sturz vom Pferd, einmal Schmerzen der Gebärmutter (ohne Blutung), einmal Freßsucht, fünfmal Magen- und Milzbeschwerden."

(einschl. zweier Punktionen in R 24 und D 33 und sogar einer Eröffnung des Darmes in R 5), eine Punktion einer Hodenhydrozele (R 34) und eine Exstirpation einer fistelnden Hüfteiterung (D 30). Nach dem Urteil von Käthe Heinemann entsprechen hierbei sieben Schilderungen den damaligen Anschauungen, die übrigen seien dagegen als Erfindungen, Angstträume oder wenigstens als unwahrscheinlich zu betrachten.[293]

Bei den kleineren Eingriffen macht sie neben einer gänzlich wunderhaften Heilung immerhin sieben gut beobachtete, nach antiken Ansätzen behandelte Fälle, darunter vier typische Vorgehensweisen aus.[294] Im Rahmen dieser Darstellung sollten auch zwei Gegenstände zu Demonstrationszwecken nicht unerwähnt bleiben, die wohl im damaligen Unterricht Verwendung gefunden haben dürften: in D 28 soll an einem Modell die Schnittführung zur Entfernung eines Brusttumors veranschaulicht werden, und in R 20 erläutert ein an Hämoptoe leidender Arzt auf einer Tafel seine Beschwerden.[295]

Als Heilverfahren kommen verschiedentlich die Diät, bei Lähmungen die Übungstherapie, balneologische Maßnahmen und in einem Einzelfall die Anwendung von Umschlägen mit warmer Hirse bei Mastitis zum Tragen, die die genannte Autorin meist im Einklang mit antiken Grundsätzen sieht oder sogar unmittelbar hippokratisch bewertet.[296] Bei den Heilmitteln rangiert an erster Position die in fünfzehn Fällen zur äußeren, in zwei weiteren zur inneren Anwendung kommende Wachssalbe (κηρωτή). Sie fand bei der Nachbehandlung von Wunden, Augenkrankheiten, Einreibungen des Thorax und (in Wasser gelöst bzw. zu Öl verflüssigt) bei Halsentzündungen Verwendung. Über ihre genaue Zusammensetzung kann man nur spekulieren, es handelt sich wohl um eine reizlose Substanz, nämlich eine mit dem Öl bzw. Wachs der im Heiligtum vorhandenen Leuchter hergestellte Salbe, die als Wunderpräparat oder Segensmittel betrachtet wurde und evtl. mit natürlich wirkenden Zusätzen angereichert wurde, wofür es aber keinen direkten Anhalt im Text gibt. Ebensowenig wird die Herstellung einer weiteren, Schmerz und Schwellung hervorrufenden Salbe (φάρμακον) erörtert. Neben diesen Heilmitteln werden namentlich noch ein Gemisch von „Lasar" (λάσαρ; Laserpitium = Silphion off.) und „Glechon" (γλήχων; Pulegium = Poley) bei Gebärmutterschmerzen, ferner „Kedraia" (κεδραία; Öl des Juniperus oxycedrus, einer Wacholderart) gegen ein Kiefergeschwür und „Trochiskou Antidoton" (τροχίσκου ἀντίδοτον) gegen eine innere Blutung zur Einnahme erwähnt.[297] Umgekehrt finden sich aber auch acht-

---

293 Ebd. 295f.
294 Ebd. 297, darunter die Ausräumung eines Geschwürs am Kiefer/Rachen, ein Aderlaß, die Reposition einer Kieferluxation.
295 Vgl. ebd. 304f.
296 Ebd. 298.
297 Bei Dioskurides wird Lasar wie Glechon u. a. als Mittel gegen plötzlich auftretende Krämpfe aufgeführt, nur die Mischung kennt das Werk nicht. Cedraia oder Cedria ist als Arznei in der *Naturalis Historia* von Plinius und bei Dioskurides, dort auch bei Halsleiden, erwähnt. Worum es sich bei der letzten Arznei handelt, ist nicht zu klären, vielleicht um ein blutstillen-

zehn Erzählungen, die als Wunderheilungen im strengen Sinn betrachtet werden
müssen, da dort Krankheiten durch Handauflegung oder Berührung beseitigt
werden, die übrigens auch in jenen Berichten behandelt werden, die mit einer rationalen Therapie verbunden sind.[298]

In der bisher verfolgten Absicht könnte man bei den „Schockheilungen"
mancher Wunder auch von psychogenen Krankheitssymptomen sprechen. Gerade
hier aber zeigt die originelle Darlegung ohne Zweifel auch die Grenzen eines für
den bisher dargestellten Bereich zwar berechtigten, aber zum Verständnis dieser
Literaturgattung nicht allein tragfähigen rationalisierenden Herangehens:

In D 24, einem „Wunder", das übrigens auch in den Mirakelberichten von Kyros
und Johannes auftaucht, fordern die Heiligen einen gelähmten Mann auf, sich einer
vor seelischem Leid stummen Frau zu nähern, um mit ihr zu schlafen. Nach der
dritten Aufforderung wagt er endlich, zur Tat zu schreiten, ohne (zunächst) allzu
weit zu kommen. Denn das Geschrei der Frau, die das Vorhaben schnell durch-
schaut hatte, dürfte in jener Nacht auch den letzten Schläfer von ihrer Heilung
überzeugt haben, ebenso die Flucht des Träumers vor den aufgebrachten Pilgern
von der seinigen. Daß die beiden schließlich heiraten, hört sich nach einem guten
Ende an und soll wohl den Makel dieser Erzählung tilgen ...

Oder die Geschichte von den zwei gleichnamigen Blinden (R 18), der eine
Thomas reich, der sich von der Kirche in Kyrrhos nach Konstantinopel aufmachen
sollte, der andere arm, der sich durch den von den Heiligen gebotenen Kauf von
Geflügelfleisch auch noch verschuldet, von seinem Leidensgenossen aber auf Drängen der Heiligen ausgelöst wird: Vor Schreck darüber, daß der eine am nächsten
Tage laut angegangen wird, bzw. über den aufgekommenen Lärm werden beide
plötzlich gesund!

Ähnlich verhält es sich mit der Hirschkuh (R 8), die einem durch ihr Erscheinen
erbosten Mann beim Versuch, sie zu verjagen, zur Wiederherstellung seiner zuvor
gelähmten rechten Hand verhilft.

Auch die Heilung bei Harnverhalt, die durch die Schamhaare eines Widders
geschieht, der ausgerechnet auf den Namen Kosmas hört (R 6), mag zwar durch die
Andeutung eines *similia similibus* auffallen[299], noch mehr sollte jedoch der anstößig
wiedergegebene Erzählfaden um die Namensgleichheit und seine Überlieferung im
Mirakelkorpus Anlaß zur Verwunderung sein.

Das vermutlich früheste Beispiel einer Beintransplantation, sicherlich der
„heroischste" Eingriff (D 48) in den Wundererzählungen, gehört auch in diese
Reihe; dort wird das Bein eines Mannes, das wegen eines Dorns im rechten Fuß
brandig geworden war, gegen das eines vor vier Tagen gestorbenen und schon beer-
digten Abtes ausgetauscht, wobei im Text nicht verschwiegen wird, daß hierfür die

---

des Mittel aus der hippokratischen Medizin. Übrigens spielt auch der Theriak in einem Wunderbericht eine Rolle, allerdings ohne Angabe der Wirkweise, vgl. ebd. 300–304.

298 Ebd. 297.
299 Ebd. 301.

„Kompetenz" der Arztbrüder nicht ausreicht, sie selbst bitten Gott um Hilfe und bekommen durch den Erzengel Raphael („Gott heilt"; vgl. Tob 3,17) die Mitteilung über die einzuleitende Maßnahme, am Tag der Auferstehung würden die Gliedmaßen wieder ausgetauscht.[300] Übrigens macht die in Rom spielende Parallele dieses Wunders in der *Legenda aurea* des Jacobus de Voragine ein Krebsgeschwür am Bein für den notwendigen Eingriff verantwortlich, wobei das Transplantat von einem eben begrabenen Mohren hergenommen wird, dem dafür das kranke Bein ins Grab beigegeben wurde.[301] Der nun eingetretene Farbwechsel beeindruckt den Geheilten ebenso wie die volle Funktionstüchtigkeit seines neuen Beines, wobei in der dunklen Hautfarbe eine Erinnerung an die ursprüngliche Geschichte um das brandige Bein durchklingt und das Wunder umso anschaulicher bzw. in seiner Wirkung gesteigert erscheint.[302]

Die vielfältigen medizinischen Bezüge eines großen Teils der Texte sind also durchaus beabsichtigt, zugleich aber hat man auch den eigentlichen Kern dieser Texte nur bedingt erfaßt, wenn man im Wunder nur deren kuriose Verpackung erkennen will. Insofern erschwert der sich hier ergebende zwiespältige Charakter von rationalem Hintergrund und übernatürlicher Hilfeleistung die Einordnung der Texte. Man kann wohl auf eine Textgenese schließen, an deren Anfang mündliche Erzählungen stehen dürften, die zusätzlich zu Erinnerungen an medizinische Therapien mit allerlei Sonderbarem oder Übertreibungen angereichert, überzeichnet und als abstrus bis moralisierend anmutende Kreationen zusammengestellt wurden.[303] Wann und wie die mal mehr, mal weniger verzerrt geschilderten medizinischen Beobachtungen Eingang gefunden haben, kann mit letzter Sicherheit kaum eruiert werden, zumal die in mehreren Etappen erfolgte schriftliche Abfassung (s.

---

300 Die christliche Eschatologie kennt keine rein geistige Auferstehung, sondern die von jeher anstößige *resurrectio carnis*, mit der auch die leiblichen Gebrechen und Leiden für die Erlösten aufhören.

301 vgl. *Legenda aurea* 139,58ff. (MM 6,980f.).

302 vgl. Fichtner, Mohrenbein, 87–100 Die Deutung bei Schreiber, Charisma, 265, die in dem Mohren einen Heiden erkennen will und ihn für den dann wohl für einen Christen allzu pietätlosen, für einen «ohnehin» verlorenen Heiden aber gerade noch akzeptablen Organraub als prädestiniert erachtet, wobei man angeblich auch eine Friedhofsschändung geschickt umgeht, klingt ein wenig weit hergeholt, immerhin waren Nubier und Äthiopier, ebenso einzelne arabische Stämme schon Christen.

303 Die Wundertätigkeit spielt natürlich auch im Hinblick auf die Mission eine Rolle, so daß Kosmas und Damian in diesem Sinne als Ärzte der Leiber und der Seelen erscheinen; in einem Fall bekehrt sich eine Jüdin zum Christentum, nachdem sie das ihr eigentlich verbotene Schweinefleisch als Therapie akzeptiert (D 2). In einem anderen Mirakel (D 26) wird ein häretischer Kleriker als Zeuge einer Heilung rechtgläubig, ebenso in R 19 ein von seinem Leiden genesener Nestorianer; der hartnäckige Arianer von D 17 dagegen wird körperlich zwar wiederhergestellt, die Heiligen wollen ihn aber nicht länger an heiliger Stätte dulden. Im Vergleich zu Kyros und Johannes, die den rechten Glauben zur Bedingung einer Heilung und darüber hinaus auch deren Fortdauer erheben, sind Kosmas und Damian also geradezu irenisch eingestellt…

o.) ja auch nicht von einer Hand stammen dürfte, der eigentliche Anstoß dazu aber dürfte wohl im Betrieb am Kultort zu suchen sein.

Aus den Mirakelberichten ist nämlich bekannt, daß dort außer den religiös-kultischen Gebäuden (Kirche mit Säulenhalle, Narthex, Baptisterium, Raum für die Diakone, Hof für die Katecheten, Friedhof, Kloster für Mönche, ein weiteres für Nonnen) auch ein Krankenhaus (νοσοκομεῖον, ξενών) mit einem Arztzimmer (σχολεῖον τῶν ἰατρῶν, ἰατρεῖον) und einer durch ein Gitter abgetrennten Apotheke zu finden war, ferner ein Badehaus, Wirtschaftsgebäude und Einzelhäuser für Kranke.[304] In einigen Erzählungen operieren von außen hinzugezogene Ärzte, z. B. in D 5 einen ihrer früheren Patienten zu seinem Nachteil, in R 10 dagegen führen sie auf Geheiß der Heiligen einen Starstich durch und in D 28 wird eine vergleichbare Absicht immerhin angedeutet, da einem Arzt der Eingriff bei einem Brusttumor im Traum offenbart wird, den er bei seinem Eintreffen im heiligen Bezirk dann aber schon durchgeführt vorfindet.

Daß Klöster für das byzantinische Hospitalwesen von bleibender Bedeutung waren, ist bekannt[305], in der Bemerkung der Mirakel R 15 und 17, daß die Heiligen in Gestalt von Klerikern erschienen sind und sich in D 47 als die „Ärzte des Klosters Kosmidion" ausgeben, dürfte man einen Hinweis für Ärzte erkennen, die der dortigen Mönchsgemeinschaft angehörten; eine medizinisch geschulte Personengruppe, die gewissermaßen zum Heiligtum selbst gehört, würde die in den Texten transportierten medizinischen Bemerkungen jedenfalls gut erklären. Die Kranken wiederum wurden offensichtlich nach Geschlecht, sozialer Herkunft oder ihren Krankheiten nicht getrennt und hatten sich im allgemeinen selbst zu versorgen, wobei sie meist über einen längeren Zeitraum blieben.[306]

Mehrfach spielen in den Erzählungen Abbildungen der Heiligen eine Rolle; so werden sie wegen ihrer Ähnlichkeit mit den auf einem Gemälde innerhalb der Kirche abgebildeten Heiligen erkannt (D 30, D 47), in einer Erscheinung außerhalb des heiligen Bezirks, weil sie einer mitgeführten Darstellung glichen (D 13); ein anderes Mal kratzt eine schmerzgeplagte Frau die Farbe eines in ihrer Wohnung aufgemalten Bildes der beiden von der Wand, löst sie in Wasser und wird nach der Einnahme befreit (D15). Während des Bilderstreits erhält die Verehrung von Kosmas und Damian auch eine „gesamtkirchliche", näherhin dogmengeschichtliche Bedeutung, da während des II. Nizänums (787) die Bilderfreunde u. a. auch mit diesen Mirakeln argumentieren und ihren Standpunkt durchsetzen können.[307]

---

304 Vgl. Heinemann, Kosmas und Damian, 291f.
305 Vgl. Miller, Hospital.
306 Heinemann, Kosmas und Damian, 292.
307 Vgl. Mansi XIII, 64–68. Bis in die neueste Zeit ist die Kirchengeschichte gekennzeichnet von Phasen, in denen mehr oder weniger intensiv die Verwendung von Bildern im christlichen Kult abgelehnt oder karikiert wird. In der byzantinischen Reichskirche lebte diese Haltung verschiedentlich auf und ging bis zur Verfolgung der Bilderfreunde. Der Ikonoklasmus bezieht sich letztlich zwar auf das alttestamentliche Abbildungsverbot aus Ex 20,4f./Dtn 5,8f., dennoch werden über ein buchstäbliches Textverständnis oder die Abgrenzung gegenüber der

Die um 440 erbaute Anlage, nach ihrem Stifter auch als „Paulina" bekannt, lag in einem Vorort von Konstantinopel am Goldenen Horn. Unter Justinian (527–565), der bei einer Pestepidemie im Jahre 542 todkrank seine Zuflucht zu den Heiligen genommen hatte und genesen war, wurde der Bau vergrößert und mit Kunstwerken ausgestattet. 623 wurde es von den Awaren geplündert, während des ersten Kreuzzuges lassen sich dort vorübergehend die Ritter aus dem Westen nieder. Nach der osmanischen Eroberung unterbindet die Errichtung einer islamischen Wallfahrtsstätte, der Eyüp Ensarî Moschee, die Weiterführung des Kults. Insgesamt gab es in Byzanz sechs Kirchen unter dem Patronat von Kosmas und Damian, wovon an Bausubstanz praktisch nichts die Zeiten überdauert hat.[308]

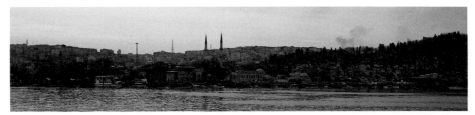

Abb. 24 Blick über das Goldene Horn (Istanbul) auf das Gelände des ehemaligen Kosmidion

Seinen Ursprung verdankte das Kosmidion letzlich aber der Verehrung von Kosmas und Damian im syrischen Raum, genauer ihrem Bestattungsort Phereman bei Kyrrhos, wenngleich man, um im Rahmen der oben wiedergegebenen Andeutungen in der Wundergeschichte (R 18) zu bleiben, in der Konkurrenz zum anderen Wallfahrtszentrum bestehen konnte. Die Kirche der Arztheiligen wird bei Theodoret (423–466), dem dortigen Bischof und theologischen Autor, für das Jahr 432 erwähnt, außerdem in einem Itinerar eines Archidiakons Theodosius aus dem ersten Drittel des 6. Jahrhunderts. Der Historiker Prokop berichtet, daß Justinian im Zusammenhang mit seiner Genesung auch die Heimatstadt und die Kirche von Kosmas und Damian reich bedacht habe.[309]

Ähnlich wie bei Kyrrhos könnte auch im Fall von Aigai, einst Standort eines bedeutenden Asklepiostempels (355 zerstört) und zugleich Schauplatz des Martyriums der „arabischen" Heiligen, die Archäologie noch Erkenntnisse beitragen,

---

heidnischen, bilderfreundlichen Kultvielfalt hinaus Bilder Teil der christlichen Liturgie und Frömmigkeit, weil Gott selbst durch die Menschwerdung in Jesus Christus sichtbar wurde und die liturgische Verehrung des Abbilds dem Urbild gilt, soweit sie von der Anbetung, die allein Gott zu leisten ist, geschieden wird. In der experimentierfreudigeren westeuropäischen Kunst werden Kosmas und Damian dann als Patrone der Ärzte, medizinischer Fakultäten, der Tierärzte, Bader und Apotheker mit den entsprechenden Gerätschaften dargestellt, darunter Arzttasche, Salbentopf mit Spatel, Arzneigefäß, Harnglas, Buch und Schriftrolle, pharmazeutische Geräte: Dietrich, Arzt und Apotheker, 99ff.; Julien & Ledermann, Die Heiligen.

308 Ebd. 68–72 und Wittmann, Kosmas und Damian, 23f. Der Stadtteil Eyüp liegt außerhalb des erweiterten Stadtmauerrings der Altstadt, somit dürfte auch das Kosmidion nicht innerstädtisch gelegen sein, vgl. Janin, Géographie ecclésiastique III, 286ff.

309 Prokop, *aed.* 1,6,5 (Haury 4,30); 2,11,4 (Haury 81); Dietrich, Arzt und Apotheker, 64–66.

aber im Gegensatz zum bald 1000 Jahre zerstörten und bisher unbebauten Kyrrhos ist die antike Stadt am Mittelmeer unter der modernen Siedlung Yumurtalik verborgen.[310]

Auch von Aleppo wird berichtet, daß dort schon früh eine Kirche zu Ehren der beiden Heiligen bestand, in der der spätere Bischof Rabbula laut seiner Vita ein Wunder miterlebte und so zum Christentum bekehrt wurde (um 400); in seiner Bischofsstadt Edessa gründet Nonnos, einer seiner Nachfolger, um 460 ein Leprosorium mit einer Kapelle unter dem Patronat von Kosmas und Damian.[311]

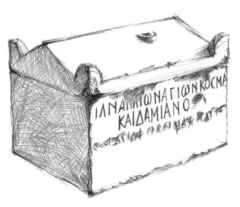

Abb. 25 Lipsanotheke mit Vorrichtung für die Gewinnung von Sekundärreliquien

Ein bemerkenswerter Brauch bei der Verehrung unserer beiden Arztbrüder ist die Gewinnung von Sekundärreliquien, hier die Gewinnung eines nach dem Kontakt mit den körperlichen Überresten segenspendenden Öls; im syrischen Apamea wurden 1934 nämlich sogenannte Lipsanotheken („Reliquiare") gefunden, in denen das über eine Öffnung aufgenommene Öl an den in einem Hohlraum liegenden Knochenreliquien vorbeifloß und an der Seite in ein Auffanggefäß entlassen wurde, um dann zur Salbung der Kranken eingesetzt zu werden.[312] Eines dieser Objekte enthielt laut einer Inschrift körperliche Überreste von Kosmas und Damian und zeigt, daß für die Ausbreitung des Kultes auch ihre Reliquien aufgeteilt wurden.[313]

Die Verbreitung im ganzen Byzantinischen Reich, dem unter Justinian bald auch Altrom und Italien angehörte, zeigt die enorme Popularität der beiden Wunderärzte. Neben einer Kirche über dem ehemaligen Asklepiosheiligtum zu Füßen der Athener Akropolis finden bzw. fanden sich auch Kirchen und Klöster in Kleinasien, Palästina (Jerusalem), dem Sinai und Ägypten[314] unter ihrem Patronat, von der Reichshauptstadt aus erreichte die Verehrung auch den Balkan und Rußland.[315]

In Rom soll eine erste Kirche zu Ehren von Kosmas und Damian unter dem Gegenpapst Felix (355–358) bestanden haben, ein erstes schriftliches Zeugnis gibt

---

310 Dietrich, Arzt und Apotheker, 62; Wittmann, Kosmas und Damian, 22.
311 Bruns, Syrische Legende, 200.
312 in westlicher Terminologie i. S. einer Sakramentalie (nicht eines Sakraments).
313 Gessel, Öl der Märtyrer, 183–202.
314 Die koptische Kirche kennt bis auf den heutigen Tag eine Wallfahrt (20.–22. Ba'una, entspricht dem 27.–29. Juni) zu einer Kirche der beiden in Manyal Shiha am Westufer des Nils: Meinardus, Coptic Saints, 41.
315 Wittmann, Kosmas und Damian, 22.29–31; Wacht, Art. Inkubation C.II.2.: RAC 18, 239.

der *Liber pontificalis* für ein unter Symmachus (498–514) errichtetes Oratorium auf dem Esquilin wieder. Die unter dem Pontifikat Felix' IV. (526–530) erbaute Kirche am Forum Romanum mit dem berühmten Apsismosaik steht an prominenter Stelle, in der Nähe befand sich nämlich (ähnlich der Situation in der östlichen Hauptstadt) der für seine Inkubationspraxis bekannte Tempel von Kastor und Pollux sowie in unmittelbarer Nachbarschaft die *Bibliotheca pacis*, wo Galen gelehrt haben soll[316], womit ein kontinuierliches Fortbestehen bzw. eine Transformation der heilkundlichen Tradition aber nicht bewiesen werden kann.[317]

Von Rom kam die Verehrung nach West- und Mitteleuropa, in Deutschland gelegene Zentren der Verehrung im Mittelalter waren in erster Linie Essen und Bremen, im Süden verfügte Bamberg seit dem Besuch des Papstes Benedikt VIII. im Jahr 1014 über die Häupter der Arztheiligen, die 1606 als Geschenk an den bayerischen Herzog Wilhelm V. in die Münchener Michaelskirche gelangten, der dortige Reliquienschrein wurde von Kurfürst Maximilian I. für 2000 Taler aus dem Bremer Dom erworben, wo nach der Reformation dem Heiligenkult keine Bedeutung beigemessen wurde.[318]

Kollouthos (Kolouthos)

Die Erinnerung an den Märtyrer aus der Verfolgung unter den römischen Kaisern Diokletian und Maximian (286–305) hielten verschiedenartige Texte wach.[319] Neben dem Alexandrinischen Synaxarium, fragmentarischen Wunderberichten, zwei panegyrischen Reden des Bischof Isaak von Antinoë[320] und einer Homilie von Phoebammon von Shmin (= Aḥmīm; Mitte des 6. Jh.) berichten zwei *Passiones* über sein Leben und Sterben, von denen eine auch bei zurückhaltender Beurteilung historisches Material vom Prozeß des Märtyrers überliefern und wohl auf eine griechische Textversion zurückgehen dürfte.[321]

So sei Kollouthos im Mai 304 nach der wiederholt vom Richter vorgetragenen Aufforderung, das Kaiseredikt zu befolgen und den Göttern zu opfern, lebendig verbrannt worden, nach der Datierung des anderen, leider nicht vollständig erhaltenen Martyriums sei er im selben Monat des folgenden Jahres umgekommen;

---

316 Dietrich, Arzt und Apotheker, 80ff.
317 Brenk, Einführung des Kultes, 303 (incl. FN 1). Zusammen mit Felix IV. hat auch der Goten-
     könig Theoderich maßgeblichen Anteil an der Errichtung der Kirche (ebd. 311).
318 Wittmann, Kosmas und Damian, 63ff.; Würl, Kosmas und Damian, 136; Dobras, Kosmas und
     Damian, 15. Es finden auch heute noch in der Michaelskirche regelmäßig Gottesdienste für
     die Kranken, Ärzte und Pflegekräfte statt.
319 Vgl. Zanetti, Note textologique, 10–22.
320 Die Lebensdaten des Bischofs konnte ich nicht eruieren. Immerhin enthält der Codex, der
     den Text überliefert, das Datum des 14. Februar 861 (i. S. eines *terminus ante quem*): vgl.
     Chapman, Encomiastica XI.
321 *pass. Col.*: Reymond & Barns, Martyrdoms, 9–19 [engl. Übersetzung ebd. 145–150];
     Baumeister, Märtyrer, 123. Ferner: Schulze, Medizin und Christentum, 110.126, sowie Sabri
     Kolta, Ärztenamen, 194.

während sich im ersten Fall die biblischen Bezüge auf gewisse Ähnlichkeiten im Prozeß Jesu vor Pilatus beschränken, werden in der zweiten davon abhängigen Version Umstände, Dialoge und Martern entfaltet und mit Schriftzitaten und einem Wunder aufgefüllt.[322]

Ausführlicher schildert Isaak in der für den Festtag des Heiligen verfaßten Predigt den Werdegang und die Wunder Kollouthos'. Bereits am Anfang seines Lebens steht ein außergewöhnliches Geschehnis, da Gott die Gebete seiner frommen und mildtätigen, aber kinderlosen Eltern erhört und ihnen mit Kollouthos den ersehnten Sohn gewährt, einen geborenen Asketen. Abtötung jeglicher Sinnlichkeit und seine Wohltätigkeit machen ihn zusammen mit der Erscheinung des Erzengels Gabriel, der seinen Leib „versiegelt", d. h. zur sexuellen Enthaltsamkeit bestärkt, und ihm seine Zukunft eröffnet, zum lebendigen Kanal göttlicher Gnadenakte, schon seine Berührung bzw. der Kontakt mit seiner Kleidung[323] heilen zunächst einen Krüppel, später einen Blinden – Kollouthos weiß dabei gar nicht wie ihm geschieht und will kein Aufsehen erregen. Von Philipp, dem Sohn des örtlichen Bischofs Apa Pinoution, wird er schließlich in der ärztlichen Kunst unterwiesen, er verzichtet auf seinen Besitz[324], widmet sich zusammen mit dem Arztdiakon unentgeltlich dem Dienst an den Kranken und hat die Fähigkeit, schon nach einmaliger Behandlung Verletzungen, entzündliche Augenkrankheiten, überhaupt alle Erkrankungen zu heilen; zuletzt wird er noch zum Priester geweiht. Trotz der Verbindung zu seinem nunmehr als Schwager (!) vorgestellten Richter Arianus, der mit der örtlichen Christenverfolgung betraut war, wird er nach dreijähriger Haft hingerichtet.[325]

Anschließend führt Isaak vier von Kollouthos gewirkte Wunder auf, die die Praxis der Inkubation am Kultort belegen und mit Ermahnungen zur Heiligkeit, sei es aus dem Mund des Heiligen oder des Predigers, verbunden werden: So erkennt ein Betrunkener in der durch einen Unfall erlittenen Fußfraktur die göttliche Strafe für seine Sünden und wird, da die herbeigerufenen Ärzte nichts ausrichten, durch Vermittlung eines Diakons des Heiligtums dorthin abtransportiert. Im Traum erscheint Kollouthos hell strahlend mit einer Lichtkrone auf dem Kopf dem Verletzten, öffnet den Verband, berührt den inzwischen gangränösen Fuß und heilt ihn durch ein Zeichen (vermutlich das Kreuzzeichen).

---

322 Englische Übersetzung bei Reymond & Barns, Martyrdoms, 11–13. Oftmals gliedern sich die Legenden der ägyptischen Märtyrer in einen ersten erzählfreudigen Abschnitt mit der Lebensgeschichte des Helden bzw. der Vorgeschichte des Martyriums, das im Anschluß anhand einer regelmäßig wiederkehrenden Reihe von gleichen Szenen dargestellt wird, vgl. Baumeister, Martyr invictus, 91f. Die fragmentarisch erhaltene Version gehört wohl in den Kreis dieser Legenden des sog. koptischen Konsens' (ders. 109).

323 vgl. Mt 14,36.

324 vgl. Lk 14,33.

325 Isaak von Antinoë, *Enc.* 13–60 (CSCO 544/CSCO.C 47,51–67; Übersetzung CSCO 545 / CSCO.C 48,40–51).

In einem weiteren Fall gibt ein Lahmer nach einem Monat Aufenthalt gerade die Hoffnung auf, eben jenen Gnadenerweis zu empfangen, den er bei anderen, beispielsweise einem Mann, der durch Öl aus dem Leuchter von seiner Blindheit erlöst wurde, beobachtet hatte. Als er allein in der Kirche ist, tritt Kollouthos vor den Altarraum, rügt seinen Unglauben, der seine Heilung verhindert habe, und stellt den reuig auf dem Boden Liegenden wieder auf seine Füße.

Einem Diakon, der wegen eines angeblichen Verhältnisses mit einer Witwe unter übler Nachrede zu leiden hatte und von seinem Amt suspendiert war, erscheint er wiederum in einer Traumvision; der angenehme Duft, den der Diakon nach dem Aufwachen wahrnehmen konnte, bestätigt ihm den erhaltenen Auftrag, einer wassersüchtigen Frau ihre Gesundung mitzuteilen, wodurch auch er seine Rehabilitierung erwirken kann.

Das Gegenteil wird einem Meineidigen in einem Strafwunder zuteil, der wegen seiner Hybris dem Heiligen gegenüber noch vor dem Sonnenuntergang sein Leben einbüßt.[326]

Neben den aufgeführten Akklamationen der Geheilten[327] ist über die nur kurzen Ausführungen zu den Krankheitsbildern hinaus insbesondere die Verbindung der „nicht-medizinischen" Sorgen der Pilger mit körperlichen Heilungen (resp. deren Gegenteil) bemerkenswert, die Kollouthos bei aller Konzentration auf sein übernatürliches Einschreiten ohne besondere heilkundliche Anweisung – auch die erwähnte Anwendung des Öls aus den Lampen der Kirche ist so zu deuten – als geistlichen Arzt charakterisieren.

In einer weiteren, nur fragmentarisch erhaltenen Wundersammlung flehen zwei kranke Frauen um die Hilfe unseres Heiligen, die erste litt an einer durch einen Dämon verursachten schmerzhaften Schwellung ihrer Brüste und einer gelähmten Hand. Wie ihr im Traum versprochen wurde, wird sie am „Silbernen Kreuz" in der Kirche von ihren Qualen befreit, woraufhin sie in ihrer Dankbarkeit aus ihrem Schmuck zwei silberne Brustmodelle als Votivgabe herstellen läßt. Nach der Erzählung zur Wiederauffindung geraubten Gutes, die der Heilige vermittelt, wird die vermutlich ebenso wunderbare Heilung einer wassersüchtigen Frau begonnen, dann bricht der Text ab.[328]

Ein anderes Wunderfragment wird mit einer Bekehrungsgeschichte verknüpft und berichtet von der Heilung eines Gelähmten, der sich nur kriechend fortbewe-

---

326 Isaak von Antinoë, *Enc.* 61–111 (CSCO 544/CSCO.C 47,67–83; Übersetzung CSCO 545 / CSCO.C 48, 52–64). Die übrigen Wunder (vgl. Zanetti, Note textologique, 10–22) sind noch nicht ediert oder übersetzt.

327 Ausrufe wie: „Der Gott des heiligen Kollouthos/dieses Diakons ist einer" (vgl. Kapitel 77.92.108) waren wohl fester Teil der Verehrung des Heiligen. Dies dürfte sich gegen eine heidnisch-polytheistische Konzeption eines mehr oder weniger eigenmächtig handelnden „Halbgottes" richten, zumal vergleichbare εἷς-θεός-Formeln in der Bibel das monotheistische Bekenntnis zum Ausdruck bringen. Kollouthos wird somit als vermittelnder Heiliger dargestellt.

328 Devos, Autres miracles, 285–301.

gen konnte; der Heilige erscheint ihm im Traum und gibt ihm die Anweisung, die Nacht mit einer stadtbekannten Hure zu verbringen, die so laut Geschichte ihren „Lohn" – gemeint ist ihre Konversion – dafür erhalten soll, daß sie den Armen ihr Almosen nicht verweigerte. Die Heilung der beiden, sei es die körperliche oder die seelische, ist leider nicht überliefert, läßt sich jedoch aus dem sich anschließenden Beichtgespräch der bekehrten Sünderin mit dem verantwortlichen Priester des Heiligtums ableiten, wobei sich von neuem zeigt, daß die Kollouthoswunder mit einem zweiten, hier dem in religiöser Hinsicht wichtigeren Zweck verbunden werden.[329]

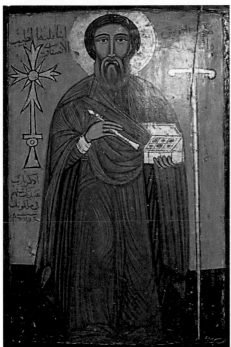

Abb. 26 Kollouthos mit Salbenspatel

Voll entfaltet findet sich die Legende schließlich im Alexandrinischen Synaxar, wonach Kollouthos einer zur Stadtnobilität von Antinoë zählenden Familie angehört und christlich erzogen wird. Die von den Eltern arrangierte Hochzeit lehnt er ab und führt nach dem Verzicht auf seinen Besitz ein asketisches Leben. Nach dem Tod der Eltern baut er eine Pilgerherberge, studiert Medizin und widmet sich unentgeltlich dem Dienst an den Kranken. Die Verbindung zu seinem in dieser Legende erneut als Schwager vorgestellten Präfekten Arianus, der dem Vater Kollouthos' im Amt nachgefolgt und unter dem neuen Kaiser mit der örtlichen Christenverfolgung betraut war, bewahrt ihn trotz Verhaftung zunächst vor der Hinrichtung. Mit einem neuen Amtsinhaber wird der zuvor auf Bitten seiner Schwester befreite Arztheilige aber wieder festgesetzt, gefoltert und schließlich geköpft.[330] Eingeflochten in eine weitere Erzählung, dem Martyrium des Bischofs Abadion, wird Kollouthos ein weiteres Mal genannt. Demnach erlernt er die Heilkunst vom Sohn des örtlichen Bischofs namens Philipp, woraufhin beide die Kranken ohne Entgelt heilen und Kollouthos zum Priester geweiht wird.[331]

Die hinzugekommenen Informationen sind durchaus interessant, denn zum einen wird Kollouthos mit der legendarischen Verbindung zu anderen Heiligen genauso wie bei Kosmas und Damian sowie Kyros und Johannes ein zweiter

329 Devos, Un étrange miracle, 363–380.
330 *Syn. Al.* 25. Bašons (CSCO.A 13,137f.).
331 *Syn. Al.* 1. 'Amšīr (CSCO.A 12,451ff.); vgl. auch O'Leary, Saints of Egypt, 112 (zu Abadion und Arianus vgl. 60f.86).

Protagonist, nämlich der – wenn auch nicht explizit heilige, aber immerhin als heiligmäßig in die Geschichte eingeführte – Arzt und Diakon Philipp an die Seite gestellt. Zum anderen wird die Vorstellung des Heiligen als Mönch und Kleriker, die in der eingangs vorgestellten zweiten *Passio* lediglich in Form einer Frage wegen der Bibelfestigkeit des Märtyrers bei seinen Antworten geäußert wird, wohl ein Hinweis dafür sein, daß nach seinem Vorbild christliche Mönchs- oder Priesterärzte gerade an bestimmten Wallfahrtsstätten vorhanden waren. Auch die gegenüber der ersten Tradition geänderte Todesart könnte zwar mit dem Kultbetrieb in Antinoë zusammenhängen, da die Reliquien der verehrten Helden hierbei eine bedeutende Rolle einnehmen und die Tradierung einer Verbrennung bei den Pilgern Zweifel an deren Echtheit hätten aufkommen lassen können; da über die noch in der 2. Hälfte des 11. Jh. in Antinoë/Anṣinā bekannten, heute jedoch offensichtlich verlorenen körperlichen Überreste nichts weiter bekannt ist[332], bleibt diese Annahme Spekulation; mir erscheinen wie bei so vielen anderen Legenden literarische Abhängigkeiten (z. B. die Enthauptung Johannes des Täufers) plausibler.[333]

Insgesamt ist Kollouthos durch ein asketisches Leben in Armut und Ehelosigkeit, als unentgeltlich heilender leiblicher und geistlicher Arzt und als Märtyrer geradezu das Idealbild eines heiligen Priesterarztes.

Abgesehen von der Erwähnung in der *Historia lausiaca*, die ähnlich wie beim Heiligtum von Kyros und Johannes in Menouthis sowie bei Kosmas und Damian in Konstantinopel die Praxis der Inkubation bezeugt[334], und der äthiopischen Übersetzung des koptischen Synaxars blieb die eigentliche Verehrung des Heiligen auf Ägypten beschränkt.[335] Sein Kultzentrum befand sich außerhalb Antinoës, wo man bei Ausgrabungen einige, vornehmlich koptische Papyri aus dem 6./7. Jh. mit Orakelfragen fand. Nach dem Vorbild vorchristlicher Gebräuche sind diese an den Heiligen, der wie im Enkomion Isaaks als «wahrer Arzt» bezeichnet wird, oder an «seinen» Gott gerichtet und sollten gerade bei gesundheitlichen Problemen deren Behandlung entscheiden.[336]

Wenn in verschiedenen Grabinschriften ebenso der «Gott des heiligen Kollouthos» angerufen wird, so ist damit in derselben Weise auf die in der Verehrung zentrale Mittlerstellung des Heiligen zwischen Gott und den Gläubigen angespielt,

---

332 Meinardus, Relics of Saints, 145; Horn, Studien, 106–108.194f., erklärt die von Meinardus angenommene Übertragung der Reliquien nach Asiūt als Irrtum (insb. 195); vgl. hierzu auch Meinardus, Christian Egypt, 370f.395f.

333 Vgl. Reymond & Barns, Martyrdoms, 17.

334 Palladius, *Historia lausiaca* 60. Der Autor sammelt in dieser 419/420 verfaßten Schrift die Lebensbeschreibungen von 71 Asketen/innen.

335 Zanetti, Note textologique, 10f.

336 z. B. Isaak von Antinoë, *Enc.* 3. Vgl. Donadoni, Due testi, 286–289; Papini, Biglietti oracolari, 245–255; Papini, Sortes Sanctorum, 395–401; Papaconstantinou, Oracles chrétiens, 281–286; Baumeister, Märtyrer, 134. Für ein derartiges Orakelwesens sind aus religionsgeschichtlicher Perspektive interessante vergleichbare Hinweise schon aus der Zeit um 1200 v. Chr. bekannt (vgl. Baumeister, Martyr invictus, 70).

weswegen in ihm nach einem weiteren epigraphischen Monument auch der «Arzt, der die Seelen und Leiber heilt», erkannt werden konnte.[337] Der Heilige, dessen Gedenktag von der koptischen Kirche am 25. Bašons (= 20. Mai) begangen wird[338], wurde v. a. bei Augenkrankheiten angerufen; als „Archiatros" (Oberarzt) betitelt, wird ihm offensichtlich sogar ein Rezept mit in der Antike für ophthalmologische Beschwerden typischen Ingredienzien zugeschrieben.[339] Wie das Heiligtum samt Kult unterging, konnte ich nicht eruieren, immerhin ist sein Patronat über ober-ägyptische Kirchen weiterhin bezeugt.[340] Eine Ikone des Heiligen, dessen Attribute zusammen mit einer Inschrift ihn als Arzt ausweisen, befindet sich heute in der Kirche des heiligen Merkurios in Altkairo.[341]

Kyros und Johannes

Die Informationen zum Leben des hl. Kyros (oder Abbakyros) aus Alexandrien, der zusammen mit dem Soldaten Johannes am 31. Januar verehrt wird, sind in man-cherlei Hinsicht nur als vage zu betrachten[342]; der wohl bedeutendste Autor zu Kyros und Johannes ist der spätere Patriarch Sophronius von Jerusalem (550–638), unter dessen Namen neben einem Enkomion (Lobrede) zu ihren Ehren auch eine zwischen 610 und 619 verfaßte Sammlung ihrer Wunder und eine kurze *Vita* und *Passio* der beiden überliefert werden.[343]

Die Viten kennen Kyros als Arzt, der in seiner Heimatstadt studiert hat, ferner seine Praxis, die, integriert in die den drei Jünglingen im Feuerofen[344] geweihten

---

337 Munier, Stèles, 129–130.133 (Nr.1–3.8).

338 entspricht unter Einbeziehung des zeitlichen Abstands gegenüber dem Julianischen Kalender unserem 2. Juni; Meinardus, Christian Egypt, 115. Allerdings sind noch weitere Gedenktage eines Heiligen dieses Namens in den verschiedenen Heiligenkalendern bekannt, vgl. Gordini, Art. Colluto: BSS 4, 89, der von einer einzigen Person ausgeht, derer dabei gedacht wird.

339 „ⲀⲢⲬⲎⲀⲦⲢⲞⲨ"(!): Chassinat, Un papyrus, 303f.; Crum, Colluthus, 326f. Vgl. hierbei auch seine Bezeichnung als „Archiatros der Seelen und Leiber": Isaak von Antinoë, *Enc.* 6.

340 Meinardus, Relics of Saints, 145; Horn, Studien, 106–108.194f. Beim muslimischen Historiker Maqrizi wird eine Wallfahrt zu Ehren des Heiligen im 15. Jh. bezeugt (Meinardus, Coptic Anargyros, 374). Ferner: Delehaye, Martyrs d'Égypte, 104; vgl. auch Meinardus, Christian Egypt, 370f.395f.

341 Meinardus, Coptic Anargyros, 375; Habib, Coptic Churches, 143 (Abb. 33). Die Angabe bei Sabri Kolta, Ärztenamen, 194, die Ikone befände sich in der ihm geweihten Kirche in Rifa südlich von Asiût ist nicht korrekt.

342 Hierfür möchte ich auf den ersten Abschnitt des Aufsatzes von Sinthern, Abbacyrus, 196–211 verweisen, des weiteren auf Pazzini, Santi, 184–191, und verschiedene Lexikonartikel: Caraffa, Art. Ciro e Giovanni: BSS 4,2–4; Niggl, Art. Kyros u. Johannes: LThK² 6,716f.; Seeliger, Art. Kyros u. Johannes: LThK³ 6,561f.; Sauser, Art. Kyros und Johannes: BBKL 20,896.

343 Sophronios, *laud.* (PG 87,2,3379–3422); ders., *mir. Cyr. et Jo.* (PG 87,2,3423–3676). Nach Röwekamp, Art. Sophronius von Jerusalem: LACL³ 647f.; die *Vita* und *Passio* der beiden Märtyrer (PG 87,2,3677–3696) gelten als unecht.

344 Vgl. Dan 3.

Kirche, angeblich erhalten war. Während der Verfolgung durch Diokletian floh er nach Arabien, wurde Asket und fand im ehemaligen Soldaten Johannes aus Edessa einen Mitstreiter, derweil er sich vom Leib- zum wunderwirkenden Seelenarzt wandelte. Wieder in Alexandrien zurück ermutigten die beiden eine Mutter und ihre Töchter im Martyrium und wurden selbst, weder durch List noch durch Drohungen oder Folter vom christlichen Glauben abzubringen, im Jahre 303 zum Tod durch Enthauptung verurteilt.[345]

Kyrill von Alexandrien ließ die Gebeine der Märtyrer von der Markusbasilika seiner Bischofsstadt in das 18 Kilometer östlich der Stadt gelegene Menouthis, das heutige Abūqīr[346], bringen, um dort den Kult der Isis medica zu verdrängen, der sich wohl bis zum Ende des 5. Jahrhunderts halten konnte.[347] Vielleicht schon im 5. oder 6., sicher aber zu Beginn des 7. Jahrhunderts[348] wurde das christliche Menouthis zum weithin bekannten Anziehungspunkt vieler Wallfahrer. Die in der Kirche übernachtenden Kranken hofften dabei auf eine Traumvision, um darin von den Wundertätern, die bald als Ärzte, bald als Mönche oder seltener als Priester (*mir.* 37), manchmal sogar wie Bekannte der Kranken erscheinen[349], ihre Heilung oder Kuren zu erhalten, die vielfach in Bädern oder Behandlungen mit Öl und Wachs aus den Lampen des Schreins bestanden.

Ähnlich wie in Antinoë und im Kosmidion findet sich mit der Inkubation somit auch in Menouthis dieser sich aus vorchristlicher Zeit herleitende Brauch[350], bei dem an Stelle der heilenden lokalen Gottheit nunmehr zwei Märtyrer, allerdings als Vermittler überirdischer Hilfe tätig sind. Diese Aufgabe der Heiligen kommt besonders im *mir.* 42 zum Ausdruck, wo drei schon länger wartende Frauen angesichts einer zügigeren Heilung protestieren und die Thaumaturgen der Ungleichbehandlung bezichtigen. Mit dem Hinweis, daß nicht sie selbst, sondern Christus über die Gewährung der Heilkräfte entscheide, wird die Kritik abgewiesen.[351]

---

345 Nach anderen Angaben wurde er erst im Jahre 312 unter Maximinus Daia hingerichtet (vgl. Sauser, Art. Kyros und Johannes: BBKL 20,896).

346 aus Abba Kyros abgeleitet.

347 Montserrat, Pilgrimage, 258f–266. Schon unter Theophilos, seinem Onkel und Vorgänger auf der alexandrinischen Bischofskathedra, war der Bau einer Kirche zu Ehren der Evangelisten in Menouthis begonnen worden. Nun wurden auch die angesprochenen Reliquien dorthin transferiert, nachdem ein Engel Kyrill im Jahre 414 in einer Traumvision das Grab von Kyros und Johannes angezeigt habe (ebd. 262); unter dem monophysitischen Bischof Petros Mongos (+ 490) wurde zusammen mit den Mönchen aus dem nur wenige Kilometer entfernten Kanopos die wohl letzte heidnische Kultstätte am Ort, ein Haus mit versteckten Kultbildern und einem offensichtlich im Gebrauch befindlichen Altar, zerstört; vgl. Zacharias Rhetor, *Vita Severi* (PO 2,27–32).

348 Montserrat, Pilgrimage, 266f.

349 Vgl. *mirr.* 10, 13, 32, 33, 36, 37, 38, 52, 70; seltener erschienen sie den Kranken auch im Wachzustand (*mirr.* 4, 19, 33, 52). Delehaye, Miracles des saints, 25.

350 Frankfurter, Approaches, 34ff. referiert auch die Kritik an abergläubischen Verhältnissen, in denen er weniger einen Unterschied zwischen Hoch- und Volksreligion als vielmehr die Ausprägung einer ortsgebundenen Religiosität ausmacht.

351 In dieselbe Richtung weist das bei Herzog, Menuthis, 118, festgehaltene Zeugnis des Heiden

Im 10. Jh. wurden die Reliquien der Heiligen in eine Kirche (mit dem späteren Patronat der heiligen Barbara) nach Altkairo verbracht, heute werden sie in einer weiteren den beiden Märtyrern gewidmeten Kirche Altkairos und einer 1935 in Abūqīr erbauten Kirche[352], sowie in verschiedenen Athosklöstern, in der Hagia Lavra in Kalavrita und im Johanneskloster auf Patmos verehrt.[353] Auch im Westen, namentlich in Rom, wo sogar mehrere den beiden geweihte Kirchen bzw. Oratorien bekannt waren, wurden Kyros und Johannes verehrt, die Tradition einer Übertragung der Reliquien dorthin ist jedoch unwahrscheinlich.[354]

Wie und wann der Kultbetrieb in Menouthis im einzelnen zum Erliegen kam, ist offensichtlich nicht bekannt; ein Bischof des 9. Jahrhunderts, Severus von Nesteraweh, erwähnt in einer Homilie das Heiligtum noch, wohin er die Translation der Markusreliquien veranlaßt haben will.[355] Später kommt die Region v. a. in Zeiten kriegerischer Auseinandersetzungen wieder in den Blick, z. B. im Mai 1363 bei einem Angriff dreier christlicher Galeeren oder im Zusammenhang mit der ägyptischen Expedition Napoleons an der Wende vom 18. zum 19. Jahrhundert. Das Heiligtum selbst ist im wahrsten Sinne des Wortes untergegangen – einige Reste wurden vor der Küste Alexandrias gefunden.[356] Sophronios von Jerusalem macht im Rahmen seiner Wundersammlung auch einige topographische Angaben.

So habe das ehedem zwischen Sanddünen und Meer gelegene Heiligtum über eine Kirche, einen Hof mit einer Quelle, ein Bad bzw. Wasserbehälter (evtl. in Verbindung mit zugehörigen Gebäuden und Sanitäranlagen) verfügt, ebenso dürften

---

Eunapios, der aus seiner Perspektive einmal in den Märtyrern das christliche Gegenstück zu den Göttern paganer Kulte erkennen will, sie aber dann auch als „Vermittler der Bitten an die Götter" in einer funktional mehr der christlichen Diktion entsprechenden Form vorstellt. Den Grund zum Mißverständnis legen freilich Aussagen der Heiligen wie „Wir haben dich geheilt", die der christlich-monotheistischen Konzeption zu widersprechen scheinen.

352 Ein aufmerksamer Leser des von mir ausgeliehenen Buches hat der Schrift einen Zeitungsausschnitt aus dem Giornale d'Oriente (Kairo) vom 8.7.1938 beigelegt, in dem von der plötzlichen Heilung eines 6jährigen, von Geburt an stummen und gelähmten Jungen berichtet wird, die eine Wallfahrt ausgelöst hat. Evangelos Kakalis, so der Name des Kindes, sei während des nächtlichen Gottesdienstes in der griechisch-orthodoxen Kirche von Abukir vor den Augen seiner Mutter und der übrigen Anwesenden plötzlich und ohne fremde Hilfe aus seinem Wagen gestiegen und habe auf dem Weg zum Altar um Brot gebeten (evtl. das im Rahmen der Liturgie verteilte Eulogienbrot?).

353 Meinardus, Coptic Saints, 40.

354 Sinthern, Abbacyrus, 211ff.

355 Severus v. Nesteraweh, *hom. Marc.* (Bargès 62); in seiner Predigt beschwert sich der Bischof, daß es durch die Herrscher den Christen unmöglich gemacht wurde, ihre Kirchen zu restaurieren. Montserrat, Pilgrimage 259, nimmt an, Menouthis habe schon nach dem 9. Jh. kaum mehr für irgendwelche Kultzwecke gedient. Faivre, Canopus, 52ff., betrachtet auch die Translation der Markusreliquien dorthin als unwahrscheinlich, da sich auch der Bestimmungsort vor den Toren der Stadt in einem gleich schlechten Zustand befunden haben dürfte. Somit dürfte der Untergang des Heiligtums dann mit der Übertragung der Gebeine von Kyros und Johannes im 10. Jh. zusammenfallen.

356 Goddio, Versunkene Schätze, 150ff. (incl. Abb.).

auch Herbergen für die teils Monate und Jahre sich dort aufhaltenden Pilger notwendig gewesen sein; den Wunderberichten zufolge übernachteten die Kranken in
der oft überfüllten Kirche, d. h. in unmittelbarer Nähe der Heiligenreliquien, auf
niedrigen Liegen; Heilungen außerhalb des Schreins ohne Inkubation stellen beim
Autor dagegen seltene Ausnahmen dar. Ferner sollen die Geheilten ihre Dankbarkeit durch Spenden, Votivgaben, gestiftete Kunstwerke oder in einfachen, in roter
Farbe gehaltenen Inschriften ausgedrückt haben.[357]

Bei Sophronios geschehen die Wunder nur bei rechtgläubigen Christen, ohne
Treue zum chalzedonischen Bekenntnis[358] als Vorbedingung bleiben sie aus oder
sind nicht von Dauer; das Kloster von Kanopos und die Wallfahrtsstätte von
Menouthis waren allerdings auf der Seite der Chalzedonier bzw. der kaiserlichen
Religionspolitik.[359] In *mir.* 12 wird z. B. ein Anhänger der monophysitischen Richtung am Weihnachtstag durch seinen Widerruf und die Teilnahme an der Kommunion der Rechtgläubigen in der Theonaskirche in Alexandrien geheilt, ähnliches
wird von einem anderen Häretiker gefordert (*mir.* 36). In dem sich anschließenden
Wunder wird der Fall eines Subdiakons referiert, der durch einen Traum bewogen
wird, zum chalzedonischen Bekenntnis zu konvertieren und die Eucharistie zu
empfangen. Die Rückkehr in seine Heimat bedeutet für ihn aber auch den Rückfall
in den Irrtum. Das ebenso damit einhergehende Rezidiv seiner Krankheit kann
durch eine erneute Umkehr in Menouthis gemildert werden, eine vollkommene
Heilung wird ihm nicht mehr zuteil (*mir.* 37).[360] Im Hinblick auf die soziale Herkunft lassen schon die relativ seltenen koptischen Namen und die genannten beruflichen Tätigkeiten für eine (eher chalzedonische) Pilgerschar aus der gehobenen
Schicht schließen.[361]

Die Bekehrungen, die meist griechischen Namen in den Erzählungen und das
bei allem universellen Anspruch doch vorhandene Vorwiegen der alexandrinischen
Pilger verwundern ebensowenig wie die Tatsache, daß die Heiligen auch in literari-
scher Hinsicht nur vergleichsweise geringen Widerhall im koptischen Schrifttum

---

357 Zu diesen bei Sophronios dargestellten Verhältnissen des 7. Jahrhunderts vgl. Montserrat,
     Pilgrimage, 266–276. Im Inneren der Kirche waren der Altarraum (*mir.* 38), ein Ambo (*mir.*
     37), ein Baptisterium (*mirr.* 31, 36), wo auch die Eucharistie aufbewahrt wurde und natürlich
     das Heiligengrab, vor dem eine Lampe brannte (*mirr.* 1, 3, 7, 22, 36, 50, 70), vorhanden (vgl.
     Faivre, Canopus, 42).
358 Im Rahmen der christologischen Debatten war die Hierarchie in Alexandrien gespalten in
     eine monophysitische, das Konzil von Chalzedon aus dem Jahre 451 ablehnende und eine
     orthodoxe, dieser reichskirchlich anerkannten Synode folgende, am Nil aber die Minorität
     verbleibende Partei. Zur Zeit des Sophronius verlagert sich die Auseinandersetzung von der
     Diskussion um die eine Natur Christi oder die zwei Naturen in Christus auf die Frage nach
     einer einzigen oder zwei Wirkweisen („Energien") bzw. Willen. An Brisanz gewinnt sie aber
     erst nach dem Tod des Patriarchen.
359 Vgl. Faivre, Canopus, 27–30.
360 Auch die *mirr.* 30, 38, 39 weisen in vergleichbarer Weise den angesprochenen Bezug auf; vgl.
     Delehaye, Miracles des saints, 28–30.
361 Montserrat, Pilgrimage, 275f.

die Leukome gewissermaßen herausschwemmt; im 47. Mirakel fließen diese auch
nach der Anwendung einer reizenden Salbe (λαβνεῖον) wie Tränen heraus und in
einem weiteren Fall (*mir.* 51) soll bithynischer Käse ein Augenleiden beseitigen.[370]

Wenn so manche Therapie so ganz und gar nicht kunstgerecht, d. h. nach den
damals bei den Ärzten etablierten Methoden, erfolgt, ist zunächst an die von den
Heiligen praktizierte Form der Homöopathie zu denken: „τῶν ἁγίων οὐ τὰ ἐναντία
τῶν ἐναντίων κατὰ τοὺς ἀπὸ γῆς ἰατροὺς ποιουμένων ἰάματα, ἀλλ᾽ ἰωμένων τοῖς
ὁμοίοις τὰ ὅμοια" – die beiden heiligen Ärzte würden anders als ihre irdischen Kollegen nicht mit der entgegengesetzten, sondern der gleichgearteten Arznei ihre
Erfolge erzielen. Beim zugehörigen Fall werden bei dem vergifteten Theodor drei
erfolglose Anläufe unternommen, ihn zum Verzehr einer Schlange zu ermutigen;
erst die vermeintliche Gurke, die dem Ahnungslosen etwas hinterlistig in der Däm-
merung des frühen Morgens verabreicht wird, löst bei der Entdeckung des Irrtums
den aus rationaler Perspektive (evtl.) erwünschten Würgereiz aus (*mir.* 27), dem
Autor dürfte jedoch vielmehr die Vorstellung vorschweben, daß durch den Genuß
der giftigen Schlange das gleichfalls toxische Übel überwunden wird[371]; ähnlich
dürfte der Fall einer Frau liegen, die beim Trinken einen Frosch verschluckt hat und
angewiesen wird, vor dem Essen Wasser zu sich zu nehmen, woraufhin sie sich
übergibt und so durch den gleichen Mechanismus ihren unwillkommenen Unter-
mieter in dessen Lieblingselement loswird (*mir.* 26). Dieses Prinzip mag auch dem
Badeunfall, dessen Kurierung den Hergang imitiert (*mir.* 9), oder bei der Behandlung einer Blutung mit Myrtenwein wegen der farblichen Ähnlichkeit zwischen
Rotwein und Blut zugrunde liegen (*mir.* 25).[372]

Man kann aber die therapeutischen Maßnahmen, insbesondere auch das herbei-
geführte Erbrechen, sei es durch die Einnahme einer Zitrusfrucht, das Trinken von
Wasser oder eines angemessenen Quantums Wein oder schlicht durch provozierten
Ekel, isoliert von den in der Erzählung wiedergegebenen Umständen nicht allein in
einem rationalen Sinne interpretieren oder sich auf die Homöopathie als Erklärung
stützen. Schon die in anderen Erzählungen ausgeworfenen unreinen Tiere, die z. B.
in einem Wurm (*mir.* 4) oder drei Geckos bestehen, die numerisch überdies den
drei Maßeinheiten des Antidots entsprechen (*mir.* 44), verweisen – was bei Wunderberichten niemanden überraschen wird – in den übersinnlichen Bereich, bei der
Wundersammlung ausgesprochen häufig zugleich in einen dämonologisch-magi-
schen Kontext: was insofern weniger an Übel als vielmehr an Bösem Eingang in den
Menschen gefunden hat, muß folglich wieder entfernt werden. So fehlt es nicht an
allerlei Getier wie Würmern, Mücken, Tausendfüßern (*mir.* 14; *mir.* 36; *mir.* 57);
oder es ist ein vermeintlicher Hase, der den bösen Geistern Gelegenheit gibt, seinen
Verfolger zu lähmen (*mir.* 56), bzw. ein kotender Nachtrabe, der als teuflisches

---

370 Ebd., 144f.
371 Dahinter steht die Überzeugung, daß Schlangen über schützende Komponenten verfügen, da
       sie an ihrem eigenen Gift schließlich nicht sterben.
372 Ebd., 133f.141.144.

Instrument einen gewissen Georgios bis in den heiligen Bezirk hinein verfolgt und ihm so übel mitspielt, daß er vor Verzweiflung seine Waffe gegen sich richtet (*mir.* 67). Aber auch ein Fall von Blindheit (*mir.* 65), oder Epilepsie (*mirr.* 32; 54), plötzlich eingetretene Taubheit (*mir.* 45), der Unfall im Bad des Heiligtums (*mir.* 9) oder der abstoßende Anblick einer krankhaft aus dem Mund hervortretenden Zunge (*mir.* 41) werden als das Ergebnis dämonischer Umtriebe dargestellt.[373]

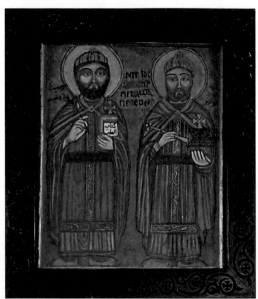

Abb. 27 Koptische Ikone der beiden Heiligen

Magische Praktiken wiederum müssen erst aufgedeckt werden, sei es ein zur Lähmung eines Arztes vor dem heimischen Schlafraum vergrabener Gegenstand (*mir.* 55), sei es die Beseitigung eines Voodoozaubers, der erneut die völlige Lähmung durch ein mit Nägeln bestücktes Abbild des Opfers verursacht (*mir.* 35); den Betroffenen wird ebenso geholfen wie dem durch den Schadzauber seiner Feinde von Dämonen geschlagenen Elpidios, desgleichen den durch solche περιεργία an heftigen Schmerzen in den Eingeweiden leidenden Personen (*mirr.* 21; 27; 63), die durch dreimaliges Blasen der Heiligen in den Mund, welches zur Ausscheidung eines Wurms führt, bzw. indirekt durch das Gebot, eine Schlange zu vertilgen (s. o.), gerettet werden. In einem weiteren Fall rächt sich eine Frau an ihrem Liebhaber, der eine Ehe eingegangen war und sie deswegen verlassen hatte, durch ein Zaubermittel, dessen Bann durch die Bekehrung des bis dahin gelähmten Mannes und dem damit verbundenen Empfang der Kommunion gebrochen wird (*mir.* 12).[374]

In einem anderem Fall wird ein gewisser Georgios durch gesegnetes Brot (Eulogienbrot, nicht die Eucharistie) dem Einfluß der Dämonen entrissen (*mir.* 56), die Heiligen vertreiben jene aber auch allein durch ihr Wort (*mirr.* 14; 65) oder durch Anblasen (s. o.; 68); heilend wirkt auch die Berührung mit ihren Händen (*mirr.* 69; 19; 70: Sophronius' eigene Heilung).[375]

Nun sieht Th. Nissen in seiner Analyse die übliche Medizin, von wenigen Ausnahmen abgesehen, in den Mirakelberichten des späteren Patriarchen von Jeru-

---

373 Nissen, Sophronios-Studien, 373–377.
374 Ebd., 378–380.
375 Ebd., 364f. Handauflegung und Segensgebete gehören zu exorzistischen Riten, das erwähnte „Anblasen" bezeichnet im Taufritus die entsprechende Zurückweisung Satans.

salem regelrecht karikiert[376]; N. Marcos wiederum ordnet die beschriebenen
Träume der Patienten als Produkte der soziokulturellen Verhältnisse ein, da in die
medizinische Praxis der Epoche auch Magie, dämonistische Pathogenesen und die
Astrologie Eingang gefunden hätten; ebenso muß neben den volkstümlichen Motiven, Übertreibungen und Stilisierungen beim Gottesmann Sophronios auch mit
moralischen und theologischen Maßstäben des Autors gerechnet werden, auch
wenn er vielleicht ein heilkundliches Fachbuch bei der Abfassung der Wundersammlung zur Hand hatte.[377]

Die Attacken gegen die Ärzteschaft sind jedenfalls nicht in Abrede zu stellen.
Ein für sich sprechendes Beispiel ist in diesem Zusammenhang, daß Gesios (*mir.*
30), ein bekannter Iatrosophist aus Petra z. Zt. des Kaisers Zenon (474–491), der
zwar getauft, im Herzen aber alles andere als ein überzeugter Christ war, für seine
Behauptung, die Arzneien von Kyros und Johannes würden letzlich aus der rationalen Medizin stammen und auf natürliche Weise wirken, bestraft wird. Da der Arzt
sich selbst mit seiner Kunst von einer „Lähmung" der oberen Körperpartie nicht
heilen kann – gemeint ist wohl eine seinem Stolz entsprechende Versteifung im
Schulter-/Nackenbereich –, taucht er am Heiligtum auf; der ersten Aufforderung
der Heiligen, seine Torheit zur Mittagszeit vor allen Anwesenden zu bekunden,
kommt er nicht nach, ebensowenig der Strafverschärfung, zusätzlich eine Glocke
um den Hals zu tragen, schließlich soll er noch Zügel anlegen und gibt gedemütigt
nach: von einem Jungen wie ein Esel geführt, zieht er zehnmalig durch den heiligen
Bezirk und bekennt unablässig: „μωρός εἰμι" – „Ich bin ein Tor!" Die Heiligen
indes lassen noch nicht ab und erscheinen ihm im Traum und möchten für ihre
erfolgreiche Therapie die Stellenangabe in der medizinischen Literatur wissen, da
er andernfalls als Lügner überführt sei. Dennoch mag die apologetische Tendenz
gegen den in dieser Erzählung lautwerdenden Vorwurf umso mehr als Indiz dafür
dienen, daß sich wenigstens einige Aspekte der Therapie am Heiligtum in den
damaligen medizinisch-heilkundlichen Kontext durchaus einordnen ließen, selbst
wenn dies nicht unbedingt der vorrangigen Intention des Autors entsprochen haben
dürfte. Die Kritik an den damaligen Medizinern, die als hochnäsig und auf Gewinn
bedacht dargestellt werden[378], verliert deswegen nicht an Schärfe.

An anderer Stelle ahnden Kyros und Johannes nämlich die Heranziehung eines
auswärtigen Arztes durch physische Sanktionen gegen den hierfür Verantwortlichen
nicht weniger heftig; da der zwar gerufene, aber eben unberufene, d.h. weltliche
Arzt sich obendrein weigerte, die selbst zugefügten und offensichtlich tödlichen
Verletzungen des Georgios (*mir.* 67) zu versorgen, müssen wiederum Kyros und
Johannes den rettenden Einsatz sichern.[379]

---

376 Ebd., 361.363.367–369.
377 Marcos, Thaumata, 150ff.
378 Nissen, Sophronios-Studien 352–354. Vgl. auch Lucius, Anfänge, 263.
379 Ebd., 356ff.

Ein anderer möglicher Einwurf, daß die „Heilmittel" meist harmlos oder hauptsächlich für die äußere Anwendung bestimmt waren und daher kaum hätten schaden können, würde die Absicht verkennen, die Wunderkraft der Heiligen insbesondere im Vergleich zur generell hilflosen Ärzteschaft hervorzuheben und den Glauben an die Hilfe der angerufenen himmlischen Helfer zu stärken – mit Blick auf die im Aufsatz Nissens behandelte Diskussion kann wohl ausgeschlossen werden, daß Sophronios selbst Arzt gewesen ist oder als solcher hätte gelten wollen, auch wenn er, wie bereits erwähnt, vielleicht zur Abfassung der Wundersammlung medizinische Werke konsultiert haben könnte.

Ähnlich dürfte es sich in dieser Hinsicht mit dem hl. Kyros verhalten. Da über das hagiographische Zeugnis, das ihn vor seiner *Conversio* zum Mönchtum als professionellen Mediziner ausweist, hinaus keine derartigen Informationen über den Märtyrer bekannt sind, ist es wohl nicht unwahrscheinlich, daß er erst in der Retrospektive durch seine Heiltätigkeit in Menouthis zum Arzt erklärt wird.[380] Den eigentlichen Anknüpfungspunkt für die Vorstellung, wenigstens Kyros sei Mediziner gewesen, bietet eine anläßlich der Übertragung der Reliquien vom Bischof Kyrill gehaltene Predigt, in der er im allerdings übertragenen Sinn von den Heiligen als himmlischen Ärzten spricht; schon durch die Namensähnlichkeit mit der Lokalgottheit Kyra Menouthis (= Isis), die ja auch für den Namen der Ortschaft sorgte, war Kyros der prädestinierte Heilige für eine christliche Kirche an einer für ihren paganen Kult berüchtigten Lokalität.[381] Daß auch Johannes in Menouthis zum Helfer der Kranken wird, ist letzlich darin begründet, daß Kyrill bei der Übertragung der Reliquien die aufgefundenen Gebeine nicht den einzelnen Märtyrern zuordnen konnte und daher mehr oder weniger unfreiwillig beiden auf diese Weise die Sorgen der Hilfesuchenden anvertraute, ohne daß der ehemalige Soldat in der Legende zum Arzt stilisiert worden wäre.[382]

Der Vorstellung zweier mystischer Heiler tut dies keinen Abbruch. Schon in der Mirakelsammlung des Sophronios erscheinen sie in ärztlicher Kleidung, im 33. Wunder wird Kyros als Lehrer seines Schülers Johannes gezeigt, worin eine interessante Verarbeitung des erwähnten „Mangels" der legendarischen Tradition erkannt werden kann.[383] In einem Wunderbericht aus der Stadt Monembasia findet man sie dann sogar als Chirurgen in einer Tätigkeit wieder, die jene im Gegensatz zu Kosmas und Damian in den Wunderberichten Sophronios' immer vermieden hatten. Denn nach der Schilderung der Ereignisse um ein von einem muslimischen Räuber geschändetes Bild des heiligen Kyros wird berichtet, wie die beiden einem unter Aszites leidenden Mann im Traum erscheinen und ihn auffordern, seinen Bauch frei zu machen, um ihm dann mit einem für den träumenden Patienten offensichtlich zu groß geratenen Schnitt durch die Bauchdecke zunächst Erleichte-

---

380 Delehaye, Miracles des saints, 19.
381 Sinthern, Abbacyrus, 206f.
382 Ebd., 210f.
383 Vgl. Delehaye, Miracles des saints, 25.

rung und nach späterem Erbrechen der restlichen Flüssigkeit, so die Erzählung, völlige Heilung von seinen abdominalen Beschwerden zu verschaffen.[384]

Blasios

Das mit dem heiligen Blasius in Verbindung gebrachte religiöse Brauchtum, besonders der sogenannte Blasiussegen, einer am Festtag des Heiligen am 3. Februar[385] an das Ende der Messe gelegten, individuellen Segnung, bei der der Priester in seiner Hand zwei diagonal überkreuzte Kerzen vor das Gesicht des Gläubigen hält und die Freiheit von Krankheit, insbesondere von Halsleiden, und allen Gefahren erbittet, ist bis in unsere Tage in der katholischen Kirche lebendig und wird gerne nachgefragt.

Die Wurzeln hierfür sind in der mit verschiedenen Fassungen überlieferten Legende zu Blasius und seinen Wundern zu suchen.[386] Als der Bischof nämlich nach seiner Verhaftung zum Richter abtransportiert wird, rettet er durch Handauflegung, Gebet und Kreuzzeichen zuerst einen Jungen, der wegen einer im Halse steckenden Fischgräte zu sterben droht, später erreicht er, daß ein Wolf das von ihm geraubte Mastschwein einer armen Witwe zurückbringt. Sie bedankt sich bei Blasius, indem sie ihm im Kerker den zubereiteten Kopf und die Pfoten des geschlachteten Tieres zukommen läßt, außerdem bringt sie ihm Erdfrüchte und Wachskerzen in die Dunkelheit. Blasius wiederum versichert ihr, sie und alle, die sie darin nachahmen würden, sollten weder um ihren zeitlichen noch ewigen Lohn kommen.

Ebenso ist es Teil der Überlieferung, Blasius sei vor der Ausübung seines Bischofsamtes in der armenischen Stadt Sebaste Arzt gewesen, eine Version vergleicht seinen Berufswechsel mit dem der ersten Jünger Christi, die durch göttliche Berufung von Fischern zu Aposteln geworden seien, in gleicher Weise auch ein Arzt (=Lukas) zum Evangelisten. So sei Blasius gewürdigt worden, nach der Sorge für die leibliche Gesundheit sich den ihm anvertrauten Seelen zu widmen.[387] Seiner Heilkraft ging er deswegen nicht verlustig: Schon während er sich in der Verfolgung in der Wildnis am Berg Argaios versteckt gehalten hat, seien bis zu seiner Entdeckung die Tiere zu seiner Höhle gekommen, um sich behandeln zu lassen; die Abführung vor den Richter wird dann durch die an den Menschen gewirkten wunderbaren Heilungen geradezu zum Triumphzug. Vom Statthalter Agrikolaos gefangengenommen und im Kerker geschunden, wird er, nachdem er noch ausgepeitscht, mit eisernen Kämmen zerfleischt und in einen Teich geworfen wurde, schließlich enthauptet.

---

384 Peeters, Monembasia, 233–240.
385 Bis zum 11. Jh. war der 15. Februar der Gedenktag des Heiligen, im Orient ist es der 11. dieses Monats: Drobner, Art. Blasius: LThK³ 2,519. Der Blasiussegen stammt wohl erst aus dem 16. Jh., schon früher waren die Segnung von Wasser, Wein, Brot und Früchten an seinem Festtag bekannt, vgl. Hollerweger, Art. Blasiussegen: LThK³ 2,519f.
386 ActaSS Feb. I,331–357.
387 ActaSS Feb. I,339E.

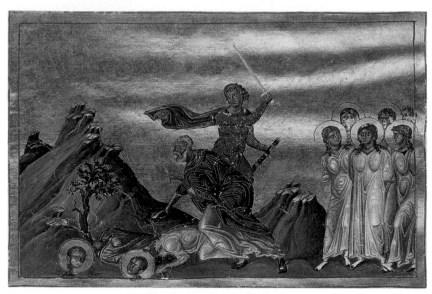

Abb. 28 Martyrium des hl. Blasius
Vat. Gr. 1613 © 2013 Biblioteca Apostolica Vaticana

In vielen Punkten gleichen diese Überlieferungen anderen hagiographischen Erzählungen, insbesondere einigen schon dargestellten Legenden heiliger Ärzte. Als Thaumaturg ist Blasius also auf jeden Fall einzuordnen, seine Darstellung als Arzt ist nur wenig spezifisch. Überhaupt gibt es nur wenig historisch verwertbare Informationen, selbst sein Martyrium wird den Regierungszeiten verschiedener Kaiser zugeordnet, von Diokletian bis Julian Apostata, am wahrscheinlichsten dürfte es sich unter Licinius (307–323) ereignet haben.[388]

Der Patron vieler Berufe (Ärzte, Bäcker, Hutmacher, Wachszieher, Weber, Wollhändler, Wollarbeiter, Windmüller und Musikanten) zählt zu den sogenannten Vierzehn Nothelfern (s. o. Pantaleon) und gilt als Helfer bei Blasenkrankheiten, Blutungen, eiternden Geschwüren, Koliken, Pest, Zahnweh und natürlich bei Halsleiden: was sich hierbei nicht aus der Legende ableiten läßt, wird in der Volksetymologie durch seinen Namen gerechtfertigt („blasen", „Blase"). In Tarent, St. Blasien, Mainz, Trier, Lübeck, Paris und Ragusa werden Reliquien des Heiligen aufbewahrt.[389]

Ein frühes Zeugnis für sein Patronat über die Krankheiten des Halses findet sich bereits beim Arzt Aëtius von Amida im 6. Jh., der nach einer Reihe rationaler Therapien gegen im Schlund festsitzende oder aspirierte Objekte zuletzt ein Gebet

---

388 Gordini, Art. Biagio, vescovo di Sebaste: BSS 3,157–160.
389 Wiertz, Art. Blasios v. Sebaste: LThK² 2,525f. Für weitere Kirchen und Reliquien s. ActaSS Feb. I,332ff.

vorschlägt, mit dem der Arzt offensichtlich gleich einer *ultima ratio* dem blockie-renden Gegenstand seinen Ausgang gebieten soll, und zwar so, wie „Jesus Christus Lazarus aus dem Grab herausführte und Jonas aus dem Fisch"[390], weiterhin soll er mit einem Griff an die Kehle des Kranken sagen: „Der Märtyrer und Diener Christi Blasius sagt: Rutsche entweder nach oben, Knochen, oder nach unten!"[391]

Juvenal

Juvenal ist der Wundertäter und Schutzpatron der mittelitalienischen Stadt Narni. Es wird berichtet, er habe durch seine Erscheinung die Besatzung eines Schiffs in Seenot vor dem sicheren Untergang bewahrt, woraufhin sie ihm aus Dankbarkeit eine Kirche über seinem Grab errichten ließen. Einer von ihnen habe an einer *Quartana* – vermutlich ist die entsprechende Form der Malaria gemeint – gelitten, die gewichen sei, nachdem er bei Berührung des Grabes Juvenals ein „*venenum cholericum*" ausgespien habe.[392] Ferner werden ihm noch weitere Krankenheilun-gen und Exorzismen zugeschrieben, wovon auch ein Bildzyklus aus dem Jahr 1445 mit Gebetserhörungen und verschiedenen Szenen aus seinem Leben Zeugnis gibt, deren Beschreibung vor der Renovierung der Kapelle im 15. Jh. angefertigt wurde.[393]

Die Nachrichten zu seiner Person rühren von seiner nach dem 7. Jh.[394] anzu-setzenden *Vita* her, derzufolge sich der Priester und Arzt aus der Provinz Africa nach Rom aufgemacht hat und auf der Suche nach einem Bischofssitz von Papst Damasus um 369 mit der Stadt Narnia betraut wurde.[395] Unbeschadet überlebt er einen auf ihn verübten Anschlag, der Scherge dagegen verletzt sich selbst dabei tödlich. Nach sieben Jahren erfolgreicher Mission und Wundertätigkeit stirbt Juve-nal und wurde am 7. August bestattet.[396] An seinem „*dies natalis*", der als 3. Mai angegeben wird und wohl sein Weihetag sein dürfte, habe sich wiederkehrend eine Flüssigkeit an seiner Grabstätte gebildet, die den Kranken als Heilmittel gebracht wurde.[397]

Da die Legende nur von geringem historischen Wert ist, läßt sich auch nicht belegen, ob sich hinter dem Bischof wirklich ein Arzt verbirgt; wie in manchen ver-gleichbaren Fällen besteht die Möglichkeit, daß die ihm zugeschriebene Wunder-tätigkeit durch die Zuweisung eines Heilberufs zu Lebzeiten verankert werden soll.

---

390 vgl. Joh 11,43f. und Jona 2,11.
391 Aëtius Amidenus, *Tetr.* 2,8,54 (Corpus medicorum Graecorum 8/2,488).
392 ActaSS Maii I,389.
393 ActaSS Maii I,410f. Für eine Beschreibung des Grabes und der Kathedrale vgl. Wüscher-Becchi, Oratorium (1905 und 1911); Perissinotto, San Giovenale.
394 Caraffa, Art. Giovenale [vescovo di Narni]: BSS VI 1070.
395 ActaSS Maii I,390, FN „m".
396 ActaSS Maii I,387f.
397 ActaSS Maii I,389C; ebd. 390C.

Im 6. Jh. hat der byzantinische General Belisar, der für Kaiser Justinian weite Teile des ehemaligen weströmischen Territoriums eroberte, ein Kloster zu Ehren des Heiligen errichten lassen.[398] In einem ausführlich geschilderten Fall aus dem Jahr 1233 wird berichtet, daß ein Gelähmter, ein Ire namens Moriens, von einem gewissen Rufus auf die Gnadenstätte aufmerksam gemacht wird und von seinem Leiden durch den auf einmal reichlich strömenden *Liquor* genesen

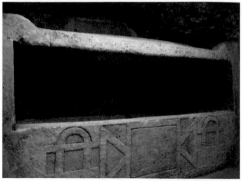

Abb. 29 Sarkophag in der Kapelle des hl. Juvenal

ist, während er von dem gerade in der Kirche diensttuenden Priester Jakob damit an den Unterschenkeln und Knien gesalbt wurde und unter Tränen ausrief: „Heiligster Vater Juvenal, befreie mich!"[399]

Daniel

Bei einer in die Heiligenakten für den 10. November aufgenommenen Erzählung handelt es sich um den Abschnitt zu Daniel aus dem äthiopischen Synaxar für den 14. Ḥedār, der ein Wunder des im Westen sonst unbekannten Arztheiligen wiedergibt.[400] Die Geschichte nimmt ihren Ausgang bei einem Bauchleiden eines namentlich ungenannten persischen Königs, an dem ein Hofarzt vergeblich seine Künste versucht. Als dieser für sein Versagen mit dem Leben bezahlen soll, gibt er seinem Herrn den Rat, er solle gegen sein Leiden das Herz eines Kindes vertilgen. So findet sich gegen eine Erstattung von tausend Golddenaren ein mittel- und gewissenloses Elternpaar, das den eigenen Sohn dem König ausliefern und für die Abwicklung dieses gruseligen „Organhandels" vor seinen Augen umbringen würde. Das Opfer dieser Machenschaften kann sein Vertrauen nun nur noch in Gott setzen und betet lautlos, aber unter Bewegung der Lippen zu seinem Schöpfer, wodurch das Interesse des Herrschers geweckt wird. Er habe, so antwortet der Junge auf dessen Nachfrage, da ihn Vater und Mutter, ebenso der König und seine Fürsten in seiner Not im Stich ließen, Gott um Hilfe angefleht.[401] Gerührt läßt der König ihn frei und überläßt ihm den ausgelobten Geldbetrag – und wird dafür seinerseits erhört, da sich Gott seiner erbarmt und Daniel zu ihm schickt, der ihn heilt, viele Wunder wirkt und das ganze Volk samt König der christlichen Taufe zuführt. Schließlich kehrt Daniel in seine Heimat zurück, wo er nach vielen Anstrengungen

---

398 *Lib. pont.* 61 (Duchesne 296).
399 ActaSS Maii I,394.
400 ActaSS Nov. IV,472ff.; Vgl. *syn. aeth.* 14. Ḥedār (ed. Colin: PO 44/3,304–307).
401 vgl. Ps 27,10; 118,9.

stirbt. So endet die Erzählung zwar versöhnlich, aber doch irgendwie recht unerwartet.[402]

In ähnlicher Form zeigt sich auch in einem weiteren, wohl in der 2. Hälfte des 6. Jh. bzw. Anfang des 7. Jh. entstandenen Text[403], der dort ins 4. Jh. eingeordnete Mönch Daniel weniger als Arzt denn vielmehr als Thaumaturg und Exorzist. Dieser Vita des Heiligen zufolge stammt er aus heidnischem Elternhaus, hieß zunächst Mehrestos und tritt nach seiner Taufe, bei der er seinen christlichen Namen annimmt, und einer anfänglichen missionarischen Tätigkeit ins berühmte Pachomiuskloster von Tabennisi in Ägypten ein und führt dort zehn Jahre ein asketisches Leben. Zusammen mit Mar Eugen, der auf dem Berg Izla die aus seiner Heimat stammende Form des Mönchtums einführt und die unter den Dämonen Manis[404] leidenden Söhne des Christenverfolgers Šapur II. (340–379) heilt, läßt die Legende Daniel zum Missionar in Persien werden. Weitere zehn Jahre läßt er sich in einem verlassenen Kastell nieder, lebt im Frieden mit den wilden Tieren, die er bei Krankheit heilt, und besiegt ein Untier (Drachen/Krokodil). An die Darstellung im äthiopischen Synaxar erinnert die sich nunmehr anschließende und sich um Heilung und Bekehrung drehende Episode aus dem Leben des Wundermönchs. Darin treibt er aus der schwerbehinderten Tochter des Vitaxa (Satrapen) Chasch, der das Gebiet zwischen den beiden Zabflüssen östlich des Tigris regiert und bei der Jagd auf den Mönch gestoßen war, den quälenden Dämon aus und heilt sie mit dem Kreuzzeichen – insgesamt gewinnt er in der Stadt Tel-Chasch achttausend Einwohner für das Christentum. Daniel verzichtet als ein der Armut verpflichteter Mönch auf den ihm zustehenden Lohn, der schließlich für einen Kirchbau verwendet wird, und stirbt nach einem langen und kampferprobten Leben im Alter von 95 Jahren.

Sein Gedächtnis wird auch am ersten Sonntag des Monats Iyar (Mai) begangen, sein Grab wiederum wird zum Wallfahrtsziel, an dem sich zahlreiche Wunder ereignen.

In der Legende selbst werden die Personen zwar historisch nicht greifbar, dennoch spiegeln viele Angaben den historischen Kontext wider, hierzu gehören die zusehends erfolgreiche christliche Mission im Perserreich und der Ausbau der kirchlichen Organisation, die sich in Konversionen bis in führende gesellschaftliche Schichten hinein, ebenso in der Errichtung der Diözese von Tel-Chasch äußern. Hierzu zählt auch die zum Ausdruck kommende Konkurrenz zwischen Christentum und Zoroastrismus, die sich hier um den heiltüchtigen Mönch, dem christlichen Pendant eines persischen Priesterarztes, entwickelt, oder die nach persischer Sitte sich am sozialen Stand des Behandelten orientierende Entlohnung des Arztes, deren Höhe angesichts ihrer Verwendung alles andere als kleinlich ausgefallen

---

402 Ferner gibt es in diesem Zusammenhang auch hagiographische Parallelen zur syrischen Silvesterlegende, in der Konstantin gegen seine – im übertragenen Sinn zu verstehende – Lepra nach einem Bad im Blut von Kindern verlangt (vgl. ActaSS Nov. IV,473D).

403 AMSS III,481–506; Bruns, Von Bischöfen, Ärzten und Asketen, (4).

404 Gründer der nach ihm benannten Manichäersekte.

war.[405] Wie in anderen Legenden findet sich neben dem missionarischen Kontext auch das eschatologische Bild vom Tierfrieden hier wieder[406], wenn Daniel in Eintracht mit den in seiner Gesellschaft zahmen Wildtieren lebt und die oft tierisch versinnbildeten Chaosmächte und Dämonen bannt.

Dometios (Mar Dimeṭ)

Eine syrische Legende behandelt den Werdegang von Dometios, dem in seinem Beinamen der Arzttitel beigelegt wird.[407] Wegen auffälliger Parallelen mit dem syrischen Julianroman nahm Peeters ihre Entstehung im syrischen Edessa und in der ersten Hälfte des 6. Jh. an.[408]

Die Eltern von Dometios stammen nach der Legende aus Amida, nach dem Tod der Frau aber siedelt der Vater mit seinem Sohn nach Rasos/Rasios – laut Peeters das kappadokische Arabissos[409] – über. Als er sich in den Dienst des Kaisers Valens (364–378) stellen will, werden seine Pläne bei der Erscheinung eines Engels, der ihm seine Feindschaft zu den Christen vorhält, allerdings vereitelt, indem ihm heftige Hüftschmerzen beigebracht werden, was aber nach Aussage des Engels ihm und vielen anderen zum Heil geschehe. Obwohl noch Heide, macht er sich in der Hoffnung auf Heilung auf den Weg nach Quros zu namentlich ungenannten Heilern, die kein Entgelt fordern würden. Es ist klar, daß sich dahinter kein anderes Ziel als das Heiligtum von Kosmas und Damian in Kyrrhos verbirgt. Dometios aber läßt sich im Qurosgebirge nieder.[410]

Unterwegs begegnen er und sein Begleiter dem Propheten und Wundertäter Šabai, der wegen einer Vision auf den Reisenden gewartet hatte, um ihm seine Zukunft vorauszusagen und den ihm zugewiesenen Wirkort zu bezeichnen. Dort angekommen, schleppt sich der Schmerzgeplagte zum Gebet in eine Höhle, wo er und sein junger Helfer Abai nach erneutem Besuch Šabais die Taufe empfangen. Nach weiteren sieben kniend im Gebet verbrachten Tagen und Nächten wird Dometios endlich von seinen Schmerzen erlöst, als entsprechend der Prophetie der Engel ein zweites Mal erscheint und die ihm auferlegte Prüfung beendet. Die beiden Neugetauften geloben, die Höhle nicht mehr zu verlassen, und führen zusammen mit einem hinzugekommenen jungen Mann aus der Region ein Leben der Abtötung und Askese.

---

405 Vgl. Bruns, Von Bischöfen, Ärzten und Asketen, (4f.); Brandenburg, Priesterärzte, 39–42.
406 vgl. Jes 11,1–9.
407 AMSS VI,536–556; Peeters, Dometios, 72–104. Vgl. auch Schulze, Medizin und Christentum, 121 (Nr. 141); Lucchesi, Art. Domezio [il Medico]: BSS 4,745f.; Sauser, Art. Dometios: BBKL 16,394f.; ders., Art. Dometios: BBKL 15,473f.; Merkt, Art. Dometios: LThK³ 3,308f.
408 Peeters, Dometios, 89.
409 Ebd. 89.
410 Ṭūr ʿAbdīn (Kurdistan/SO-Türkei); es existieren noch Reste des dort erbauten Klosters: Lucchesi, Art. Domezio [il Medico]: BSS 4,745; Abbildung: Baumer, Frühes Christentum, 137.

Erst nach drei Jahren wird man auf sie aufmerksam, als sich ein von seinen Besitzern freigelassenes Kamel mit einem lahmenden Bein zur Höhle der heiligen Männer verirrt und geheilt wird. So wird es ihr Schicksal, daß die Menschen in die Einöde zu den Wundertätern strömen und auch der Satan sie schließlich noch heimsucht. Gegen den insbesondere bei Hüftschmerzen um Hilfe ersuchten Heiligen regt sich dann auch „professionell" organisierter Widerstand, denn die einheimischen Ärzte taten sich, vom teuflischen Feind angestachelt, zusammen, um dem Treiben an der Höhle ein Ende zu bereiten. Sie bieten hierfür sogar magische Praktiken auf, scheitern aber mit ihrem Vorhaben, den Höhleneingang zuzumauern und die Eingesperrten zu verbrennen. Nach über drei Jahrzehnten des Bußlebens stirbt Dometios bei der dritten ihm einst von seinem Taufspender angekündigten Erscheinung des Engels. Dieser verspricht ihm noch, daß nach dem Tod sein Leib für Mensch und Tier Heilkraft erlangen werde, sofern die Leidenden bzw. die Halter glaubten und an sein Grab kämen.

Die Bekanntheit des Heiligen reicht im 6. Jh. bis in den Okzident, wie aus einer Erwähnung bei Gregor von Tours deutlich wird, wo Dometios als Thaumaturg insbesondere bei Hüftleiden ausgewiesen und die Heilung und Konversion eines erkrankten Juden erzählt wird, der nur eine Nacht in der Kirche bis zu seiner Heilung zubringen mußte und so zum Anstoß für alle schon länger auf Hilfe wartenden Christen wird; obwohl sie deswegen sogar anfangen zu randalieren, werden auch sie trotzdem noch geheilt.[411]

Allerdings weist seine Einordnung als Märtyrer ebenso wie weitere erzählerische Berührungspunkte aus der syrischen Tradition auf eine Vermischung mit der Überlieferung zu einem gleichnamigen Mönch angeblich persischer Herkunft hin, der aber schon unter Julian Apostata das Martyrium erlitten haben soll. Gleiches gilt im Hinblick auf den Festtag des «Arztes», der in verschiedenen Heiligenkalendern, auch im Römischen Martyrologium, am 5. Juli begangen wird, dem Termin der Reliquienauffindung des Märtyrers.[412] Im Martyrologium von Rabban Ṣlībā wird das Gedächtnis des «Arztes» auf den 24. September gelegt.[413]

Marouthas (Marūṭā)

Mehrere Historiker und Chroniken[414] befassen sich mit Marūṭā, dem Sohn eines Gouverneurs der Sophene im persisch-römischen Grenzgebiet. In den hagiographischen Quellen wird er als Wundertäter und Heiler beschrieben.[415] Bald findet man Marūṭā, inzwischen Bischof von Maiferqaṭ, auch unter den Teilnehmern verschie-

411 Gregor von Tours, *gl. mart.* 99 (MGH.SRM 1,2,104).
412 Vgl. Peeters, Dometios, 72–104; Lucchesi, Art. Domezio [il Medico]: BSS 4,745f.; Amore, Art. Domezio il Persiano: BSS 4,746.
413 Bzw. bei einer Ausnahme auf den 25. des Monats: Peeters, Dometios, 94.
414 Vgl. Sauget, Art. Marūṭā: BSS 8,1305–1309; Enßlin, Art. Maruthas: PRE 14/2,2054–2056.
415 Vgl. z. B. Noret, La vie grecque 85; Marcus, The Armenian Life 61.

dener Synoden, so in Side (382) oder auf der gegen Johannes Chrysostomos ausgerichteten sog. Eichensynode des Jahres 403. Als kaiserlicher Gesandter von Arkadius (395–408) beim Regierungsantritt Jazdegerds I. (399–420) gewinnt er das Vertrauen des persischen Großkönigs, den er lt. Sokrates von heftigen Kopfschmerzen heilte.[416] Das Heilungsmotiv taucht in den Legenden in variierter Form und mit exorzistischer Konnotation auf, so heilt er nicht nur den Perserkönig, sondern befreit auch den Königssohn von einem Dämon, den die heidnischen Priester nicht überwinden konnten, in der armenischen Erzählung wird dies angeblich wegen eines Lese- bzw. Übersetzungsfehlers der syrischen Vorlage für die Tochter „Pirozgerds", hinter dem Jazdegerd vermutet wird, berichtet.[417]

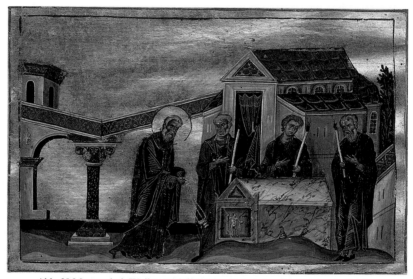

Abb. 30 Marūṯā (mit Weihrauchfaß) bei der Beisetzung der Märtyrerreliquien
Vat. Gr. 1613 © 2013 Biblioteca Apostolica Vaticana

So macht Marūṯā die persischen Beschwörungsärzte, die höchsten ihres Standes im Zoroastrismus[418], überflüssig, wobei die Provokation der Legende darin besteht, daß er als Nichtperser eigentlich keine „Zulassung" für die Behandlung von Angehörigen des Staatsvolkes hatte, geschweige denn für den Herrscher.

Als eigentlicher Arzt erscheint er, soweit ich sehe, aber erst bei Mārī ibn Sulaimān (12. Jh.) und bei ʿAmr ibn Mattā (14. Jh.) im Zusammenhang mit der erwähnten Heilung.[419] Die Legenden verbinden diese Episode mit der geänderten Religionspolitik des Großkönigs und spielen so auf eine Entfremdung zwischen

---

416 Sokrates, *h.e.* 7,8 (GCS. Neue Folge 1,353).
417 Marcus, The Armenian Life, 61; Noret, La vie grecque, 87 (nr.7) u. 102.
418 Vgl. Brandenburg, Priesterärzte, 37ff.
419 Vgl. Marcus, The Armenian Life, 50f.53.

König und zoroastrischer Priesterschaft an. Immerhin beginnt für die noch unter Šapur II. (340–379) schwer verfolgte Kirche nunmehr eine Zeit der Erholung und Reorganisation, an der Marūtā maßgeblich mitwirkt, so an 410 in der persischen Hauptstadt Seleukia-Ktesiphon abgehaltenen Synode. Marūtā stirbt noch vor 420, nachdem er 417 in diplomatischer Mission nach Konstantinopel aufgebrochen war.

Die Heiligenkalender der verschiedenen Riten kennen kein einheitliches Datum für sein Andenken, im Römischen Martyrologium wurde sein Eintrag willkürlich für den 4. Dezember festgelegt.[420]

Werke:[421]

- Traktat gegen die Häresien
- Erklärung griechischer Fremdwörter im Syrischen
- Homilie auf den Weißen Sonntag
- Übersetzung der Konzilscanones von Nizäa (von ihm wohl veranlaßt, bald allerdings erheblich erweitert) & Erklärung des Nizänischen Glaubenssymbols
- Redaktion der Märtyrerakten
- Weiterhin werden ihm vom chaldäischen Brevier diverse Hymnen und in der armenischen Überlieferung noch drei Homilien zugeschrieben.

Asyā / Osyō

An insgesamt vier Tagen erinnert das syrische Martyrologium von Rabban Ṣlībā an Asyā (syr.: „Arzt"), der fälschlich mit Pantaleon gleichgesetzt wurde.[422] Gegen diese Identifizierung hat sich F. Nau ausgesprochen, indem er auf Unterschiede in der Überlieferung zu diesem Arztheiligen hinweist.[423]

Ein Einsiedler vom Berg Sinai hatte den vornehmen Eltern Pantheros und Gorgonia den Namen des künftigen Heiligen, der dem kinderlosen Paar von Gott auf ihr Gebet hin geschenkt wurde, mitgeteilt: Er solle Asyā heißen, da er viele Heilungen bewirken werde. Die arrangierte Hochzeit schlägt er aus und wird in Jerusalem Mönch, bevor er jahrelang in der Einsamkeit der Wüste am Berge Sinai lebt. Bald verbreitet sich sein Ruf als Thaumaturg, wobei seinem verheißungsvollen Namen entsprechend die medizinischen Wunder breiten Raum einnehmen.

---

420 Sauget, Art. Marūtā: BSS 8,1309.
421 Bruns, Art. Marutha von Maipherkat: LACL³ 492.
422 ܐܣܝܐ: Asyā / Osyō (je nach ost- bzw. westsyr. Aussprache); Peeters, Rabban Ṣlībā, 157 u. 189; Festtage: 1. & 15. Tešrīn qdem (Oktober); 19. Šbāṭ (Februar); 27. Tammūz (Juli); vgl. Caraffa, Art. Asiā: BSS 2,504f. In der Tat zeigen sich nur wenige Gemeinsamkeiten mit Pantaleon, außer daß Asyā vor dem Exorzismus der Kaisertochter in Nikomedien viele Kranke heilt, finden sich nur Unterschiede: andere Herkunft, verschiedene „Heilmethoden", kein Interesse an einer professionellen medizinischen Ausbildung des Helden, jahrelanges asketisches Leben usw.
423 Zur *Vita* v. Nau, Résumé, 17–20.

Hierbei verwendet er wiederholt eine besondere Substanz, ein Ḥenana, das er in Wasser löst und den Kranken zur Anwendung zuweist[424], so bei der Heilung eines persischen Gesandten und des verletzten persischen Königssohnes Hormisda; die angebotene Entlohnung, ein Goldapfel und ein Gewand stiftet er, damit sie dem Tisch des Lebens in Jerusalem, d. h. einem dortigen Altar, zukämen. Dieses Heilmittel läßt er auch eine hydropische Frau trinken, ebenso eine weitere Frau, der nach übermäßigem Weingenuß eine Schlange während des Schlafes durch den Mund in den Leib gekrochen war, eine Wunderheilung, die an das Malheur eines Bauern aus den Mirakeln von Kyros und Johannes (*mir.* 34) angelehnt ist. In der Legende werden als Aufenthaltsorte Sandaq, Apamea, Antiochien und das Gebiet Tagra genannt, zuletzt zieht sich Asyā nach Qlaudia zurück.

Vor seinem Tod soll er die von einem bösen Geist besessene Tochter des römischen Kaisers Theodosius heilen[425]; natürlich entspricht er dem Wunsch, kann jedoch vom Kaiserpaar nicht zum Bleiben bewegt werden; er kehrt nach Antiochien zurück und stirbt dort am 15. Tešrīn. Während er seine Seele Gott zurückgibt, hinterläßt er nach den Worten der Erzählung den Menschen seinen Leib, durch den die Hilfeleistung des Heiligen fortdauert.

Asyā wird weniger als Arzt denn als Heiler vorgestellt; die geschilderte Umgebung und der Gebrauch des Ḥenana weisen in den syrischen Raum, von einem Martyrium (wie bei Pantaleon) ist in der Legende nicht die Rede.

Barbatianus

Barbatianus, im Römischen Martyrologium für den 31.12. vorgemerkt, wird in einer ravennatischen Kirche verehrt, die Kaiserin Galla Placidia 425 zu Ehren des heiligen Johannes des Täufers in Auftrag gegeben hat und seit der dortigen Beisetzung des hier darzustellenden Wundertäters auch dessen Namen trägt. Zwei umfangreichere Texte geben Auskunft zu Barbatianus, hierbei dürften die *Acta Barbatiani* etwa aus dem 10. Jh. stammen, der Abschnitt im *Liber pontificalis* von Ravenna, wonach der Heilige ein Priester des erwähnten Johannesklosters und nach Theoderich (+526) gestorben war, wird später angesetzt.[426]

---

424 Es handelt sich um den im syrischen Christentum gepflegten Brauch, den Staub der Märtyrergräber in Öl oder Wasser zu lösen und im Krankheitsfall zu sich zu nehmen bzw. sich damit einzureiben, vgl. Bruns, Reliquien, 202f.
425 Die Legende spielt wohl in der 1. Hälfte des 5. Jh. Die Heilung des Königssohnes ist z. B. schon aus den Erzählungen zu Marūtā bekannt; der erwähnte, zum Friedenschluß mit dem römischen Kaiser ausgesandte Botschafter könnte evtl. auf Theodosios I. (379–395) und Jazdegerd I. (399–420) passen, besser aber auf Theodosius II. (402/408–450) und Jazdegerd II. (439–457) sowie seinen nur kurz regierenden Sohn Hormisda III. (457–459), der von seinem Bruder Peroz gestürzt wurde; ein weiterer Friedensschluß 422 würde in die Regierungszeit von Bahram V. (420–438) fallen, vgl. Labourt, Le christianisme, 118.129.
426 Lucchesi, Art. Barbaziano di Ravenna: BSS 2,772–774; *Lib. pont. Rav.* (PL 106,769–778).

Der Legende zufolge war Barbatianus aus Antiochien nach Rom, wo er sich bei der Kalixtuskatakombe niedergelassen hatte und ein Leben der Buße und des Gebetes führte, und anschließend nach Ravenna gekommen, allerdings schon z. Z. der genannten Kaiserin. Offensichtlich genoß Barbatianus den Ruf eines Heilers, eine explizit ärztliche „Approbation" wie bei anderen wundertätigen Heiligen bleibt ihm jedenfalls versagt; die ihm zugeschriebenen Wunder basieren jedoch teils auf den Mirakelberichten von Kyros und Johannes, weswegen Barbatianus mit in die vorliegende Aufstellung genommen werden sollte.

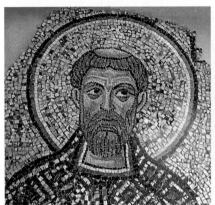 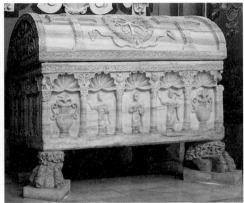

Abb. 31/32: Barbatianus (Reste eines Mosaiks) & Sarkophag des Heiligen

So bittet ihn die Kaiserin bei ihrem Romaufenthalt, eine ihrer Dienerinnen von ihren Augenschmerzen zu befreien, was auch geschieht, nachdem er sich wie bei allen folgenden Wundern zunächst zum Gebet zurückgezogen hat.

In einem anderen Fall kann er im Unterschied zu den Ärzten dem Griechen Gallogenes helfen, der an einem gangränösen Bein litt, das er sich durch eine Fraktur bei einem Treppensturz zugezogen hatte.

Auch beim lungenkranken Isidor blieb den weltlichen „Kollegen" Barbatianus' der Erfolg versagt, da sie zwar ihre Medikamente ausprobieren, aber am Zustand des Blut und Material spuckenden und innerlich angeblich schon verwesenden Patienten nichts ausrichten konnten. Barbatianus reicht ihm nur ein Zitronenstück, woraufhin bei einem plötzlichen Hustensturm der Wurm, der Lungen und Därme des Kranken angegriffen hatte, ausgespuckt wird.

Bei einem weiteren Kranken, Minas, hatte das Fieber den Bauch „ausgetrocknet". Nach zwei Wochen Kurpfuscherei von seiten der Ärzte ließ er sich zu Barbatianus bringen, der ihm lediglich eine zuvor durch ein Kreuzzeichen gesegnete karische Feige verabreicht, die ihn wiederherstellt: wie der Gelähmte aus Mk 2,1–12 nimmt er seine Bahre und geht. Bei Geddäus, der schon sein Vermögen an die Ärzte verloren hatte, bereitet er gegen die Leistenfistel, aus der Sekret abfloß, Salbe und Verband zu.

Gänzlich wunderhaft geht wiederum die Heilung des Läufers Minas, der sich bei einem Sportunfall die Füße verdreht hatte und seither unbeweglich auf einer Liege transportiert werden mußte, vonstatten: In einem Traum sieht dieser seinen Retter, läßt sich daraufhin zu ihm bringen und kann nach der Heilung wieder seine alte Beschäftigung aufnehmen.

Ferner war ein gewisser Theodor wegen „dunkler Narben" an seinen Augen nach Aussage der Ärzte unheilbar erblindet. Zu Barbatianus geführt, fordert der Heilige ihn auf, zur nahen Quelle zu gehen, wobei er gegenüber dem wegen seiner Erblindung zunächst Widerstrebenden auf seinem Befehl bestehen muß. Als jener dem nachkommt, fallen ihm im wörtlichen Verständnis zwei Schuppen (wie die von Fischen) aus den Augen.[427]

Galla Placidia nimmt Barbatianus dann mit nach Ravenna, wo er den an Skrofeln erkrankten Sohn Julians, eines Edlen am Hofe, durch einen mit einem Kreuzzeichen gesegneten Umschlag aus Wachs, Brotkrümeln und Öl therapiert, wobei beim Kontakt mit dem Verband sich die Skrofeln öffnen und 67 Würmer herausplatzen.

Bei einem Strafwunder ohne medizinische Bewandtnis erstarrt der Arm eines gewissen Ursicius, der Barbatianus ermorden sollte und sich dann aber voll Reue dem Heiligen zu Füßen wirft. Beim Gebet wird dem ravennatischen Bischof Petrus Librificus schließlich der Tod des Wundertäters geoffenbart. Er macht sich auf den Weg und sieht den Heiligen noch einmal die Umstehenden segnen, bevor dieser verstirbt. Der Bischof wäscht und salbt ihn und läßt ihn in einem Marmorsarg in der Johanneskirche beisetzen, wo sich auch später noch die Kranken an seinem Grabe heilen lassen.[428]

Für unseren Zusammenhang ist zunächst auf die biblischen Vorbilder, an deren Grundzügen sich die Wiedergabe der Wunder ausrichtet, und die Rolle des Glaubens, wie sie z. B. bei Theodor (s. o.) anklingt, zu verweisen, der, offensichtlich aus paganem und häresiologischem Kontext gelöst (vgl. Kyros und Johannes), nunmehr durch den Zweifel an der eigenen Heilung herausgefordert ist und hier in vertrauensvoller Hingabe besteht. Für die zur Sprache kommenden medizinischen Therapien und dämonologischen Vorstellungen verweise ich auf die schon im Rahmen der Mirakelberichte von Kyros und Johannes behandelten vergleichbaren Abschnitte.

Hypatios

In einem Aufsatz wird Hypatios, dem Abt des Klosters Ruphinianai bei Chalzedon, den der Autor fälschlich ins 6. Jh. verlegt, medizinische Kompetenz zugesprochen.[429] Die Quelle, auf die er sich bezieht, behandelt die Vita eines Thaumaturgen

---

427 vgl. Apg 9,18; Tob 11.
428 Vgl. Pazzini, Santi, 245–250.
429 Constantelos, Physician-Priests, 146f.: „another sixth century man of the cloth who was

(+ 446), der als Vermittler göttlicher Gnadenakte mit Gebet und insbesondere mit dem Öl aus der Lampe seiner Kirche den Kranken und von Dämonen Geplagten aus ihrer Not heraushilft.[430] Der Großteil der erwähnten Krankheiten werden in der Erzählung von den gefallenen Engeln verursacht, die Mensch und Tier schädigen.[431]

Weiterhin wird geschildert, daß viele sich an ihn wandten, die vor Ekel oder wegen ihrer Armut von den Ärzten nicht als Patienten akzeptiert wurden.[432] Dabei habe er nicht die üblichen therapeutischen Maßnahmen ergriffen, da er darin auch nicht unterrichtet gewesen sei, sondern allenfalls einen Umschlag aus gekochten Linsenbrei und Salz angewendet, gebetet und mit dem Kreuzeichen den Segen erteilt.[433]

Der wundertätige Mönch wird somit in der schon bald nach seinem Tod (+ 446) verfaßten Vita nicht als Arzt dargestellt, wenn auch als soz. „medizinischer" Heiliger.[434]

Sampson

Symeon Metaphrastes, dem bedeutenden hagiographischen Autor des 10. Jh., verdanken wir die Abfassung eines Textes zu Leben und Wunder des hl. Sampson, den er aus dem ihm zugänglichen Quellenmaterial erstellt hat.[435] Vor der historischen Einordnung seiner Ausführungen soll zunächst deren Inhalt wiedergegeben werden:

Sampson stammt aus einer der führenden römischen Familien und studiert Medizin, um den Armen und Bedürftigen, die sich keinen Arzt leisten konnten, helfen zu können. Nach dem Tod seiner Eltern entläßt er die Sklaven in die Freiheit, verkauft sein Erbe und zieht nach Konstantinopel. Er setzt dort seine Tätigkeit in einfachen Verhältnissen fort, indem er Kranke und Obdachlose in sein bescheidenes Haus aufnimmt und nicht nur umsonst behandelt, sondern auch mit Unterkunft und Verpflegung versorgt.

Nach seiner Priesterweihe durch den Patriarchen Menas wird er Justinian, der von einer nicht näher eingegrenzten schmerzhaften Erkrankung im Schambereich mit einem lästigen Geschwür an der Blase betroffen war, als Arzt empfohlen, allerdings unter bemerkenswerten Umständen. Da sich die versammelten Ärzte nämlich nicht auf eine Therapie einigen können, schickt der Kaiser sie indigniert weg und nimmt zu Gott seine Zuflucht. Im Traum wird ihm aus der standesgemäß gekleide-

---

familiar with the art of Hippocrates"; fr. Übersetzung: Festugière, Les moines, 9–86.

430 Kallinikos, *vit. Hyp.* 68,26–69,2;71,32 (Seminarii philologorum Bonnensis sodales 21.26).

431 Vgl. Wölfle, Hypatios, 120–128.

432 Kallinikos, *vit. Hyp.* 80,8–11 (Seminarii philologorum Bonnensis sodales 36).

433 Kallinikos, *vit. Hyp.* 80,12ff. (Seminarii philologorum Bonnensis sodales 36f.).

434 Das Werk stammt aus den Jahren 447–450, vgl. Festugière, Les moines, 86. Vgl. daneben: Janin, Art. Ipazio, egumeno del monastero dei Rufiniani: BSS 7,860f.

435 ActaSS Jun. V,261–278; Stiernon, Art. Sansone l'Ospedaliere: BSS 11,636–638; Pazzini, Santi, 455–462.

ten Schar seiner Ratgeber ein demütiger Mann in einfachem Gewand angezeigt, der ihm als einziger helfen könne. Wieder erwacht, läßt Justinian seine Ärzte antreten, muß jedoch enttäuscht feststellen, daß keiner der Anwesenden der Gestalt aus dem Traum entspricht. Allerdings ist der Gesuchte, seine Tugend und seine wunderwirkende Gabe einem der Hofärzte bekannt, und so wird Sampson schließlich doch zum todkranken Herrscher geführt, den er unter Berufung auf Christus durch das Auflegen seiner Hand auf die betroffene Körperpartie heilt. Demütig sucht er das eingetretene Wunder zu verbergen, indem er die Heilung der ebenso verwendeten Arznei zuschreibt. Zum Dank kommt Justinian dem Wunsch des Heiligen, der jegliche Entlohnung für sich ablehnt, nach und läßt ihm ein Hospital errichten, dessen Leitung er Sampson anvertraut. Nach einigen weiteren Jahren seines Wirkens stirbt er friedlich in vorgerücktem Alter und wird in der Kirche des heiligen Mokios, mit dem er angeblich verwandt war, begraben.

Den Anfang der überlieferten Wunder[436] nach dem Tod des Heiligen macht eine Erzählung, wonach Sampson durch seine Erscheinung auf wunderbare Weise die Zerstörung seines Hospitals während des Nikaaufstandes abgewendet haben soll. Die übrigen Wunder werden vielfach mit der Grabstätte Sampsons verbunden und geschehen in der Regel an Menschen mit einem Amt (bzw. deren Angehörigen), das mit dem genannten Hospital verbunden war.

Zunächst wird die Heilung eines gewissen Theodoritos berichtet, der nach einem Treppensturz durch seine Verletzung drei Tage stumm, schlaflos, starr und unbeweglich auf dem Rücken liegend im Bett verbrachte, ohne Nahrung oder Wasser zu sich zu nehmen, und vom Heiligen, den er im Stillen angerufen hat (laut Wunderbericht also angeblich bei Bewußtsein), durch eine Berührung des Knöchels wiederhergestellt wird.

Auch im folgenden Mirakel erhält Theodoritos eine zentrale Rolle, denn er bewahrt seinen Vorgesetzten Leon[437], der sich bei einem Reitunfall eine schwere Fußquetschung zugezogen hat, vor der von den Ärzten für den vierten Tag vorgesehenen Operation, vielleicht einer Amputation; er will nämlich in einer nächtlichen Vision drei Männer, deren Identität hier noch nicht preisgegeben wird, gesehen haben, die für den Freitag der betreffenden Woche seine dann tatsächlich eintretende Genesung angekündigt haben.

Von ihm wird noch ein zweites Wunder angeschlossen: Er sei wegen seiner Knieprobleme, die ihm nur noch die Bewegung auf ebener Strecke erlaubten, zum Grab Sampsons gepilgert, da die Ärzte ihm nicht helfen konnten. Er habe gebetet und sich seine Knie mit dem an jener Stelle hervorquellenden μύρον/*myron* gesalbt, woraufhin er ein weiteres Mal gesund wurde. Aus Dankbarkeit ließ er sich vom damaligen Kaiser Konstantin Porphyrogenitos (912–960) mit der Restaurierung des baufälligen Hospitalgebäudes beauftragen und packte selbst dabei an.

---

436 ActaSS Jun. V,271–278.
437 Leon ist Droungaríos und Theodoritos Spatharokoubikoulários.

Ein weiteres Mal kann Leon durch die wiederholte Anwendung des Myrons seine als ὑέλωψ/„*hyelos*" bezeichnete Augenkrankheit[438] und die Folgen eines ärztlichen Eingriffs therapieren, nachdem durch das Herausschneiden des auf die Augenwinkel drückenden Übels der Zustand eher verschlimmert worden war.

Genesios, einem Kleriker, widerfährt wegen seiner nachlässigen Amtsführung hingegen eine heftige Bestrafung, bevor er sich bessert: Denn da er den Kranken nicht die notwendige Versorgung zukommen läßt, wird er von Sampson am hellichten Tag geschlagen und seiner Stimme beraubt, die er dann erst zur Klärung des Vorfalls wiedererhält.

Auch Eustratios lernt die andere Seite des Heiligen kennen: Er war nämlich von einer Augenkrankheit genesen, nachdem ihm von seinem Kollegen, dem mit der Sorge für das Hospital betrauten Protospathários[439] Leon, empfohlen wurde, sich Sampson anzuvertrauen; um dem Mangel an Öl im Hospital abzuhelfen, versprach er eine Lieferung – und vergaß sie undankbarerweise; von Sampson in einer nächtlichen Erscheinung unsanft an die Erfüllung seiner Pflichten erinnert, kommt er ihr schließlich nach, nicht zuletzt in der Hoffnung, nicht mehr heimgesucht zu werden.

In einem weiteren Fall leidet der Protospathários Bardas, ein anderer Vorsteher des Hospitals, an einem Karbunkel (ἄνθραξ) mit fünf Öffnungen, der seine ganze Flanke in Mitleidenschaft zieht und sich mit einer Geschwulst bis zur Brustwarze ausdehnt. Als der Festtag des Heiligen sich nähert und die Ärzte samt den Chartoulárioi zur gewohnten gottesdienstlichen Feier in die Kirche des hl. Mokios gehen, sieht der an seiner Gesundung schon Verzweifelnde in einer Vision einen Greis, den er für einen Mönch hält, und wird von ihm dreifach aufgefordert, aufzustehen und ans Grab Sampsons zu gehen. Er fühlt sich nach dieser Begegnung gesund, drückt die Geschwulst an seiner Brust zusammen und meint, es würde dabei Luft herausgepresst. Anschließend löst seine Frau den Verband, was sie wegen des darin befindlichen eitrigen Gewebes anscheinend große Überwindung kostet, Bardas selbst schließt sich der Feier seiner Kollegen an, die das Geschehen kaum fassen können.

Hierauf folgen zwei Fälle von Wassersucht; zunächst geht Georg, der Diener eines Priesters, zum Haus Sampsons und setzt seine von den Ärzten verordneten Arzneien ab, da er von ihnen keine Wirkung erwartet; dort aber bessert sich sein Zustand auch nicht, so daß er zu seinem Herrn zurückgeht. Der kann ihn gerade noch überreden, wenigstens das Bild Sampsons in seiner Kirche zu verehren, das schon erwähnte Öl anzuwenden und sich dort niederzulegen. Als Sampson ihn an

438 ὕαλος (ion. ὕελος) = Glas [ὑάλοψος = Glasschmelzer]: Dies läßt zunächst z. B. an ein Katarakt denken, das beim genannten Beruf als Strahlenkatarakt häufiger auftritt. Die sich anschließende Beschreibung als ein auf den Augenwinkel drückendes Übel läßt dann aber eher an ein Hagel- oder Gerstenkorn bzw. ein Dakryozystitis o. ä. denken.

439 Nach Hunger, Profane Literatur 2,299, konnte diese ursprüngliche Bezeichnung eines Hofamtes (nach Haberling, W., Hervorragende Ärzte 5,549, handelt es sich um den Oberst der kaiserlichen Hauptwache) schon im 5. Jahrhundert in einzelnen Fällen von Kaisern als bloßer Titel vergeben werden, seit etwa 700 ist diese Hofwürde vielfach bezeugt.

seinem Festtag im Traum aufsucht und am Bauch berührt, wird sein Einlenken belohnt, so daß sein Herr weder am Rumpf noch im Gesicht oder an den Füßen Reste der Ödeme vorfindet und sich veranlaßt sieht, ebenso Gott wie den Arzt zu loben, der seinen Diener ohne Entgelt heilte.

Einer anderen an den Ärzten verzweifelnden hydropischen Patientin namens Irene, deren Ehemann am Hospital „dient" (evtl. als Krankenpfleger oder in der Verwaltung), erscheint Sampson eines Nachts mit Kosmas und Damian, wie dies nach den Angaben des Autors noch öfters vorgekommen sein soll (vgl. oben). Man hält in diesem Fall einen Eingriff am Bein für notwendig, und einer der Begleiter führt ihn sogleich durch. Zwar erwacht die Patientin durch den gefühlten Schmerz aus dem Traum, begreift jedoch erst im Morgengrauen, was geschehen war. Eine Krankenschwester (ὑπηρέτις), die die unter das Bett abgelaufene Flüssigkeit für Urin hält, tadelt Irene nämlich, für ihr Bedürfnis nicht den Nachtdienst gerufen zu haben. Natürlich weist die Patientin die Vorwürfe zurück und erkennt an dem unter dem Nachthemd verborgenen Schnitt, durch welchen das Ödem «ablaufen» konnte, die erfolgreiche Therapie ihrer himmlischen Ärzte.

Der kurze Zyklus schließt mit dem für den Autor der Mirakelberichte erstaunlichsten Wunder, nämlich der aus dem Grab des Wundertäters jährlich wiederkehrenden Quelle. Wenige Tage vor dem Festtag Sampsons sei regelmäßig an seinem Grab Feuchtigkeit erschienen, die allmählich zugenommen habe und noch einige weitere Tage angehalten habe, um dann wieder zu verschwinden – für Symeon ein größeres Wunder als eine dauerhafte Quelle.

Wie deutlich geworden ist, gehen die geschilderten Fälle im Hinblick auf die Krankheiten nicht über mehr oder weniger deutliche Beschreibungen der Symptomatik hinaus, abgesehen von den kunstgerechten Anwendungen, die das Wunder an Justinian aus der Vita des Heiligen kaschieren sollten, sind die übrigen Therapien allesamt wunderhaft und bestehen in Berührungen durch den Heiligen, Heilungen durch sein Wort, Anwendungen des Myrons oder in der Parallele zum entsprechenden Mirakel bei Kyros und Johannes[440] in einer chirurgischen Behandlung mit einer vergleichbaren konkret-irrationalen Konnotation wie dort. Die Heilungen geschehen regelmäßig in Träumen (mit Ausnahme des Strafwunders an Genesios) und wiederholt in zeitlichem Bezug zum Festtag des Heiligen, ein Hinweis für die Inkubation am heiligen Ort ist aber m. E. lediglich bei der Heilung Georgs zu suchen, dem sein Herr empfiehlt, sich nach der Verehrung der Ikone Sampsons und der Anwendung des Öls im „Euktheríon" (εὐκτηρίον[441]) niederzulegen, denn die Kranken gehen sonst zur Behandlung ins Hospital und nicht zum Heilschlaf in die Kirche.

Insgesamt zeigt sich hier also zunächst eine direkte Abhängigkeit vom Genre der Wunderberichte, am deutlichsten in der zweimaligen Heranziehung der „Konsiliarärzte" Kosmas und Damian zu Fällen, die ihr chirurgisches Spezialwissen erfordern,

---

440 S. o. am Ende des Unterkapitels zu Kyros & Johannes; vgl. Peeters, Monembasia, 233–240.
441 εὐκτηρίον = Bethaus.

ebenso in der Anwendung eines charakteristischen Wundermittels (hier des Myrons vom Grab des Heiligen). Zwar schließen sich einzelne Erzählungen hierbei an die auch an anderer Stelle übliche Inkubation an, aber man bekommt doch den Eindruck, daß sie sich von den Mirakelberichten zu Kosmas und Damian und ihrem Heiligtum in Konstantinopel bzw. den ebenfalls hierfür heranzuziehenden, früher und in engeren zeitlichen Grenzen entstandenen Erzählungen zu Kyros und Johannes unterscheidet. Sie spielt zunächst eine weniger zentrale Rolle und erscheint zudem gewandelt, da sich der Heilschlaf in der Regel nurmehr auf das nächtliche Erscheinen des verewigten und nun gänzlich übernatürlich heilenden Arztes beschränkt. Dieser schreitet zwar immer noch ein, wo die irdischen Ärzte nichts ausrichten oder mit ihren Methoden, hier bei der anberaumten bzw. durchgeführten operativen Maßnahme, den Kranken schaden würden, er bewerkstelligt dies aber ohne exorzistische Maßnahmen oder irgendwie in anderer Form „ungewöhnliche" Arzneien.

Das Versagen der ärztlichen Kunst und ihrer Vertreter wiederum bedeutet einmal mehr nicht deren Ablehnung oder Diskreditierung, im Gegenteil wird der Augenarzt Leons regelrecht in Schutz genommen oder die Wassersucht Georgs, der übermütig auf alle Arzneien verzichtet, erst im zweiten Anlauf geheilt; der chirurgische Eingriff wiederum wird nur angewendet, wenn er unumgänglich ist, ansonsten geht man wie in den Blachernai eher vorsichtig damit um.

Die Entscheidung, ob nun mit einer Form von Inkubation bei der Verehrung Sampsons zu rechnen ist, hängt nicht zuletzt mit den wohl nicht eindeutig zu entwirrenden topographischen Verhältnissen zusammen: Nach der Lebensbeschreibung ist nämlich mit mindestens zwei, vielleicht auch drei verschiedenen Lokalitäten zu rechnen, nämlich dem Hospital, seinem Grab und evtl. eine erste kleinere bzw. unbedeutendere Wirkungsstätte Sampsons am Rande der Stadt. Immerhin sollte man seine erste „Station" nicht an derart prominenter Stelle neben der Hagia Sophia wie das nach ihm benannte Hospital annehmen; schließlich wird nicht umsonst in der Legende länger und vermutlich in den Armenvierteln nach dem Wundertäter gesucht. Insgesamt wird sein in der Mokioskirche angenommenes Grab (τάφος) in den Wunderberichten klar von den anderen Schauplätzen unterschieden, sonst ist immer wieder vom «Haus» des Heiligen (οἶκος) in dieser oder einer vergleichbaren Form bzw. dem «heiligen Haus» die Rede, das im Wunder am vergeßlichen Öllieferanten Eustratios mit dem Spital (Xenōn/ξενών) identifiziert und in der folgenden Erzählung vom Vorsteher ebendieses Krankenhauses Bardas auch als «sein» (d. i. Sampsons) Haus bezeichnet wird. Der Komplex verfügt offensichtlich über eine Frauenabteilung mit Krankenschwestern, ferner über eine Kirche, aus der Bardas Sampson als greisen Mönch kommen sieht. Wenn diese nun das o. g. Bethaus sein sollte, wäre die herkömmliche Inkubation unwahrscheinlicher, da die Kranken ja nicht deswegen das Hospital aufsuchten. Die Mokioskirche dürfte wohl auch nicht damit gemeint sein, da im angesprochenen Wunder vom Grab des Heiligen nicht die Rede ist, sondern nur von seiner Ikone, vielleicht handelt es sich ja bei dem Sakralbau um ein weiteres Gebäude mit einer Anbindung an die Verehrung des heiligen Arztes, z. B. eine evtl. in eine Kapelle umgewandelte, vermeintliche erste „Praxis" Sampsons (vgl. die Parallele einer überlieferten Wirkungsstätte in der Legende von Kyros und Johannes).

Das in der Erzählung angewendete Öl (ἐλαίον), an anderer Stelle als Myron bezeichnet, dürfte aus der im abschließenden Wunder erwähnten periodisch auftretenden Quelle gewonnen werden.

In einem weiteren Punkte ist die Erzählung von der Heilung des Kaisers insofern von großem Wert, weil auch einige Arztpriester zur Behandlung des prominenten Patienten herbeigerufen wurden, d. h. daß in den Krankenhäusern der damaligen Zeit Geistliche auch medizinisch praktizierten, was nicht zuletzt durch die angebliche Priesterweihe Sampsons unterstrichen wird. Natürlich sind seine Amtsbrüder genauso dem Legendentopos unterworfen und daher nicht in der Lage, dem Kaiser zu helfen, denn nur die Therapie Sampsons konnte von Erfolg gekrönt sein.[442] Wenn der Gottesmann hierbei auf eine Entlohnung verzichtet, wird das Ideal eines Anargyros deutlich, der hier seinen Dienst in der Institution verrichtet, die der zu angemessener Dankbarkeit verpflichtete Kaiser im Rahmen seiner Sozialpolitik stiftet, die ihrerseits im Zusammenspiel mit der kirchlichen Organisation funktioniert.

Etwas komplizierter ist es um die historische Einordnung der legendarischen Informationen bestellt. Denn die hagiographischen Daten stimmen in verschiedener Hinsicht nicht mit den damaligen Ereignissen überein. So wurde nach Prokop das schon bestehende Hospital während des Nikaaufstandes (532) nicht verschont, sondern von Justinian wiederhergestellt, ausgebaut und mit einer jährlichen Finanzhilfe unterstützt.[443] Weil ihn die Legende für dieses Jahr bereits als verstorben annimmt und auch eine Novelle aus dem Jahre 537 Sampson bereits „seligen Andenkens" kennt, kann er unmöglich in seiner vierten Lebensdekade vom Patriarchen Menas (536–552), dem ehemaligen Xenodochos des Hospitals, zum Priester geweiht worden sein, zumal er ja weitere Jahre in seinem Hospital gewirkt haben soll, das somit bereits in der vorjustinianischen Zeit (Regierungszeit Justinians: 527–565) bestanden haben muß. Der Zeitraum, in dem Sampson sein Hospital eröffnete, könnte also zwischen 350–532 liegen, d. h. zwischen der Entstehung der ersten Hospitäler und dem Nikaaufstand.[444] Die Frühdatierung Millers für das 4. Jh. ist allerdings unwahrscheinlich. Die „hagiographische" Verwandtschaft Sampsons zum Märtyrer Mokios aus dem frühen 4. Jh. leitet sich natürlich von seinem Begräbnisort

---

442 ActaSS Jun. V, 268D.6: „... ἀλλὰ κατ᾽ ὄναρ αὐτῷ δείκνυται ἰατρῶν πλῆθος στιγηδὸν παριστάμενοι, τὴν μέν τοι στολὴν ἱεροπρεπῶς περικείμενοι" / „...*Cum itaque vehementer petiisset, non tarde consequitur, sed ei in somnis ostenditur multitudo medicorum, qui ordine quidem adstabant, honesta vero, et quae Sacerdotibus conveniebat, erant veste indutum...*"; vgl. auch Constantelos, Physician-Priests, 146.

443 Prokop, *aed.* 1,2 (Haury 4,19); Zur weiteren Entwicklung der Institution s. Janin, Géographie ecclésiastique III, 561f.; Constantelos, Philanthropy, 144–147.

444 Miller, Hospital, 43, gibt einen Zeitraum von 350–526 (bis zum Herrschaftsantritt Justinians) an.

her, bestenfalls hypothetisch ist die hergestellte Verbindung zu den Arianern, die nach dem Konzil von Konstantinopel die Stadt verlassen mußten, sich um die Kirche St. Mokios sammelten und dorthin die Gebeine «ihrer» Heiligen mitgenommen hätten, also auch diejenigen Sampsons.[445] Diese Entwicklung ist aber keine Frage von Orthopraxie vs. Orthodoxie, sondern diejenige einer vorhandenen oder eben fehlenden staatlichen Finanzierung. Wenn man davon ausgeht, daß im hagiographischen Material historische Erinnerungen verarbeitet sind, würde die darin beschriebene private Initiative Sampsons sogar gegen eine derartige Annahme sprechen. Auch die fehlende Kritik der orthodoxen Autoren könnte man einwenden, aber ohne all dem übermäßigen Wert beimessen zu wollen. Man sollte wohl wie in anderen, nicht seltenen Fällen an eine spätere Übertragung der Gebeine Sampsons denken, um eine frei gewordene Stelle zu besetzen, vielleicht im Rahmen der Restaurierung der Mokioskirche.[446] Die staatliche Unterstützung einer schon vorbestehenden Initiative weist im Zusammenhang mit dem Aufstieg des Byzantinischen Reichs unter der Herrschaft Justinians, der auch an anderer Stelle (vgl. z. B. Kosmas und Damian) staatliche Subventionen für soziale Institutionen gewährt, vielmehr in die Jahre vor seinen Regierungsantritt. Sampsons Gedenktag fällt auf den 27. Juni.

Theodor von Sykeon

Nicht nur die verschiedenen Lebensstationen Theodors (+ 613), sondern in erster Linie allerlei Wunderbares um den späteren Bischof von Anastasiupolis bei Ankyra werden von einem seiner Schüler, Georg von Sykeon, berichtet, z. B. besondere Fähigkeiten wie der prophetische Blick in die Zukunft, seine hellsichtige Hilfe bei der Aufklärung eines Diebstahls oder die Gabe der Herzensschau[447], auch mehrere Naturwunder wie auf sein Gebet hin einsetzender Regen, die Rettung bei Heuschreckenplagen, Unwettern und Überschwemmungen oder das Versetzen eines Felsens, der beim Neubau der Kirche des hl. Georg stört.[448]

Mit dem letztgenannten Märtyrer und seinem kleinen Heiligtum sind eine Reihe von Episoden aus dem Leben des Heiligen verbunden, insbesondere wird Theodor

---

445 vgl. Miller, Hospital, 43.47.82
446 Die Arianer hatten jedenfalls mit der ihnen von Theodosios d. G. zugewiesenen, wohl baufälligen Kirche kein Glück, denn schon nach sieben Jahren brach das Dach während einer Kultveranstaltung ein und kostete mehrere Anwesende das Leben; nach weiteren 69 Jahren wurde die Kirche vom orthodoxen Kaiserpaar Pulcheria und Markian neu errichtet, vielleicht auch schon in früheren Jahren; Justinian ließ später den Bau erweitern (Janin, Géographie ecclésiastique III, 354–358).
447 Georg von Sykeon, *vita Th.* 34;57;90;120;125;127 (SHG 48, 30f.48f.74f.96f.100ff. 102f.) [weite Teile des Gesamtwerks liegen in englischer Übersetzung vor bei Dawes & Baynes, Three Byzantine Saints]. Unter der Herzensschau versteht man die Gnadengabe, das Innere eines anderen Menschen, d. h. seine Gedanken, Absichten, Tugenden, aber auch Verfehlungen und Mängel zu erkennen.
448 Georg von Sykeon, *vita Th.* 14;36;45;51–53;55;101;115 (SHG 48, 12f.32.40f.44ff. 47f.81f.92).

in jungen Jahren durch Georg von einem unreinen Geist, der ihn auch mit einer Krankheit quält, befreit und schließlich selbst zum Wunderheiler und Exorzisten.[449] Auch an anderer Stelle wird Theodor als krank geschildert, so wird der von seiner Tätigkeit schwer erschöpfte Asket von Kosmas und Damian, die ihre Diagnose anhand des getasteten Pulses erheben, bei einer Erscheinung geheilt, ferner werden eine von seinem härenen Gewand stammende, nicht verheilende Wunde und ein jährlich im Sommer wiederkehrendes und für eineinhalb Monate andauerndes Augenleiden erwähnt.[450]

In erster Linie aber ist es so, daß er anderen zur Gesundheit verhilft, seine Heiltätigkeit für Menschen – und ebenso für Tiere[451] – nimmt breitesten Raum in der Darstellung seines Schülers ein. An Krankheiten[452] finden sich im einzelnen Lepra, Lähmungen, Stummheit, Blindheit, Kopfschmerzen, Leibschmerzen, gynäkologische Blutungen, ein Krebsgeschwür am Mundwinkel, Verbrühungen, Vergiftungen (bzw. die Angst davor) und eine schwere Skoliose. Möglicherweise wird auch eine versteckte Anspielung auf Tetanus innerhalb einer Erzählung um einen schwarzen Hund geboten, der als dämonischer „Vektor" fungiert; insbesondere erinnert die rückwärtige Verdrehung des Gesichts an einen Opisthotonus[453], während der erwähnte Hund dagegen eher an einen Fall von Tollwut denken läßt. Außerdem wird die Hämatemesis (Erbrechen von Blut) eines Kranken mit anämischem Hautkolorit beschrieben, daneben eine weitere interessante Erkrankung, die ein Kind des Kaisers Maurikios befallen hatte und viele τραύματα („Verletzungen", erg. an der Haut) hervorrief; angeblich glich sie der Elephantiasis bzw. wurde sie dafür gehalten und von den einen „Paulakis" (= selten), von den anderen „Kleopatra" bezeichnet.[454]

Sehr häufig erscheinen Dämonen als Ursache körperlicher Erkrankungen, so daß diese wie bei den übrigen Exorzismen zuerst ausgetrieben werden, bevor sich eine Besserung einstellen kann.[455] Theodor wirkt in diesem Punkt durch die göttli-

---

449 ebd. 8;17 (SHG 48, 7f.14f.).
450 eine Allergie? Ebd. 39;105f.;162 (SHG 48, 34f.84f.145ff.).
451 ebd. 45;98;99 (SHG 48, 40f.79f.).
452 Einige exemplarische Belege: Lepra: ebd. 31: SHG 48, 28f.; Lähmungen: ebd. 65;68;85;102: SHG 48, 54f.56.71f.82; Stummheit: ebd. 65;95;110: SHG 48, 54f.78.87f.; Blindheit: ebd. 83;122: SHG 48, 70.98f.; Kopfschmerzen & Leibschmerzen: ebd. 88: SHG 48, 73; gynäkologische Blutungen: ebd. 96: SHG 48, 87; Krebsgeschwür am Mundwinkel: ebd. 111: SHG 48, 88; Verbrühungen: ebd. 112: SHG 48, 88f.; Vergiftung: ebd. 124;143;154: SHG 48, 100.113.125; schwere Skoliose: ebd. 81: SHG 48, 68f.
453 ebd. 106: SHG 48, 84f. Auch wenn Asklepios im Mythos oder auf bildlichen Darstellungen oft vom Hund begleitet wird (Steger, Asklepiosmedizin, 20f.; Wacht, Art. Inkubation B.2: RAC 18,187ff.), gehe ich, da wir uns schon im 7. Jh. befinden, nicht von einem weiteren Beispiel für die Auseinandersetzung zwischen Christus und dem antiken Heilgott aus, sondern eher von (evtl. noch vorchristlich geprägten) Vorstellungen aus der Volksreligiosität.
454 Hämatemesis: Georg von Sykeon, *vita Th.* 121 (SHG 48,97f.); Purpura (?): ebd. 97 (SHG 48, 79).
455 z. B. ebd. 83ff. (SHG 48, 70ff.).

che Gnade, macht aber auch selbst mit seinem aufopferungsvollen und heiligen Lebensstil den Dämonen, die auf seinen Befehl hin ausfahren müssen, regelrecht Angst. Zu seinem fürbittenden Gebet und dem Vertrauen der Patienten auf die göttliche Hilfe verwendet Theodor an heiligen Substanzen für seine Heiltätigkeit oftmals Weihwasser, gesegnetes Öl, das er manchmal aus den Lampen der Kirche nimmt, gelegentlich auch gesegneten Wein.[456]

Eher summarisch wird dann auf das medizinische Wissen Theodors eingegangen, das er auf göttliche Eingebung hin gewonnen hat. So hat er jedem, ob er nun eine chirurgische Behandlung, ein Laxans oder heiße Quellen als Heilmittel benötigte, wie ein erfahrener Arzt die entsprechende Hilfe für seine Krankheit zukommen lassen, indem er einigen eine Operation empfahl und den geeigneten Arzt anzeigte, anderen davon abriet und stattdessen bestimmte Thermalquellen für die Therapie benannte, oder eine Abführkur bei einem von ihm bezeichneten Arzt. Wer sich wegen einer Fistel chirurgisch behandeln lassen wollte, wurde von ihm einer konservativen Behandlung zugeführt und entweder zu Thermalquellen geschickt oder mit einem bestimmten Verband versorgt. So lobt ihn der Autor als „besten Arzt" und „als Schüler des wahren Archiatros Christus, unseres Gottes".[457] Wer dagegen etwas an den Verschreibungen änderte oder sich überhaupt nicht daran hielt, wurde nicht eher gesund, als bis er sich eines Besseren besann und Theodors Anweisungen folgte.[458] Theodor hat demnach zwar keine eigentliche medizinische Ausbildung genossen, wird aber bei seiner diesbezüglichen Arbeit im Grunde wie ein Praktischer Arzt oder ein Hausarzt vorgestellt.

Er ist aber auch Seelsorger und erkennt in einer leiblichen Krankheit den spirituellen Nährboden und die zur Heilung notwendigen Zeitabschnitte, wie überhaupt bei den Wundern nicht alle Heilungen sofort geschehen müssen; so erklärt sich z. B. die von fehlendem Gehorsam herrührende körperliche Fehlstellung eines Priesters namens Paulus, die erst nach der Versöhnung mit seinem Vorgesetzten Besserungstendenz zeigt und von Theodor durch die Gabe einer dem jeweiligen Zustand angepaßten Gehhilfe und seinen täglichen Segnungen begleitet wird.[459] Im Sinne einer vergleichbaren „Orthopädie" für die durch die Sünden gewissermaßen verkrümmten Seelen kennt Theodor als geistlicher Arzt die entsprechenden Heilmittel, also Bekenntnis der Verfehlungen, Buße, Gebet, Fasten, Almosen, gute Werke.[460]

---

456 z. B. ebd. 18;68;106;124;143;154 (SHG 48, 15f.56.84f.100.113.124ff.).
457 ebd. 145f. (SHG 48, 113ff.).
458 ebd.; vgl. auch capp. 148ff. Ferner: Charouli, Heilige und Ärzte, 62ff.; Magoulias, Lives of the Saints, 128.
459 Georg von Sykeon, *vita Th.* 81 (SHG 48, 68f.).
460 Ebd. 147 (SHG 48, 115ff.).

3.5 Allgemeine Beobachtungen

Der bei weitem größere Teil der heiligen Ärzte wird v. a. in legendarischen Traditionen greifbar, wobei im Fall von Papylos und Kollouthos auch zeitnahe Überlieferungen zu deren Prozeß erhalten sind. Die übrigen sind in Geschichtswerken, Briefen oder Predigten namentlich bekannter antiker (bzw. mittelalterlicher) Autoren enthalten, die ihrerseits z. T. von hagiographischen Motiven durchzogen sind. Mehr als dreißig Heilige stammen aus dem Orient, von denen wenigstens drei bzw. mit Kosmas und Damian sowie mit Marūtā fünf in den syrischsprachigen Kulturraum gehören, ein weiterer, Kollouthos, entstammt der koptischen Hagiographie. Es handelt sich überwiegend um Märtyrer[461] und in erster Linie um Laien. Nach der Konstantinischen Wende tritt mit den Bekennern ein anderer Typus von Heiligen in den Vordergrund, die in asketisch-klösterlichem Umfeld geschildert werden oder dem Klerus angehören. Insgesamt finden sich 13 Kleriker, meist Bischöfe, die in zeitlicher Hinsicht erst gegen Ende des 3. Jh. häufiger auftreten.

Unter den heiligen Frauen, die sich durch eine medizinische oder vergleichbare Tätigkeit auszeichnen, werden zumindest Zenais und Sophia ausdrücklich als Ärztinnen bezeichnet[462], Leonilla wiederum eingehende heilkundliche Kenntnisse zugesprochen. Theodosia bekommt als Frau Zugang zu weiblichen Gefangenen; sie behandelt die Verfolgten in den Kerkern und erleidet schließlich dasselbe Schicksal wie ihre gefolterten Patienten. Bei Nikarete und Fabiola, einer Organisatorin der christlichen Caritas, wird die aufopfernde Sorge für die Leidenden aus den ärmeren Schichten Ausdruck ihrer Heiligkeit, während wir die Überlieferung ihres Einsatzes der Verbindung zu zwei hin und wieder kränkelnden Asketen, den Kirchenvätern Johannes Chrysostomos und Hieronymus, verdanken; Zenais wird sodann auch als *thaumaturga* (Wundertäterin) überliefert. Anders als bei Paulus von Mérida und einzelnen Wundern, z. B. bei Kosmas und Damian (syrische Vita, Mirakel) und Hypatios, ist im Zusammenhang mit den heiligen Ärztinnen von Geburtshilfe oder gynäkologischen Erkrankungen keine Rede, vielmehr werden geistliche Heilungsmotive, das persönliche Zeugnis und die Nächstenliebe thematisiert.[463] Bemerkenswert ist das Neben- und Ineinander von dämonistischen und mehr physiologischrationalen Modellen der Krankheitsentstehung, das innerhalb der einzelnen Traditionen regelmäßig zur Geltung kommt und sich auch nicht einfach durch eine Zuordnung zu psychiatrischen oder somatischen Erkrankungen trennen läßt. Entsprechend der Vorordnung des Geistigen gegenüber dem Materiellen sind auch somatische Erkrankungen immer wieder Ausdruck einer geistig bzw. geistlich

---

461 Mindestens 26 Gestalten; bei Lukas, ebenso bei Kosmas & Damian gehen einzelne Überlieferungen in dieser Frage auseinander.

462 Vgl. zu antiken christlichen Ärztinnen und dem Wortfeld ἰατρίνη/*medica*: Schulze, Ärztinnen, 138ff.

463 Zu Frauen in Medizin und Geburtshilfe/christliche Ärztinnen: Steger, Asklepiosmedizin, 51ff.; Schulze, Medizin und Christentum, 138ff.; ders., Ärztinnen.

bedingten schädigenden Überlagerung der Harmonie innerhalb des Gesamt-
menschen, die durch den Einfluß von Dämonen und Magie, durch die moralische
Bewertung des Lebenswandels und dessen Auswirkungen oder die Widerwärtig-
keiten einer gefallenen Schöpfung erklärt wird – umso besser ist der so Erkrankte
natürlich bei einem heiligen Arzt, dem Generalisten für solche Fälle, aufgehoben.

In medizinhistorischer Sicht ist ferner von Interesse, daß einige Ärzte zur
Behandlung umherziehen (Kosmas und Damian, Diomedes, Antiochos von Sebaste,
Pausikakos, offenbar auch Pantaleon); Krankenhäuser und Nosokomia bzw. Xeno-
dochien spielen bei Thalelaios, in den Mirakeln von Kosmas und Damian sowie bei
Sampson eine Rolle, stellen aber im Hinblick auf die hagiographische Literatur nur
einen Ausschnitt für diesen Themenbereich dar. Gerade im Zusammenhang mit
Kaiser Justinian kommt außerdem die staatliche Subvention medizinischer Einrichtungen zur Sprache (Sampson), ansonsten wird bei Pausikakos und auch bei Paulus
von Mérida deutlich, daß der örtliche Bischof nicht nur in geistlichen Dingen,
sondern auch in der Caritas die Verantwortung übernehmen muß, wobei beide von
ihren beruflichen Fertigkeiten zu Gunsten ihrer Städte profitieren können.

Die medizinische Ausbildung, z. B. bei einem namentlich genannten Arzt, wird
kaum thematisiert[464], als Ausnahmen begegnen in diesem Punkt nur Pantaleon,
Thalelaios und Kollouthos. Freilich mag eine solche Mitteilung auch nur historisie-
rend sein, sozusagen der Versuch, ein entsprechendes spätantikes Umfeld dem
Leser vorzuspiegeln. So empfiehlt es sich, weitere Argumente zu berücksichtigen,
die dann die Datierung und historische Bewertung beeinflussen werden. Bei
Pantaleon beispielsweise gehe ich deswegen nicht nur von der Historizität seines
medizinischen Berufs aus, sondern auch von historischen Einzelinformationen, die
evtl. aus einer vorbestehenden Überlieferung in die mit Wundern angereicherte
Legende übernommen wurden. Wenn Galen von einer elfjährigen medizinischen
Studienzeit ausgeht[465], wird man dies bei den teils früh ums Leben gekommenen
Ärzten unter den Märtyrern wohl nicht annehmen können, allerdings auch nicht für
das Gros der übrigen Ärzteschaft.[466] Aus einer kurzen Bemerkung der Trauerrede
für den Hofarzt Caesarius (Kaisarios) wiederum kann man schließen, daß er der
dogmatischen Schule folgte.

---

464 Man geht davon aus, daß die angehenden Ärzte sich privat oder bei Familienangehörigen die
   notwendige Ausbildung zukommen ließen. Eine derartige Unterweisung, wie auch immer sie
   konkret hinsichtlich Dauer, Theorie und Praxis gestaltet sein mochte, war jedoch nicht wie in
   unseren Tagen staatlich oder in anderer Weise öffentlich normiert, man unterschied die
   Ärzte jedoch von Scharlatanen (vgl. Schulze, Medizin und Christentum, 29; Frings, Medizin
   und Arzt, 27–29; Nutton, Art. Ausbildung (medizinische): DNP 2,328f.); vgl. auch die
   Zusammenfassung bei Steger, Asklepiosmedizin, 48f.
465 Fischer, Der ärztliche Stand, 169.
466 Thessalos von Tralleis beispielsweise wollte Sklaven innerhalb von nur 6 Monaten zu Ärzten
   ausbilden, wogegen Galen polemisiert, und Domitian wollte einer wenigstens zeitweilig ver-
   breiteten Schnellausbildung von wenigen Monaten mit einem Edikt entgegenwirken; vgl.
   Steger, Asklepiosmedizin, 50; Fischer, Der ärztliche Stand, 169.

Wie zu jedem Heiligen Wunderberichte gehören, so verhält es sich auch bei den heiligen Ärzten, wobei sich die auf uns gekommenen Wundersammlungen bis zum Umfang der Wunder von Kosmas und Damian, Kyros und Johannes, Theodor Sykeotes oder Kollouthos ausdehnen können und man ohne Zweifel, wie der zuletzt genannte ägyptische Arztheilige und seine öfters nur fragmentarisch vorliegenden Mirakel beweisen, bei so manchem auf verlorengegangenes Quellenmaterial schließen muß.

Ferner gibt es vielfältige Hinweise auf einen lokalen Kult samt üblicher Wunder-mittel wie gesegnetes Wasser oder Öl, das aus den Lampen ihrer Kirche genommen wird oder nach Kontakt mit den Reliquien verteilt wurde, außerdem Wachssalben oder im bzw. am Heiligengrab kondensiertes bzw. hervorquellendes Wasser, was aber auch bei anderen, „nichtmedizinischen" Heiligen bis in unsere Tage bekannt ist (z. B. beim Marienheiligtum von Loreto, am Nikolaussarkophag in Bari oder dem Grab der hl. Walburga in Eichstätt). Ein anderer, nicht uninteressanter Aspekt zur spätantiken Heiligenverehrung findet sich möglicherweise bei der Annahme, daß Eltern ihren Kindern mit dem Beruf auch einen Patron ihres Berufsstandes mitgeben, was die Namen zweier epigraphisch überlieferter Mediziner namens Dometios[467] und Pantoleon[468] nahelegen, die evtl. auf eine medizinische Tätigkeit der Eltern verweisen könnte, vielleicht aber auch den Einfluß der hagiographischen Überlieferungen auf die Berufswahl der Namensträger.

Es liegt ein gewisser Reiz in der Untersuchung der vielen Einzelinformationen, die in diesem Abschnitt dargestellt wurden. Im Grunde ist nichts uniform, weder der Kult um die Arztheiligen noch die literarische „Verpackung"; auch die Kontexte der Erzählungen oder die vorgestellten Einzelgestalten sorgen für Vielfalt. Kosmas und Damian ragen dennoch aus der Gruppe heraus, zunächst natürlich wegen der weiten Verbreitung ihrer Verehrung über Orient und Okzident und des umfang- und abwechslungsreichen Stoffs, dann aber auch durch ihre Bekanntheit in anderen Legendenkreisen (z. B. Dometios) und durch ihre in Anspruch genommenen Dienste (bei Sampson, Theodor von Sykeon). Insgesamt bildet sich in dieser Unter-suchung also ein buntes Kollegium heiliger Ärzte und Ärztinnen, die sich um den eigentlichen und nach Ignatius von Antiochien einzigen Arzt Jesus Christus scharen und für ihre Nachfolger im geistlichen oder medizinischen Beruf, die hinter die legendarische Fassade blicken, noch in mancher Hinsicht als Vorbilder taugen.

---

467 Schulze, Medizin und Christentum, 59f.; Nr. 24 B. (4.–5. Jh.; Korykos/Kilikien).
468 Schulze, Medizin und Christentum, 67; Nr. 40 (4.–5. Jh.; Korasion/Kilikien).

4 Beruf und Berufung des Arztes zwischen Standesethik und Heiligkeitsideal

4.1 Arzt des Leibes und der Seele: historische Relevanz einer hagiographischen Sinnfigur

Betrachtet man die in diese Untersuchung aufgenommenen Wundertäter, entsteht bei einer ersten Lektüre manchmal der Eindruck, daß der Übergang vom wunderwirkenden Arzt zum heilenden medizinischen Laien fließend ist. Berücksichtigt man, daß in Aigai, Tarsus und Korinth, drei Orten, an denen später auch christliche Ärzte verehrt wurden, bedeutende Asklepieien vorhanden waren[469], und bezieht ferner noch die oben angenommene Ausformung der Papyloslegende oder der Überlieferungen zu Kyros in die Überlegung mit ein, steht man angesichts der eingangs vorgestellten Arztmetapher vor der Frage, ob nicht so manche Darstellung oder Bezeichnung als Arzt von Anfang an übertragen verstanden wurde bzw. eine aus der späteren Verehrung sich ableitende Rückprojektion in die Lebensgeschichte des geliebten Helfers in der Not darstellt. Analog zum Volksmund, der bei der Gegenüberstellung von schulmedizinischen und alternativen Heilverfahren dem recht gibt, der auch heilt, könnte nun hinter jedem ärztlichen Prädikat für einen Heiligen eine lokale, v. a. im kleinasiatischen Raum beliebte Stilisierung einer für die Tradition der Gemeinde herausragenden Gestalt gesucht werden, die allgemein als wundertätig angesehen wurde – aber auch zurecht?

Derartige methodische Zweifel sind sicher am geringsten bei Gestalten wie Alexander, Zenobios von Sidon, Emilius oder Liberatus, die mit wenigen, eher anekdotenhaften Schilderungen in Geschichtswerken überliefert werden, gleiches gilt für Caesarius oder Theodotos.

Andere Figuren dagegen werden entweder überhaupt als unhistorisch angesehen (Julian von Zypern, Theodosia) oder als Verwechslungen mit gleichnamigen Arztheiligen (Antiochus von Mauretanien & A. von Sebaste, Zenobios von Aigai & Z. von Sidon) diskutiert. Einmal stehen die angeblichen medizinischen Kenntnisse neben anderen nichtmedizinischen Fertigkeiten (Cassian) oder sie spielen eine untergeordnete Rolle und sind kein Bestandteil aller Überlieferungen zu einem Heiligen (z. B. Kodratos), bei einem Brüderpaar, Leontius und Carpophorus, wird nur eine späte Tradition greifbar; häufig steht die Schilderung als geistlicher bzw.

---

469 Steger, Asklepiosmedizin, 97.103; unter Konstantin, dessen Religionspolitik sich sonst nicht in solcher Schärfe gegen heidnische Kulte wendete, wurde der Tempel in Aigai 331 zerstört, wohl nicht zuletzt, um auch die Stadt, die in der Auseinandersetzung mit Licinius auf der Seite des Verlierers stand, abzustrafen (vgl. ebd. 102).

wundertätiger Arzt und Exorzist im Vordergrund (z. B. Papylos, Kollouthos, Kyros, Blasios, Sampson, Theodor Sykeotes oder bei den „Syrern" Daniel, Asyā, Dometios, Marūtā). Was aber die Einordnung als Arzt für die Erzählungen und deren Adressaten bedeutet, würde man in der eingangs skizzierten Verallgemeinerung nicht erfassen; obendrein gibt es, wie ich meine, Argumente gegen diese generalisierende Vermutung.

Der ausgeübte Heilberuf selbst wird am Beginn vieler Viten im Werdegang des Protagonisten eher beiläufig, oft durch ein einfaches *arte medicus* oder ein ἰατρὸς τὴν τέχνην[470], festgestellt, d. h. es wird zwar fachliche Kompetenz angenommen, aber nicht in den Mittelpunkt gerückt. Denn eine normale Berufsausübung oder ein medizinischer Heilerfolg allein machen einen Heiligen nicht aus, selbst ein Hofarzt wie Pantaleon kommt erst nach der Bekehrung zu seiner eigentlichen Berufung. Wie eine Reihe von Adjektiven oder Attributen den *Christus medicus* als Arzt im Vollsinn vorstellen[471], so werden auch diese heiligen Ärzte als die besseren und erleuchteten Helfer eingeführt, Kyros und Johannes mit ihrem Heiligtum in Menouthis vor den Toren Alexandrias beispielsweise als οἱ ὄντως ἐκ θεοῦ ἰατροί.[472] Sie sind in ihrer Kunst vom Heiligen Geist unterwiesen[473] und heilen körperliche und seelische Krankheiten.[474]

Das literarische Vorbild findet sich hierfür in den Apokryphen, wo analog zur weltlichen Heilkunde Jesus in den Thomasakten (ca. 220–240)[475] als der Arzt der Leiber und Seelen und ebenso die Jünger in den „Taten des Petrus und der zwölf Apostel" (2. o. 3. Jh.)[476] als Seelenärzte erkannt werden.[477] In hagiographischer Fortschreibung wird dann mit dieser Sinnfigur die relevante Entwicklung im Leben eines heiligmäßigen Arztes nachgezeichnet: die vorausgesetzte Berufsausübung wird der göttlichen Gnadenwahl zum Ansatz für die eigentliche Berufung des Heiligen, sei es im Anschluß an die Bekehrung zum Christentum, sei es der asketische Rückzug aus der Welt oder die Bekleidung eines Amtes, wodurch dieser persönliche Prozess mit der Außenwirkung des Helden parallelisiert wird. Die Ebenen, auf

---

470 „Arzt von Beruf" / „seiner Kunst nach ein Arzt"

471 S. o. Kap. 1.

472 "wirklich aus Gott (wirkende) Ärzte": Sophronios, *mirr.* 1; 17; 52.

473 ActaSS Sep. VII,473; Aug. VI,18.

474 u. a. Acta SS Ian. II,9; Feb I,339.778; Apr. II,971; Mai III,240; Mai V,143; Jul. V,390.391.393; Aug III,268; Sep. VII,433.

475 Klauck, Apokryphe Apostelakten, 10–12 (zunächst implizit in AT 37, dann in AT 156: NTApo⁵ II,319.362).

476 Klauck, Apokryphe Apostelakten, 193; Molinari nimmt die Jahre 252–256 an; nicht rezipiert wurde Laphams Frühdatierung mit einer Abfassung unter der Regierung des Titus (90–110): ebd.

477 ActPt12 p. 8 (NTApo⁵ II,378f.): „Vortrefflich hast du, Johannes, (einmal) gesagt: „Ich weiß, daß die Ärzte der Welt (nur) die weltlichen (Krankheiten [die (Dinge) die zur Welt gehören / das, was weltlich ist]) heilen, die Ärzte der Seelen aber das Herz heilen."; vgl. auch AT 95 (NTApo⁵ II,339): „Ja er ist ein Seelenarzt. Denn die meisten Ärzte heilen die Körper, die der Auflösung verfallen, dieser aber die Seelen, die nicht zugrunde gehen."

denen dies geschieht, sind aus der Arztmetapher bekannt, nämlich die missionarische Ausstrahlung eines Märtyrers, der therapeutische bzw. caritative Einsatz im Kirchenamt und die charismatisch-pneumatische Wiederherstellung der körperlichen und seelischen Gesundheit bei einer Reihe von Thaumaturgen. Gerade in ihnen mag mancher vielleicht einen versierten Gesprächspartner, guten Zuhörer oder spirituellen Meister sehen, der als Therapeut in den Kategorien seiner Zeit noch mit religiösen, also in einem abschätzigen Sinne mit „vormodernen" psychologischen Methoden arbeitet, und mit Sendungsbewußtsein, Überzeugungskraft und Heilerfolg auftreten kann.

Es steckt jedoch mehr in dieser Sinnfigur, weil sie ein „religiöses" Anliegen zunächst als heilkundlich anerkennt, dieses dann aber auch der Gesundheit des ganzen Menschen zugrunde legt. Es erscheint in einem hagiographischen, zugleich außerhalb der legendarischen Literatur befindlichen Kontext m. E. erstmals bei Euseb von Caesarea, nämlich als der dem römischen Kaiser ergebene Historiker in seiner Kirchengeschichte gewissermaßen die „Heiligsprechung" des laodizäischen Bischofs Theodot unternimmt, eines arianischen Parteigängers, der neben exzellenten medizinischen Fähigkeiten auch die Seelen in einzigartiger Weise therapiert habe.[478] Ähnlich lobt Gregor von Nyssa einen Arzt dafür, daß er nicht nur den Körper kuriere, sondern auch die Seele einbeziehe, wofür dieser im besonderen[479] und Seelenärzte im allgemeinen eine höhere Wertschätzung verdienten.[480] Aus historischer Sicht kann dieses schon in der christlichen Literatur des 4. Jh. verbreitete und in apokryphen Schriften vorformulierte Ideal durchaus als Indiz für die Historizität des ausgeübten Arztberufes gelten, wenigstens solange, wie man keine anderen Hinweise für eine legendarische Ausmalung hat, die aus einer charismatischen Gestalt wegen einer denkbaren kultischen Notwendigkeit, religiöser Bedürfnisse oder Erfahrungen der Gläubigen etwa einen Arzt der Legende macht. Zieht man die Überlieferungen zum pergamenischen Diakon Papylos hinzu, hat man sogar ein Zeugnis vorliegen, das bei aller schriftstellerischen Freiheit seinen „hagiographischen Werdegang" berücksichtigt, indem beim Verhör der späteren Legende die eigentliche, soz. „profane" medizinische Berufsausübung bestritten und allein der geistliche Arztberuf herausgestellt wird. In dieser Perspektive wird also die

478 Euseb v. Cäsarea, *h.e.* 7,32,23 (SC 41,228). Schon im alten Martyrologium am Allerseelentag (2. November) vermerkt, fehlt sein Name in der neuen Edition des Römischen Heiligenkalenders. In der vom arianischen Historiker Philostorgius zwischen 425–433 verfaßten Kirchengeschichte wird der anhomöische Bischof Aëtius ebenfalls als ein Arzt, der die Krankheiten des Leibes und der Seele heilt, vorgestellt: Philostorgius, *h. e.* 3,15 (GCS 21,47).
479 Es handelt sich um einen Brief an den kaiserlichen Leibarzt Eustathius, einen Sohn des berühmten Arztes Oribasius (Hauschild, Basilius, 168 Anm. 152): Gregor v. Nyssa, *trin.* 71 (GNO 3/1,3; der Brief findet sich auch im Briefcorpus Basilius' v. Caesarea, *ep.* 189: Hauschild, Basilius, 175 Anm. 231); Dörnemann, Krankheit und Heilung, 264.
480 Gregor v. Nyssa, *beat.* 7,1285 (GNO 7/2,156), thematisiert an dieser Stelle den Zorn. Wer der entsprechenden Seligpreisung nach (Mt 5,9) Frieden stiftet, heilt gewissermaßen diese seelische Erkrankung und sei höher zu ehren als der, der körperliche Gesundheit vermittle.

Annahme eher wahrscheinlicher, daß der mitgeteilte Beruf, zumal wenn er im Verlauf der Erzählung thematisiert wird, sehr wohl schon früh zur Tradition eines Heiligen gehören kann und dann sekundär zum Ansatzpunkt für weitere Erzählungen, meist Wunder, wird.

Um dem methodischen Zweifel und den Quellen in ihrer Eigenart Rechnung zu tragen, könnte man bei den vorgestellten Gestalten aus Spätantike und frühem Mittelalter daher von «hagiographisch überlieferten Ärzten» sprechen.[481] Diese Bezeichnung berücksichtigt zum einen das weithin übernatürliche Interesse der Erzählungen, zum anderen den besonderen literarischen Zusammenhang, in dem in Legenden, Predigten und Mirakeln, aber auch in sozusagen „historischeren" Nachrichten innerhalb von Geschichtswerken die Heiligen mit medizinischem Kontext in ehrendem Andenken überliefert werden. Hierbei werden v. a. durch die geschilderten Wunder, oftmals die Wiederherstellung des Augenlichts, die Heiligen als Seelenärzte vorgestellt, die über die körperliche Heilung hinaus mit der Vermittlung des Glaubens und der Bekehrung die religiöse Erleuchtung bewirken.

Daß die Seele und ihre Kräfte also nicht wie bei Galen einen Ausfluß körperlicher Mischungen darstellen[482], wird auch für eine Wirksamkeit des Seelenarztes bedeutsam, die den religiösen Raum im engeren Sinn verläßt. Wenn Hans Schadewaldt in der antiken Medizin eine „merkwürdige Kühle" konstatiert, gerade in der Distanz des Arztes zu seinen Patienten[483], kann er sich auf Stellen in Platos Staat, wonach die Heilkunde nur für Heilbare diene, und auf Anschauungen aus dem *Corpus Hippocraticum* beziehen, die bei aussichtslosen Fällen dem Patienten nicht nur unnötige Qualen ersparen[484], sondern gerade die ärztliche Kunst vor Desavouierung und ihren Vertreter vor Verleumdung und Klagen schützen wollten; dies gilt auch für die Hybris, dem Schicksal zuwider zu handeln[485], also für eine Grenzüberschreitung, die schon dem antiken Heilgott Asklepios im Mythos zum Verhängnis wurde, als er laut Pindar wegen seiner vermessenen Heilungen vom

481 Pazzini unterteilt sie in heilige Ärzte nach historischen und nach hagiographischen Zeugnissen, medizinisch-wissenschaftliche Schriftsteller (und evtl. Lehrer), Krankenpfleger und – schwestern.
482 Bei Euseb, *h. e.* 5,28,14f. wird eine Streitschrift vom Beginn des 3. Jh. zitiert, die eine nicht näher eingegrenzte Gruppe von Christen mit polemischer Übertreibung zurückweist, welche Euklid, Aristoteles und Theophrast den heiligen Schriften vorzögen, derweil manche Galen gar noch anbeteten (vgl. Harnack, Medicinisches, 41). Ihnen wird vermutlich eine Form von Synkretismus vorgeworfen, der den überlieferten Glauben zu Gunsten «wissenschaftlicherer» Erklärungen beiseite läßt. Jedoch wird aus dem Ausschnitt nicht klar, was konkret am berühmten Mediziner kritisiert wird, seine Anschauungen zur Seele könnten aber durchaus dafür in Frage kommen.
483 Schadewaldt, Arzt und Patient, 148.
484 vgl. Wittern, Unterlassung ärztlicher Hilfeleistung, 732 (Aph. VI 38. IV 572,5–7 Littré).
485 vgl. Wittern, Unterlassung ärztlicher Hilfeleistung, 732 (*De fracturis*, Kap. 36. III 540, 9–12 Littré; *de mulierum affectibus*, I Kap. 71. VIII 150,12–22 Littré); Schadewaldt, Arzt und Patient, 147f.

Göttervater mit einem tödlichen Blitzschlag niedergestreckt wurde.[486] Bei unheilbarer Krankheit also rief der eine oder andere gar nicht mehr nach dem Arzt, wobei es sich hierbei kaum um ein allgemein verbreitetes Verhalten handeln dürfte. Basilius von Caesarea, unterstellt dies in übertragenem Sinn den „an unheilbarer Melancholie" Leidenden, insofern einer besonderen Gruppe von Kranken, die sich paradoxerweise nicht helfen lassen will.[487] Eher schon vermied wohl der Arzt einen therapeutischen Eingriff und verhielt sich dabei standesüblich korrekt.[488] Da er im Todesfall belangt werden konnte, bestand ein durchaus verständlicher Anlaß zu dieser Vorsichtsmaßnahme, selbst wenn man ihm eine böse Absicht erst hätte nachweisen müssen.[489]

Einige Bemerkungen im hippokratischen Schrifttum jedoch relativieren diese Überlegungen wieder. Hierzu zählt die Inkaufnahme von Defektheilungen, die dem Patienten ein Leben mit eingeschränkten körperlichen Funktionen oder Entstellung gestatteten[490]; daneben deutet sich durch die Beschreibung tödlicher Erkrankungen hinsichtlich deren Ursache und Prognose, ebenso durch das Interesse an Verlauf und Therapie chronischer Leiden an, daß das angesprochene Vorgehen wohl im Ermessen des einzelnen Mediziners lag und von einer generellen Unterlassung einer ärztlichen Hilfeleistung bei infausten Krankheitsfällen nicht die Rede sein kann.[491] Dennoch steht der einzelne Patient in seiner trostlosen Lage nicht im Vordergrund der Handlungsleitung.

---

486 Pythien III,55ff.
487 *hom.* 22,10.
488 vgl. Renate Wittern, Unterlassung ärztlicher Hilfeleistung, 732 (mit Verweis auf folgende Stellen: *de arte*, Kap. 3 VI 4,16–6,1 Littré; Kap. 8 VI 14,13–15 Littré; Kap. 13 VI 26,7–9 Littré). Ferner: von Bendemann, Christus der Arzt, 43f.: nach Platon, Resp 405C–410A, stünde ein solches Vorgehen den Interessen des Gemeinwesens entgegen (Resp 407B); stattdessen solle man Todgeweihte sterben lassen, u. U. sogar töten (Resp 409E–410A), chronische Krankheiten betrachtet er als hoffnungslos. Althippokratische Ärzte wollten diese Krankheiten durch Prophylaxe verhindern, manche auch bis zum größtmöglichen therapeutischen Nutzen behandeln. Anders verhielten sich Methodiker wie Soran (Kaiserzeit), die sich bewußt auch um chronische Krankheiten kümmerten. Kudlien, Beginn, 124, resümiert: „Alles in allem, so muß man sagen, war die chronische Krankheit als solche letzten Endes immer noch ein ernstes Problem für die antiken Ärzte, auch am Ende der antiken Medizin – ein Problem, das sowohl durch rein medizinische wie durch außer- und vormedizinische, kulturbedingte Ansichten, Vorstellungen und Vorurteile belastet blieb." Vgl. Wacht, Art. Krankenfürsorge: RAC 21,842f.; Honecker, Christus medicus, 314.
489 Plato, Lg. 865b; vgl. Dörnemann, Gesundheit und Krankheit, 43; Kudlien, Der griechische Arzt, 75f.
490 Renate Wittern, Unterlassung ärztlicher Hilfeleistung, 732f., bezieht sich hierfür auf die Therapie einer komplizierten Tibia-Ausrenkung (*de articulis*, Kap. 63, IV 268,12–247,7 Littré), für die nur eine alleinige Wundbehandlung ohne Reposition vorgesehen wird, ferner auf *de mulierum affectibus* I, Kap. 65. VIII 134,9–23 Littré, sowie *de morbis* II und *de internis affectionibus*. Sie verweist auch darauf, daß „Defektheilungen verschiedenster Art ... bereits in den Krankheitsbüchern der knidischen Ärzteschule beschrieben" sind.
491 Renate Wittern, Unterlassung ärztlicher Hilfeleistung, 733f.

Diese Fragestellung berührt die Schilderungen in einem Mirakel von Kyros und Johannes, die in einem ausgesprochen vielschichtig geschilderten Extremfall ihre Hilfe nicht verweigerten. Nach den Angaben bei Sophronius v. Jerusalem flüchtete sich ein bemitleidenswerter Pechvogel namens Georgios, den ein recht zielsicherer „Nachtrabe" immer wieder mit seinen Fäkalien bedachte, in ihr Heiligtum. Das völlig verzweifelte Opfer verletzte sich schließlich in suizidaler Absicht und wurde von einem herbeigerufenen Arzt aus den bekannten Gründen nicht mehr versorgt, während die Heiligen bei aller narrativen Retardierung den rettenden Eingriff am Ende doch durchführten.[492] Da der in diesem Abschnitt gezeichnete Gegensatz sich nicht allein auf einen (deontologisch begründbaren) Therapieabbruch bezieht, sondern eine dem Legendentopos unterworfene Konfrontation im Vordergrund steht, daneben in einem psychologisch-dämonologischen Motiv die Versuchung der Kranken zu verzweifeln geboten wird, kann es nicht zuerst um eine absolut eingeforderte Korrektur relevanter Normen gehen – zumal auch mit dem Sarkasmus des Autors gerechnet werden darf, der, euphemistisch gesprochen, prägende Erfahrungen mit der Ärzteschaft hinter sich hatte. Daß dem ärztlichen Verhalten aber ein Mangel an Menschlichkeit attestiert wird, kann man aber auch nicht leugnen. Vom möglichen bzw. unwahrscheinlichen Erfolg medizinischer Maßnahmen abgesehen, kann man also in der Zuwendung der Wundertäter eine aus der Pragmatik der Legenden erwachsende Anleitung zum besseren Handeln erkennen, im Falle des Arztes würde dies bedeuten, einen jeden anzunehmen, sich vom Schicksal der Patienten anrühren zu lassen und nach Kräften zu helfen, statt sich in unmenschlicher Kälte auf arbeitstechnische Prinzipien zurückzuziehen.

Die deutlich gewordene Problematik des Umgangs mit dem Kranken und seinem Leiden ist hierbei aktueller als das Alter der herangezogenen Quellen zunächst ahnen läßt, für unsere eingangs vorgestellte Fragestellung aber wird sie im Hinblick auf eine ethische Fundierung der Arzt-Patientenbeziehung bedeutsam, die den Boden rein deontologischer Handlungsleitung verläßt. Schon stoische und philonische Vorstellungen[493] werfen ihr Licht auf ein anders gelagertes Berufsbild, das unter christlichen Vorzeichen das ärztliche Handeln unter den Anspruch der Nächstenliebe stellt: „Nicht mehr der innerlich und äußerlich Abstand haltende Arzt war nun das Ideal, ... sondern gerade das Gegenteil, der engagierte, betroffene, mitleidende Helfer".[494] Dementsprechend wird Jesus in den Evangelien, die

---

492 Sophronius, *mir. Cyr. et Jo.* 67.
493 Hans Schadewaldt, Arzt und Patient, 149, verweist hierbei auf den Stoiker Seneca, auf die Ärzte Serapion (2. Jh. v. Chr.) und Scribonius Largus (1. Jh. n. Chr.), ferner den jüdisch-hellenistischen Philosophen Philo v. Alexandrien, die mitmenschliches Erbarmen im ärztlichen Handeln herausstellen bzw. die Heilung und deren Scheitern Gott zuschreiben und so dem Zugriff und damit der Verantwortung des Arztes entreißen.
494 Hans Schadewaldt, Arzt und Patient, 149f.; weniger apodiktisch schreibt Stamatu, Art. Nächstenliebe: Leven, Antike Medizin, 638f.: „... Mitgefühl u. Mitleid werden zwar in verschiedenen Schriften dem Arzt zugestanden, jedoch im allgemeinen mit der Einschränkung, daß es weder zu innerer Berührung noch zur Beeinflussung des Urteilsvermögens führen dürfe ...

bekanntlich die medizinischen und die übrigen damit verbundenen Leiden der Hilfesuchenden keineswegs übersehen, in dieser Form dargestellt. So wenden sich oftmals Kranke ohne Aussicht auf Genesung an ihren Heiland.[495]

Nach dem Vorbild des *Christus medicus* kann so eine idealisierende Typologie des heiligen Arztes entworfen werden, und zwar in einem Sinne, daß ein wirklicher Arzt auch ein Arzt der Seele, nicht nur mit ihren „jenseitigen", sondern auch „diesseitigen" Bedürfnissen sein bzw. werden soll, in diesem Sinne ein christlicher Arzt in seinem Kontext zu einem Mediziner, der sich von seinen in irgendeiner Form mittelmäßigen oder schlechten christlichen wie nichtchristlichen Standesgenossen unterscheidet, auch wenn er die in Tugend und Charisma unvergleichlichen Heiligen nicht erreichen oder gar übertreffen wird. Durch deren Eingreifen werden schließlich alle Krankheiten überwunden, was entweder summarisch festgestellt[496] oder durch die Quantität der Wunder belegt wird. Diese besondere Fähigkeit der heiligen Ärzte, jedes Leiden zu heilen, bietet hierbei nicht allein einen Reflex auf psychologische Hintergründe einer Krankheit, die u. U. sogar als somatisiert erkannt worden sind[497], sondern stellt im Hinblick auf das angesprochene Ideal vom Seelenarzt ein beispielhaftes Verhalten vor Augen. Erst recht geschieht dies durch den Hinweis, daß der heilige Arzt sich aller angenommen habe[498], also auch derer, von denen er finanziell nichts erwarten konnte bzw. vor denen andere sich schlicht ekelten, wie es bei den Überlieferungen zu Pantaleon und Hypatios deutlich wurde. Mehr Empathie zu Lasten der Kunstfertigkeit wäre wohl niemand dienlich gewesen, dennoch verpflichtet das Vorbild Christi und sein Aufruf zur Nächstenliebe, der in der Berufsausübung konkret wird, grundlegender als vereinzelte deontologische Überlegungen.

Unter dieser Vorgabe werden somit soziale Bedingungen berücksichtigt, die einem heiligen Arzt zum Anliegen werden, wenn Mittellose durch seine Privatinitiative im eigenen Haus aufgenommen werden und beispielsweise erst einmal die Ernährung sichergestellt wird. Die Praxis, daß ein bettlägeriger Patient im Gegensatz zur üblichen häuslichen Versorgung bei einem städtisch-niedergelassenen Arzt in einem Nebenraum seines Iatreion oder der Taberna medica, Aufnahme findet, ist durchaus bekannt[499], wird bei Zenobios von Aigai, Thalelaios und Sampson aber insbesondere vor dem Hintergrund der Armut ihrer Patienten thematisiert.[500]

Wirkliches Mitfühlen … gestattet nur … Aretaios … im Extremfall eines Todesqualen leidenden Patienten."

495 Traumatische Krankheiten, wie sie in der altgriechischen Heilkunde dominieren, fehlen dagegen: vgl. Reinhard von Bendemann, Christus der Arzt, 43f.

496 ActaSS Jan. II,74; Jan. V,266; Mai. V,184; Aug. III,27.268; Oct. XIII,259 (u. v. m.).

497 Wie bei der schwer traumatisierten Frau aus den Wunderberichten zu Kosmas und Damian: vgl. o. den entsprechenden Abschnitt zum Wunder D 24.

498 z. B. Diomedes: ActaSS Aug. III,268 (*commiseratio erga omnes*). Diomedes spendet auch den gefangenen Christen Trost (ebd.).

499 Vgl. Harig & Kollesch, Arzt, Kranker und Krankenpflege, 267f.

500 ActaSS Oct. XIII,265; Mai. V,184; Jun. V,267B.

Genauso wird auf einer metaphorischen Ebene bei einem Wunder der Überlieferungen zu Kosmas und Damian Kritik an einer letztlich „kurablen" sozialen
Ungleichheit laut, die sich in der gemeinsamen Blindheit zweier Leidensgenossen
mit konträrem materiellem Hintergrund spiegelt: auf einen Wink der Wundertäter
hin lindert in diesem Fall der Reiche die Bedürftigkeit des Armen, was nicht nur
dem Empfänger, sondern auch dem Wohltäter die erhoffte Gesundheit beschert (s.
o. R 18). So kommt zur Martyriumsbereitschaft, zu einem heiligmäßigen Leben der
Enthaltsamkeit und zur vorbildlichen Wahrnehmung eines geistlichen Amtes mit
der von Nächsten- und Gottesliebe geprägten Berufsausübung ein weiteres Heiligkeitsideal hinzu, das einer ganzen Berufsgruppe zum Vorbild gemacht wird.

Der Zuwendung des Arztes entspricht auf der Seite des Patienten die Hoffnung
auf Hilfe. Wie in den Evangelien wird in den hagiographischen Quellen häufig ein
chronisches, oft aussichtsloses Leiden aufgegriffen, ebenso der vertrauende Glaube,
daß Gott heilt; zwar gehören einzelne traumatische Krankheitsfälle mit entsprechenden Eingriffen zum Bestand von Mirakelsammlungen (bei Kosmas und
Damian, Sampson), sind aber doch eher selten. Der Glaube an die fürbittende
Macht des jeweiligen Heiligen und das Eintreten des Wunders wird hierbei abhängig vom jeweiligen Autor zeitgeschichtlich modifiziert, da nun neben dem gefor-
derten Vertrauen der Kranken dogmatische Streitigkeiten eine Rolle spielen. So
macht erst das Festhalten an der chalzedonischen Christologie in den aus der Feder
des orthodoxen Sophronius stammenden Wundererzählungen zu Kyros und Johannes eine Heilung möglich[501], auch bei den Mirakeln von Kosmas und Damian sind
Konversionen Teil der wunderhaften Erzählungen.[502]

Obwohl man gewissermaßen gegen die Topologie, also mehr zwischen den Zeilen herauslesen kann, daß nicht jeder Bittsteller erhört wurde, gilt in der Tendenz
der Erzählungen für medizinische Grenzfälle (im Unterschied zur thematisierten
Rechtgläubigkeit und dem Vertrauen der Patienten) eigentlich keinerlei Einschränkung, chirurgische und diätetische Maßnahmen im Kontext damaliger Medizin
erreichen ebenso wie paradox wirkende oder gänzlich wunderhafte Aktionen und
Mittelchen den gewünschten Erfolg. Man zieht in komplizierten Situationen allenfalls noch «Konsiliarärzte» aus einem anderen Legendenkreis wie Kosmas und
Damian[503] oder den Erzengel Rafael hinzu, letzteren bei der «ersten literarisch
belegten» Beintransplantation.[504] So gehören die Annahme austherapierter Patienten und die Ermutigung zu neuer Hoffnung auf der Erzählebene mit religiöser
Praxis und Rechtgläubigkeit zusammen, ein Zusammenhang, der im Mirakel seine
angemessene literarische Form erhält. Unabhängig von einem in dieser Hinsicht

---

501 Sophronius, *mir. Cyr. et Jo.* 12; 30; 36; 37; 38; 39.
502 s. o. Kosmas & Damian: D 2; D 26; R 19; der hartnäckige, trotzdem aber geheilte Arianer aus
     R19 wird allerdings aus dem Heiligtum gewiesen.
503 in den Wundern Sampsons: ActaSS Jun. V,271–278.
504 s. o. Kosmas & Damian: D 48.

möglichen Heilerfolg stehen die Türen an den Heiligtümern aber offensichtlich allen, auch Häretikern und Heiden, offen.[505]

Die ausbleibende Hilfe der Heiligen scheint dem zwar zunächst zu widersprechen, ebenso die in den Mirakelsammlungen (Kosmas und Damian, Kollouthos, Kyros und Johannes, Sampson) vorhandenen Strafwunder und unvollständigen Erhörungen. Es sollte dennoch nicht verwundern, wenn den aus der Ewigkeit wirkenden Thaumaturgen offensichtlich mehr Interesse an der geistlichen Reinheit ihrer Kultstätten unterstellt oder unreinen Geistern ein Platzverweis und unbußfertigen Sündern eine entsprechende Rüge erteilt wird.

Abhängig vom jeweiligen Autor zeigt sich so das mit dem Heilerfolg verknüpfte religiöse Anliegen sowohl in der sog. *fides quae* als auch der *fides qua*, also einem sowohl inhaltlich formulierten, mehr der rationalen Seite des menschlichen Geistes zugeordneten als auch einem emotionalen, von positiven Affekten beeinflußten Glauben. Im Hinblick auf die ärztliche Berufsethik sollen aber keine Unterschiede zwischen den Patienten verschiedener Konfessionen und Religionen gemacht und nur «Rechtgläubige» behandelt werden. Vielmehr kommt hier neben einem mehr oder weniger theologischen Unterhaltungswert der Wundergeschichten eine paränetische Absicht zum Zuge, die die Erkrankten und nicht zuletzt die Leser der Mirakel dazu ermutigen soll, ihren Teil zur vollkommenen, also auch zur seelischen Heilung nicht zu verweigern.

Sekundär, sozusagen über die eigentlichen Schilderungen hinaus, kann dies auch der Entlastung der Wundertäter bei einem ausbleibenden Heilerfolg dienen. Der jenseits der Kategorien des vorhandenen oder fehlenden Glaubens nicht problematisierte Fall eines enttäuschten Kranken, der gewissermaßen alle von ihm abhängigen Bedingungen erfüllt, aber am Ende nicht erhört wird, sich vielleicht sogar verworfen fühlt, sich zurückzieht und verzweifelt, paßt genausowenig wie eine spiritualisierte Heilung, die einen besseren Umgang mit dem eigenen Leiden und eine lediglich seelische Reinigung bzw. Erbauung vorführt, in die werbenden und ermahnenden Ausführungen, die an der Realität übernatürlicher Ereignisse ihr Interesse haben.

Dennoch wird durch die Glaubensthematik und ihre Aktualisierung gerade den von ihren widrigen Lebensumständen betroffenen Lesern eine Tür zu einer weiterführenden Sinnebene aufgetan. Denn angesichts der Hinfälligkeit und Vorläufigkeit des zeitlichen Erfahrungsbereichs, der in allem Positiven wie auch Negativen für den Menschen endlich ist, kann die geistlich-religiöse Dimension des Gesundwerdens, die das ewige Heil in der Gemeinschaft mit Gott in den Blick nimmt, der rein leiblichen gegenüber höher bewertet werden. Ohne dieses Lebensziel wird man darin wohl Vertröstung, Narkotisierung gegenüber realem Leid oder einen verzweckten Selbstbetrug sehen bzw. wiedererkennen können – den Gläubigen erschließt sich zusammen mit Glaube und Liebe jedoch die Hoffnung auf eine jen-

---

505 Asklepios hingegen nähert sich nicht einem jeden, setzt zugleich aber den Glauben an seine Wirksamkeit nicht voraus: Honecker, Christus medicus, 314.

seitige Vergeltung, die die Kranken und Sterbenden im Dulden und Leiden stärkt und sie bei aller Passivität des äußeren Anscheins zu handelnden, in einem religiösen Sinn „produktiven" Subjekten macht. Diese pragmatische Funktion, die sich eher sekundär, sozusagen bei einem zweiten Erkenntnisgang erschließt, erscheint freilich direkter in den Viten der Heiligen, wenn die jeweiligen Tugenden (wie Glaube, Treue, Beharrlichkeit usw.) dort von den oft als „Athleten Christi" bezeichneten Heiligen durch ihre Vereinigung mit Christus im geistlichen Kampf und Martyrium vor Augen gestellt werden.

Auf die Amtsträger unter den heiligen Ärzten wurde bereits hingewiesen, ebenso daß das ausgeübte Amt einen Ansatz für die Allegorese bietet. Die ausdrückliche Spendung der Sakramente durch die Geweihten kommt hierbei kaum in den Focus der Überlieferungen. So stellen die Taufe einer geheilten Patientin beim Bischof Zenobius oder die Beichte (bzw. die damit verbundenen Ermahnungen zu einem sittlichen Leben) in den Wundern Kollouthos' vielmehr zwei Ausnahmen dar, und zwar, wenn man so will, im Unterschied zur übrigen, in dieser Hinsicht von jeher offenen christlichen Literatur (vgl. die einleitenden Kapitel). Der Grund hierfür ist aber sicher nicht in einer Kritik der infrage kommenden Autoren an dieser Ebene der Arztmetapher zu suchen, sondern schlicht im hagiographischen Genre, seinen werbenden Zwecken und seinem Interesse am Mirakulösen, also an der tatsächlichen Wiederherstellung noch so aussichtsloser Fälle; zudem sind die wirkmächtigsten Wundertäter meist Laien, die der Kirche neue Gläubige durch ein Zeugnis ihrer Lebenshingabe, ob im „roten" Martyrium der Verfolgung oder dem „weißen" in Ehelosigkeit, Armut und Gehorsam, zuführen. Insofern dient die Thaumaturgie umgekehrt auch nicht einer Kompensation einer etwa fehlenden sakramentalen Weihe, da, wie deutlich geworden ist, Laien wie Klerikern diese charismatische Eigenschaft eignet.[506]

An den Wundertätern zeigt sich zunächst eine kosmische Orientierung der asketischen Lebensform, die im Einklang mit der Schöpfung steht, wie es im paradiesischen Bild vom Tierfrieden deutlich wird. Nachdem aber auch die Welt gebrochen und mit der menschlichen Natur gefallen ist, stellen jene besonderen Heiligen diese wieder her, sie heilen fern von menschlicher Gesellschaft ihre Mitgeschöpfe, bannen chaotische Mächte und wirken Naturwunder (z. B. Zenais, Blasius, Dometios, Daniel, Theodor von Sykeon). Beim Blick auf den Leib- und Seelenarzt und der durch ihn möglichen Restitution einer gestörten Ordnung muß gerade die Enthaltsamkeit der geisterfüllten Charismatiker berücksichtigt werden, vor der Welt und Unterwelt gleichermaßen zurückschrecken. Daher soll hier an ihre seelsorgliche, in diesem Sinn „priesterärztliche" Ausstrahlung erinnert werden, die sowohl bei Einzelwundern als auch Wundersammlungen im Kontext von übernatürlich-dämonistischen und magischen Vorstellungen zur Krankheitsgenese

---

506 Die sog. Mönchsweihe gehört nicht zum Weihesakrament, ist ferner in der lateinischen Kirche anders als im Orient, wo sie bis heute noch gepflegt wird, gegenüber der Profeß zurückgetreten, vgl. Meier, Art. Mönchsweihe: LThK³ 7,397f.

gerade im Befreiungsdienst ihren besonderen Niederschlag gefunden hat. Ein solcher „Arzttypus" erinnert irgendwie an einen Schamanen, einen heilkundigen „Mystiker", der mit einer anderen, den meisten Menschen verschlossenen Wirklichkeit in Verbindung treten kann und gegenüber personalen Wesen, die Unglück verhängen oder schaden, mit Ritualen eine Änderung eines bestehenden Mißstandes erwirken kann[507], der in Legenden nun in Form eines christlichen Heiligen mit einer von Gott bzw. Christus bezogenen Kraft überliefert wird. Eine vergleichbare Aufgabe kam in der dualistischen Religion Irans, die neben dem guten auch ein dem entgegengesetztes Prinzip mit bösen Geistwesen, Angra Mainyu und Daevas (z. B. alte Götter aus der vorzarathustrischen persischen Götterwelt oder Personifizierungen schlechter menschlicher Eigenschaften) kennt[508], einer besonderen Gruppe von Priesterärzten zu. In der kastenähnlich durchstrukturierten Gesellschaft kamen diese den gestaffelten Priesterrängen am nächsten, zuerst derjenige, der als „der heiltüchtigen heiltüchtigste" „mit dem heiligen Wort heilt"[509], also ein Beschwörungsarzt; dann erst folgten der mit Pflanzensäften wirkende Arzt und zuletzt der Chirurg, der seine Zulassung erst nach erfolgreicher Operation von Andersgläubigen, sogenannten Daevaanhängern, an denen er sich versuchen durfte, erhielt. In der Rolle von derartigen exorzierenden Priesterärzten trifft man in der syrischen Hagiographie nunmehr christliche Arztheilige, nämlich die beiden heiltüchtigen Mönche Asyā und Daniel sowie den Bischof Marūṯā an. Mit der Behandlung des Großkönigs, der Königssöhne oder der Angehörigen höchster Familien, überschreiten sie eigentlich ihre Kompetenzen bei weitem, weil sie noch nicht einmal für das iranische Staatsvolk eine Zulassung besitzen. Einer (etwa vielleicht gleichwertig erachteten) sakramentalen christlichen Priesterweihe bedarf es hierfür aber nicht, um aus der Auseinandersetzung mit den persischen Kontrahenten siegreich hervorzugehen. Wie die beiden Asketen zeigen, genügt für den Erfolg eine geistliche Begabung. Dies gilt auch beim Konflikt mit hellenistischen Heilgöttern bzw. im Kampf gegen die Dämonen, jedoch ohne daß ein Arztheiliger in den Legenden zum christlichen Pendant eines paganen Priesters mutiert, um diesen zu ersetzen.

Im Hinblick auf die Gegenüberstellung von heiligen Ärzten mit ihren Kollegen soll an dieser Stelle noch auf die Darstellung heidnischer Mediziner hingewiesen werden, die in einer ganzen Reihe von Legenden negativ beurteilt werden; manchmal wird regelrecht mit ihnen abgerechnet, wenn sie als Denunzianten und Verfolger ihrer gläubigen Kollegen auftreten und z. B. bei Kosmas und Damian (röm. Brüderpaar), Pantaleon, Zenobios von Aigai und Dometios für den Prozeß und Hinrichtung sorgen, oder wenn ihre Gier nach Geld und die teils wenig schmeichelhaft vorgeführte Inkompetenz der Ärzteschar zum Besten gegeben

---

507 Vgl. z. B. Koelbing, Arzt und Patient, 12-15.
508 Brandenburg, Priesterärzte, 16.
509 Brandenburg, Priesterärzte, 17-21, v. a. 18. Seit der Achämenidenzeit war die zarathustrische Lehre Staatsreligion in Persien; gerade in dem als heilige Schrift geltenden Avesta gab es medizinisch bedeutsame Abschnitte, die heute z. T. verloren sind (ebd., 12f.).

wird.[510] Neben einem allgemein religiösen Gegensatz wird als ein spezifisches Motiv der den christlichen Ärzten gemachte Vorwurf laut, die den heidnischen Göttern verdankten Heilkräfte unerlaubterweise für sich in Anspruch zu nehmen.[511] So gehört die vermeintliche Usurpation göttlicher Macht auch in die Kontroverse, in der sich Christus und (meist) Asklepios einander gegenüberstehen. Ferner spiegelt die Gegnerschaft nichtchristlicher Ärzte vor staatlichen Stellen wohl reale Schwierigkeiten wider, die in einem Klima von Rechtsunsicherheit, gesellschaftlicher Stigmatisierung bis zur Verfolgung in einer konkreten, oft wohl privaten Konkurrenz ihren Ursprung hatten. Mit der heidnischen Religiosität verschwindet ein solcher Gegensatz, und ein dogmatisches oder ethisches Moment im Heiligkeitsideal tritt hervor, das, mit dem Therapieerfolg verknüpft, die heiligen von den übrigen Ärzten scheidet.

Das Verhältnis zur „profanen" Medizin wird durch all diese Schlüsse aber nicht komplizierter, obwohl einige Autoren sogar eine von der Entstehungszeit mancher Legenden abhängige, mal freundlichere, mal feindlichere Einstellung der Epoche zur rationalen Medizin und ihren Vertretern ausmachen wollen[512], wobei Vorsicht vor einer allzu polarisierenden Einordnung angeraten sein dürfte, da man die jeweiligen Autoren und ihre Milieus nicht generalisieren kann. Wenn Kritik laut wird, wird man darin zunächst eine Karikatur auf die Ärzteschaft, ihre Dünkel und einen Reflex auf die Grenzen der damaligen Medizin erkennen. Zugleich werden die angesprochenen Punkte aber als literarische Motive zur Steigerung des Kontrasts herangezogen, die die Heiligen und ihre Wunder herausstellen sollen. Auch wenn die Polemik im Einzelfall heftig wird oder überhaupt in der Komposition der Mirakelberichte vorherrscht (vgl. Kap. Kyros und Johannes), kann man dennoch von einem ignoranten Vorurteil gegenüber der rationalen Medizin, einer totalen

---

510 Vgl. o. die sarkastische Darstellung der „Heilung" des Taufscheinchristen Gesios aus Petra bei Sophronius, *mir. Cyr. et Jo.* 30.

511 S. o. Papylos, Pantaleon, Kosmas und Damian (syrische Tradition); dieses Motiv begegnet auch am Anfang des Nikodemusevangeliums, wo Jesus nach Ansicht des Pilatus Dämonen im Namen Asklepios' austreibt: *A. Pil.* 1,1 (NTApo[5] I,401; Dörnemann, Krankheit und Heilung 76). Die im Motiv thematisierte pagan-christliche Auseinandersetzung könnte (bei Pantaleon und Kosmas & Damian) im Verbund mit weiteren Indizien für historische Erinnerungen in den Traditionen sprechen; in der Überlieferung zu Papylos hingegen ist dies wohl einer späteren Übertragung seiner Gebeine und somit den topographischen Verhältnissen seiner möglicherweise im ehemaligen Asklepiosheiligtum anzusiedelnden Kultstätte geschuldet; gerade weil das Motiv in der Schilderung dadurch erweitert wird, daß das „profane" medizinische Wissen undifferenziert den heidnischen Vertretern überlassen wird, dürfte es sich um eine Legende handeln, die mit einer vagen Erinnerung an den lange vergangenen Kult ein traditionelles Motiv aus dem Gegensatz zwischen Christus und Asklepios aufgreift und diesen evtl. für ein asketisches Umfeld, wahrscheinlicher für einen Kult, der neben einer chronologischen auch eine inhaltliche Diskontinuität zu seinem religionsgeschichtlichen Vorgänger sucht, fruchtbar machen will.

512 Magoulias, Lives of the Saints; Duffy, Byzantine Medicine; Kazhdan, Image; Horden, Saints and Doctors.

Abwertung oder gar einem Verbot nicht ausgehen, die Arztmetapher, die die Entwicklung vom Leib- zum Seelenarzt insinuiert, wäre sonst ja dahin.

Im Gegenteil werden selbst bei den gerade angesprochenen Erzählungen des Bischofs Sophronios von Jerusalem, der von der durchgemachten Kurpfuscherei in seinem Urteil beeinflußt sein mußte, medizinische Anspielungen deutlich, bis hin zur positiven Würdigung bei einem Wunder Sampsons, das die Vermessenheit eines ungeduldigen, auf seine Arzneien völlig verzichtenden Kranken rügt, oder bei Theodor von Sykeon, der die Kranken an ausgesuchte Ärzte weiterleitet – und dies obwohl die heiligen Ärzte doch über therapeutische Möglichkeiten verfügen, die den herkömmlichen Rahmen verlassen. Genauso wird die Medizin bei den Theologen anerkannt, Gregor von Nyssa beispielsweise sieht in der „Menschenfreundlichkeit" (φιλανθρωπία) des Arztes, auf die im folgenden Kapitel noch eingegangen wird, eine zu seinem Beruf gehörige Lebensgewohnheit, weswegen er im Brief an einen befreundeten Mediziner namens Eustathios die zugehörige Wissenschaft anderen menschlichen Beschäftigungen voranstellt.[513] Mag Basilius d. G. zwar in einer Mönchsregel das Vertrauen, die Heilung allein von den Händen der Ärzte zu erwarten, kritisch bewerten, bezeichnet er umgekehrt die völlige Ablehnung der Heilkunde als „Starrsinn".[514]

Die Wertschätzung des Arztberufs wird überhaupt am schönsten in einem kurzen Kapitel der *Apophthegmata Patrum* deutlich, wo dem Mönchsvater Antonius in seiner Einsiedelei enthüllt wird, daß es in der Stadt einen Menschen gebe, der ihm gleichkomme, nämlich einen Arzt, der mit seinem Vermögen für die Bedürftigen sorge und mit den Engeln das Trisagion (= das Gebet des Dreimalheilig) singe, womit der Dienst am Nächsten sogar in einer typischen Mönchsschrift dem einsamen Ringen und Beten des Asketen gleichgestellt wird.[515]

4.2 Anargyri

„So wahr der Herr lebt, in dessen Dienst ich stehe: Ich nehme nichts an."[516] – Eigentlich begegnet uns mit dem alttestamentlichen Propheten Elischa der erste Heiler, der keinerlei geschäftliche Interessen verfolgt, mit Gehasi dagegen, dem Diener des Gottesmannes, der seinen Herrn hintergeht, Naaman doch abkassiert und deswegen mit dem Aussatz des freigebigen aramäischen Feldherrn bestraft wird, sein Widerpart.[517] Auch wenn m. W. kein direkter Bezug auf die Begebenheit aus dem Alten Testament genommen wird, würde die Antwort der Arztheiligen in

---

513 Gregor von Nyssa, *trin.* 71 (GNO 3/1,3).
514 Basilius v. Caesarea, 55,3 *reg. fus. tract.* (PG 31,1048).
515 *Apophth. Patr., Alphabetikon, de abbate Antonio* 24 (PG 65,84).
516 2 Kön 5,16.
517 2 Kön 5,20-27.

ebendieser Form gegeben werden. Sie wissen sich in ihrer Profession einer höheren Ethik verpflichtet, womit ein weiterer, bekanntermaßen sensibler Punkt berührt wird: das Geld.

Während vom Arzt Menekrates, der sich selbst als Gott wähnte und für seine Person den Beinamen ‚Zeus' beanspruchte, (4. Jh. v. Chr.) in einer mittelalterlichen Quelle überliefert wird, er habe seine Patienten umsonst behandelt[518], und ebenso die Chironiden, eine Ärztefamilie, die ihre Abstammung vom mythischen Heiler Chiron behauptete, aus religiöser Überzeugung ihre Kunst ohne Entgelt ausgeübt haben sollen[519], haben der Heilgott Asklepios und seine Kultdiener recht unverhohlen die Kranken zur Kasse gebeten.[520] Tatsächlich ist die Kritik an der Habgier, die dem antiken Heilgott hierfür gemacht wurde, schon in vorchristlicher Zeit gängig[521] und wird übernommen; so gilt Asklepios Clemens von Alexandrien als ein „Freund des Geldes".[522]

Daß in den apokryphen Johannesakten (ca. 150–160) und Thomasakten (ca. 220–240) dann Christus oder ein Apostel wie Thomas als unentgeltliche Heiler auftreten[523], ist nicht nur als Unterscheidungskriterium, sondern auch als Spitze gegen den paganen Heilkult anzusehen. Die Rede von Jesus als unentgeltlichem Arzt bleibt auch in nachfolgenden Zeiten erhalten[524] und wird ähnlich dem hagiographischen Modell, das den Weg zum Seelenarzt nachzeichnet, im 4. Jh. i. S. einer Typologie fortgeschrieben. Dies wird z. B. in den Ausführungen des arianischen Historikers Philostorgios über den Bischof Aëtius[525] deutlich, jener habe von den Bedürftigen keinen Lohn für seine medizinischen Bemühungen verlangt.[526] Immerhin war der Heilberuf eine anerkannte, zuweilen lukrative Erwerbstätigkeit, bei der von privater, wohl mündlicher Verabredung mit Festsetzung des Entgelts ausgegangen werden kann.[527] Selbst die kostenlose Behandlung der ärmeren Bevölkerung

---

518 Kudlien, Physician's Income, 453. Die einzige derartige Nachricht zu seiner Person findet sich im byzantinischen Lexikon Sudas vom Ende des 10. Jh. (Weinreich, Menekrates, 9), weswegen für diese Nachricht wohl eher die hier vorgestellten christlichen Vorstellungen zur religiös konnotierten Heilkunst prägend waren.

519 vgl. Kudlien, Physician's Income, 452f; Laut Escher, Art. Chiron: PRE 3/2,2302, hätten sie dies „<noch> in später Zeit" getan, was auch immer gemeint ist.

520 Vgl. Steger, Asklepiosmedizin, 123f.; Dörnemann, Krankheit und Heilung, 29; Schulze, Medizin und Christentum, 165.

521 Vgl. Pindar, Pythiae III, 54–57; sowie Plato, R. 408c (Dörnemann, Krankheit und Heilung, 25ff.)

522 Clemens v. Al., *prot.* 2,30,1 (GCS Cl. 1,22): φιλάργυρος (geldgierig).

523 AJ 22;56;108 (NTApo[5] II,158.177.187; CCA 1,169.241.299); AT 20.156 (NTApo[5] II,311.362).

524 AJ 22;56;108 (NTApo[5] II,158.177.187; CCA 1,169.241.299): ἰατρὸς δωρεὰν ἰώμενος; AT 156 (NTApo[5] II,362); Ps-Makarios, *hom.* 12,2,4 (GCS Mac. 1,153); Ephräm, *serm.* 7,148 (CSCO 305/S 130,98).

525 Aëtius war zunächst Diener und Goldschmied (!), dann Arzt; als Theologe und Bischof wird er unter den Gegnern des ersten ökumenischen Konzils von Nicaea zum Anführer eines streng arianischen Flügels (sog. Anhomöer).

526 ἄμισθος: Philostorgius, *h.e.* 3,15 (GCS 21,47).

527 Kudlien, Unschätzbarkeit, 6ff.

war nicht generell üblich,[528] wobei ein wohlhabender Patient bei einem öffentlichen Arzt nach den gesetzlichen Bestimmungen mit einem höheren Betrag als andere rechnen mußte.[529] Versuche, bestimmte Tarife für ärztliche Leistungen festzulegen, begegnen erst im salischen und westgotischen Recht.[530]

In philosophischer Erörterung wiederum erscheinen bei Seneca zunächst Leben und Gesundheit des Menschen, entsprechend auch die Güter auf der Ebene der zwischenmenschlichen Beziehung wie erwiesene Wohltat und dafür geschuldete Dankbarkeit zwar „unschätzbar", dennoch können der Arbeits- und Zeitaufwand (*operae, occupatio*) des Arztes sehr wohl materiell bewertet und entschädigt werden.[531] Nach den stoisch beeinflußten pseudhippokratischen Parangeliai soll der Arzt bei der Behandlung nicht nur das Entgelt im Blick haben und währenddessen wohl auch nicht darüber erst noch verhandeln; vielmehr soll das Vermögen des Kranken bei den Forderungen des Arztes berücksichtigt werden, im Zweifelsfall soll er sogar umsonst helfen, was auch für einen in Not geratenen Fremden gelte, wobei durch die mitangestrebte Anerkennung der ärztlichen Kunst im Hintergrund immer noch ein besonderes Eigeninteresse der praktizierten Kunst deutlich wird.[532] Die dort erwähnte „Philanthropie", gemeint ist ein „freundliches Benehmen gegenüber

---

528 Cohn-Haft, Public Physicians, 33f.; Kudlien, Der griechische Arzt, 10f.; Labisch, Art. Stadt-arzt: Leven, Antike Medizin, 826ff.

529 Fischer, Der ärztliche Stand, 167 („Von Reichen konnte der öffentliche Arzt nämlich ein größeres Honorar erwarten als von den Armen"). Dem Autor der hippokratischen Praecepta (Kap. 4–7) zufolge sollte auch die Zahlungsfähigkeit des Patienten beim Entgelt berücksich-tigt werden, vgl. Cohn-Haft, Public Physicians, 20. In den Überlieferungen zu Daniel und Asyā (s. o.) wird außerdem der vergleichbare persische Brauch deutlich, der eine dem Stand des Geheilten entsprechende Entlohnung verlangt.

530 Kudlien, Unschätzbarkeit, 13 (vgl. A. Vercoutre, La médecine publique dans l'antiquité grecque: Revue Archéologique n. s. 39 (1880), 243; Cohn-Haft, Public Physicians, 20).

531 Seneca, *de beneficiis* 6,14–16; Kudlien, Unschätzbarkeit, 10. (Siber, *Operae liberales*, 190, betonte in diesem Zusammenhang, daß man erst unter Justinian Abstand von Entgelts-ansprüchen nach dem Modell von *locatio* und *conductio* nehme und ärztliche Leistungen einer Abgeltung entsprechend der nun strenger gefaßten *extraordinaria cognitio* zuordnete; K. Visky, La qualifica della medicina e dell'architectura nelle fonti del diritto romano: IURA 10 (1959), 24–66, habe darauf hingewiesen, daß der ärztliche Lohn nie als *honorarium*, sondern als *merces* bezeichnet worden sei).

532 Vgl. Hübner, Christus medicus, 334; Parangeliai 6 (Üs. Kapferer I/44): „(Bei der Behandlung) denke man nicht (nur) an das Honorar, sondern lasse sich auch von dem Bestreben leiten, seine Kenntnisse zu erweitern. Ich rate, keine unverhältnismäßig hohe Forderung zu stellen, sondern man nehme Rücksicht auf Vermögen und Einkommen (des Patienten). Unter Umständen (behandle man) umsonst, indem man lieber dankbare Erinnerung als augen-blickliches Wohlgefallen (an Entgelt) auf sich nimmt. Bietet sich aber die Gelegenheit, einen Fremden, der in Not ist, unentgeltlich zu behandeln, so soll man solchen (Leuten) ganz besonders beistehen. Denn: Wo Liebe zur Menschheit, da auch Liebe zur ärztlichen Kunst (Ἢν γὰϱ παϱῇ φιλανθϱωπίη, πάϱεστι καὶ φιλοτεχνίη) So manche Kranke nämlich, die fühlen, daß ihr Leiden nicht gefahrlos ist, und die sich der Mildtätigkeit des Arztes erfreuen, erlangen ihre Gesundheit wieder …"

Menschen"[533], spielt als Fundament ärztlicher Hilfeleistung trotzdem eine zentrale Rolle.[534] Einen Schritt weiter geht die Soran zugeschriebene Isagoge, die dem Arzt zwar einerseits gestattet, ein Entgelt anzunehmen, nun aber wegen der Unschätzbarkeit der oben erwähnten, mit der Behandlung verbundenen *beneficia* andererseits dazu aufruft, dieses nicht einzufordern.[535] Wenn Galen für sich in Anspruch nahm, niemals von seinen Patienten Geld verlangt zu haben, steht bei ihm auch die Vorstellung der Medizin als einer freien Kunst im Hintergrund, bei der eine banale Ausrichtung auf den Gelderwerb als unangemessen betrachtet worden wäre[536]; allerdings gilt dies nicht für die Annahme einer finanziellen Zuwendung, die Galen dementsprechend selbst nicht ausgeschlagen hat.[537] Ihm schwebt wohl ohnehin die finanzielle Unabhängigkeit des Arztes vor.[538]

Einem möglichen Zeitgenossen Galens namens Dionysios wird in seiner Grabinschrift (2. Jh. n. Chr.) bescheinigt, er habe das Gold gehaßt und sei selbst doch «ganz von Gold» gewesen[539]; ob dies allerdings dem dargestellten Zusammenhang geschuldet ist bzw. auf die finanziellen Verhältnisse des Verstorbenen verweist, oder in dem Wortspiel dem Verstorbenen für seine edle, zugleich ungewöhnliche Einstellung Ehre erwiesen werden soll, geht aus den wenigen Worten und zugehörigen Informationen zu dieser als nichtchristlich betrachteten Inschrift nicht hervor.

Frühmittelalterliche deontologische Texte[540] wiederum kennen einerseits den Rat, den Lohn unmittelbar entgegenzunehmen, solange der Schmerz noch anhält[541], andererseits wird, verbunden mit dem Hinweis auf den himmlischen Lohn, dazu aufgefordert, Arm und Reich gleichermaßen zu lieben.[542] Schon

---

533 Vgl. Kudlien, Der griechische Arzt, 11. Gregor von Nyssa scheint sich im oben erwähnten Brief an Eusthatios, in dem er die Medizin wegen dieser Grundhaltung lobt, bei der Verwendung des Begriffs auf dieses Werk zu beziehen. Freilich kann bei ihm schon mehr als nur ein „freundliches Benehmen gegenüber Menschen", das die ursprüngliche Bedeutung des Begriffs wiedergeben soll, angenommen werden, und zwar insbesondere eine von der neutestamentlichen Darstellung Jesu geprägte Menschenliebe, die begrifflich in einem Kontext begegnet, der die gnadenhafte Erlösung der Gläubigen in Tit 3,4 anspricht.

534 Vgl. Kudlien, Unschätzbarkeit, 9.

535 Kudlien, Unschätzbarkeit, 11f.

536 Vgl. Fuchs, Art. Enkyklios Paideia: RAC 5,378 (mit Verweis auf Platon, Leg. 1,664A).

537 vgl. Kudlien, Physician's Income, 448–459, v. a. 453 & 457.

538 Kudlien, Physician's Income, 453: „... Galen emphasized in a treatise, which may certainly be viewed as representing his personal medical ethics, the fact that he was financially independent because of a paternal inheritance." In anderen griechischen deontologischen Schriften (vgl. Deichgräber, Medicus gratiosus n. 46, 97.100f.) wird schon für die Schüler vorausgesetzt, daß sie frei sein und aus wohlhabender Familie stammen sollten (ebd.).

539 „Ἰητρῶν τὸν ἄριστον ... Διονύσιον τὸν μισόχρυσον ὁλόχρυσον": Annibaldi, Scoperta, 193f.; vgl. Epigraphica 5–6 (1943–44), 120 (Nr. 1862); Cohn-Haft, Public Physicians, 39 FN 33.

540 Hirschfeld, Deontologische Texte, 357, datiert sie „mit größtem Vorbehalt und nur annäherungsweise" in das 5./6. Jh.

541 Hirschfeld, Deontologische Texte, 356; 370f.

542 Hirschfeld, Deontologische Texte, 363 (Text IIIa). Die bei ihm besprochenen Texte werden als „durchaus arztständisch und nicht mönchsmedizinisch" (ebd. 357) und „antikisch im

Johannes Chrysostomus, ab 398 Bischof von Konstantinopel, erwähnt beiläufig, daß die Ärzte bei der Behandlung derselben Krankheit von den einen 100 Goldstücke, von anderen nur 50 oder noch weniger, von einigen überhaupt nichts annehmen würden.[543] Wie zu erwarten, halten sich nicht alle Ärzte an dieses Vorgehen, so daß Patienten sich für ihre Therapie verschuldeten.[544] Daß der Kirchenlehrer die Ärzte aber als Helfer[545] und nicht als Nutznießer an der Not des Nächsten sehen will, zeigt sich, wenn er bei einem Vergleich den „besten" Ärzten – wohl in Umkehrung eines spöttischen Verses, wonach kein einziger Arzt seine Freunde gesund wissen wolle[546] – doch das Gegenteil zugute hält, selbst wenn sie keinen Profit aus ihrer Einstellung schlagen könnten.[547]

In einer Sepulkralinschrift aus den römischen Sebastianskatakomben begegnet sodann ein ohne seinen Namen überlieferter Arzt aus dem 4./5. Jh., der gegenüber Armen nicht „geldgierig" gewesen sein soll.[548] Die ihm zugute gehaltenen „Wohltaten" (*beneficia*), ebenso das ihm zugesprochene Verhalten, die Vermögenssituation seiner Patienten berücksichtigt zu haben, fügen sich in die oben dargestellten philosophischen Erwägungen und zugehörigen berufsethischen Vorstellungen zur ärztlichen Vergütung, decken sich zugleich mit der christlichen Moral. Bei einer weiteren Inschrift wird einer „Archiatrina" Augusta aus Gdanmaa in Lykaonien (3.–4. bzw. 4.–6. Jh.) für ihre ärztliche Tätigkeit auf dem Grab die Hoffnung auf ein Entgelt durch Christus nachgerufen.[549] Von der Honorarfrage her wird so

---

Grundzug" (ebd. 355) eingeschätzt, wenngleich ein christliches Umfeld durch einzelne Formulierungen oder die Gestaltung der ärztlichen Tugendkataloge, die an 1 Tim 3,1–13 und Tit 1,6–9 erinnern, deutlich wird. Der vorausgehende Satz (*„Non recusantur, quod se non dantur nec exactantur"*) gleicht dem mittleren Teil der Passage, die Hirschfeld auf S. 356 aus der *Isagoge in medicinam* zitiert (*„Mercedem autem si quidem dentur, accipiantur et non recusentur. Si autem non dentur, non exigantur, quia quantum quisque dederit non potest exaequari merces beneficiis medicinae"*) und verweisen so wohl auf einen Zusammenhang, den Kudlien, Unschätzbarkeit 12, so ausdrückt: „Antike liberalitas-Auffassung, antikes philia-Konzept und christliche Ethik sind demnach die Wurzeln der uns interessierenden Haltung zum ärztlichen Entgelt".

543 Johannes Chrysostomus, *in paralyticum demissum per tectum* 4 (PG 51,55f.).
544 ders., *I homilia, quod frequenter conveniendum sit* 2 (PG 63,462).
545 vgl. *hom. in Ac.* 25,4: PG 60,196.
546 Philemon., *fr.* 134 Kock.
547 *hom. in Ac.* 3,5 (PL 60,41f.), vgl. Frings, Medizin und Arzt, 91f.
548 Schulze, Medizin und Christentum, 98, Nr. 99: [… *pau-*]*peribus non cupidus … cuius beneficia omnibus co*[*gnita …*] (der Fundort weist ihn als Christen aus). Einem anderen Arzt, dem „Archiater des heiligen Palastes" Stephanos (6. Jh., Beerscheba), wird in einer Inschrift φιλοτιμία (Freigebigkeit) bescheinigt (vgl. Schulze, Medizin und Christentum, 75, Nr. 55), allerdings beziehen sich die Worte wohl nicht auf sein berufliches Wirken, sondern auf eine Stiftung (?): „Auch dieses neue Werk kommt aus derselben Freigebigkeit des sehr weisen und hochberühmten Stephanos, Archiater des heiligen Palastes."
549 Übersetzung mit dem (im fraglichen Abschnitt) allerdings rekonstruierten Text bei Schulze, Medizin und Christentum, 53, Nrr. 12/13: „Ich, der Archiater Aurelios Gaios, habe hier den Grabstein aufgestellt für meine Gattin Augousta, die als Archiatrina den Körpern vieler Kranker ein Heilmittel gab, (wofür ihr ihr Heiland Jesus Christus ein Entgelt geben wird …)"

sogar ein Prestigegewinn für den Arztberuf in der allmählich christianisierten Gesellschaft deutlich, da mit der in Aussicht gestellten jenseitigen Vergeltung eine besondere Würdigung des Heilberufs verbunden ist.

In einem engeren kirchlichen Kontext wird eine Apologie der Medizin aus der Zeit zwischen der Mitte des 8. und derjenigen des 9. Jh. formuliert[550], in der ein gelehrter Kleriker mit theologischer Methode den Bibel- und Traditionsbeweis zu Gunsten der Medizin unternimmt und wohl konkret lautgewordener Kritik mit einschlägigen Stellen der Heiligen Schrift oder solchen von theologischen Autoren widerspricht.[551] So begegne der Arzt in den Kranken Christus selbst, könne nach dessen Beispiel Gutes tun und ihn dadurch verherrlichen. Im Hinblick auf die Entlohnung wird dazu aufgefordert, auf die Verdienstlichkeit ärztlicher Bemühungen zu blicken, die der Kirchenmann für die Ewigkeit ausspricht[552], gerade aber von den Armen darf überhaupt nichts gefordert werden.[553] Für dieses strenger gefaßte Gebot ist nicht nur eine caritative Notwendigkeit oder die konkrete Umsetzung biblischer Vorbilder, sondern nicht zuletzt auch die Wirkungsgeschichte hagiographischer Texte mit verantwortlich, was schon an der dortigen Nennung von Lukas sowie Kosmas und Damian deutlich wird, dreier heiliger Ärzte, die durch ihr Zeugnis und Wirken der ärztlichen Kunst die Ehrenrettung vor ihren damaligen Verächtern verschaffen.[554]

So hat man ein extremes Beispiel für die buchstäbliche Befolgung des Herrenwortes: „Umsonst habt ihr empfangen, umsonst gebt!"[555] in den Überlieferungen zu Kosmas und Damian vorliegen, da letzterer in der syrischen Legende einmalig ein

---

Ihr amtlicher Titel ist lt. Schulze nur eine Ehrenbezeugung (i. S. von ‚angesehener Ärztin').

550 Sudhoff, Verteidigung, 223–237, hier 224.

551 Es handelt sich hierbei um Gregor d. G., Beda, Isidor v. Sevilla und Cassiodor. (Sudhoff, Verteidigung, 237). Die Argumentation des Verfassers, auch die Wahl gewisser biblischer Zitate mutet manchmal ungewöhnlich an, was wohl an den Bezugstellen seiner Gegner liegen dürfte. Er ordnet die Medizin in einen wissenschaftlichen Fächerkanon ein, rechtfertigt den Gebrauch der nichtchristlichen medizinischen Autoritäten und argumentiert in theologischer Hinsicht mit der Güte Gottes und der gut erachteten Schöpfung, auch die Medizin komme von Gott (- noch bei Isidor, der als Quelle des Autors erkannt wurde, gilt nach Apollo dessen Sohn Äskulap als Erfinder der Heilkunst; er hätte sie erweitert bzw. verbreitet und obendrein die empirische Schule hinterlassen: *etym.* 4,3f.).

552 Vv. 314–316 (diese Stelle ist ein Zitat aus Cassiodors *de institutione divinarum litterarum* 31 und bezieht sich auf den Dienst der Krankenpfleger unter den Mönchen seines Klosters, vgl. Sudhoff, Verteidigung, 235); Vv. 366–369: Sudhoff, Verteidigung, 232f.

553 Ebd. Vv. 343–348: „Schaut also nicht auf den Lohn in dieser Welt, sondern auf den in der zukünftigen! Ihr werdet nämlich selig sein, wenn ihr bei denen eure Heilbehandlung anwendet, von denen ihr erkennt, daß sie <euch> (Anm.: im Text *nobis*) kein Entgelt leisten (*retribuere*) können. Nichts dürft ihr von ihnen fordern, wenn ihr einen Lohn in der ewigen Ruhe finden wollt …"

554 Das Brüderpaar wird übrigens in einem Atemzug noch vor „Ipocratis" und „Galienus" als Lehrer der Medizin in der Bamberger Handschrift L. III. 8, der Sudhoff seine Texte entnommen hat, vorgestellt.

555 Mt 10,8.

einziges Ei von einem reichen Mann (in der sog. asiatischen Version drei Eier von einer Frau) für die Zubereitung von Arzneien angenommen habe, was den vehementen Protest seines Bruders auslöste.[556] Möglicherweise verbirgt sich hinter dieser Erzählung eine Polemik gegen den Asklepioskult, bei dem entsprechende Opfer, in diesem Sinne eine der möglichen Formen einer „Entlohnung" für die Gottheit, bekannt sind.[557] Insofern ist für dieses Heiligkeitsideal zum einen das neutestamentliche Bild Jesu oder das eben herangezogene Mt-Zitat bzw. das Agraphon „Geben ist seliger als Nehmen"[558] ausschlaggebend, zum anderen in Fortführung apokrypher Motive auch eine Abgrenzung gegen heidnische Gebräuche, die christlichen Kultvorstellungen nicht entsprachen.

Traditionell gibt es 17 Paare solcher Anargyroi, von „Silberlosen", d. h. Heilern, die für ihren Einsatz kein Entgelt fordern[559]; unter den von mir untersuchten Arztheiligen wird dieses Prädikat bzw. eine erzählerische Anspielung bei einer ganzen Reihe schon in ihrer Vita verankert und Thalelaios, Kosmas und Damian, Kollouthos, Kyros und Johannes, Pantaleon, Diomedes, Zenobios von Aigai, Fabiola, Nikarete, Daniel, Asyā, Sampson und Pausikakos zugeschrieben.[560] Aber auch der heiligmäßige medizinische Anonymus aus der Apophthegmenliteratur oder die Bemerkungen zu Aëtius (s. o.) legen nahe, daß es tatsächlich einige christliche Ärzte gegeben hat, die ohne Entgelt ihre Kunst ausübten. Sie konnten ihrer Aufgabe in dieser Generosität nachkommen, weil sie beispielsweise über ein entsprechendes Privatvermögen verfügten und so das oben erwähnte, von Galen nach eigenem Vorbild entworfene Arztideal durch christliche Wertvorstellungen umprägten.

Nicht weniger selbstlos aber wird der Dienst an den Kranken, wenn er im Rahmen der kirchlichen Mildtätigkeit erfolgt, einer weiteren Möglichkeit, dieses gerade für zölibatär lebende Christen offene Heiligkeitsideal anzustreben. So weisen die jeweiligen Heiligengestalten als Asketen oder Kleriker in ein entsprechendes kirchliches Milieu, in dem die Autoren und Tradenten, ebenso ein engerer Kreis von Adressaten dieser Schriften, so vielschichtig und unterschiedlich diese in Form und einzelnen Absichten auch sein mögen, auszumachen sind. Über die angeführten Heiligengestalten hinaus ist an dieser Stelle somit auf deren heilkundige Nachfolger zu verweisen, auf die insbesondere aus den Wunderberichten zu Kosmas und Damian und deren Heiligtum vor den Toren von Konstantinopel geschlossen werden konnte, ebenso auf diejenigen aus dem innerhalb der Stadtmauern nahe der Hagia Sophia gelegenen Krankenhaus, das auf den Klerikerarzt Sampson zurück

---

556 Übersetzung Bruns, 203f.; Bedjan AMSS 6,107–119; s. o. Kap. Kosmas & Damian.
557 s. o. Kap. Kosmas & Damian.
558 Apg 20,35.
559 Steidle, Ich war krank, 457 (allerdings ohne Nennung der Namen).
560 Dankbare Pilger haben auch an christlichen Kultorten Votivgegenstände und (freiwillige) Spenden hinterlassen, die grundlegende Differenz zwischen paganem Heilkult und christlicher Heiligenverehrung wird dadurch nicht aufgehoben, da Spendenaufforderungen durch die Heiligen keinen regelmäßigen Bestandteil der Überlieferungen darstellen.

geführt wurde. Ein weiteres Beispiel für die Konkretion dieses Ideals soll im abschließenden Kapitel vorgestellt werden.

4.3 Der Diakon Dionysius – ein heiligmäßiger Arzt des 5. Jh.

„Hier liegt der Levit Dionysius, von ehrbarer Kunst,
    der auch der Pflicht nachkam, die die Heilkunde verlieh.
Seine gelehrte Hand, von süßem Ruhm ergriffen,
    verachtete, nach schäbigem Gewinn einer Bezahlung zu trachten.
Oft förderte er das Heilswerk mit seinem frommen Amte,
    während seine freigebige Rechte die Schwachen stärkte,
er erwies sich einfindenden Kranken alles unentgeltlich,
    erfüllte in Werken, was er mit Mahnworten lehrte,
mit himmlischen Ruhmestaten dienstbar, unterließ er treuen Sinnes,
    verbotener Taten schuldig zu sein,
kam nach dem Verlust des Vermögens nicht um seine Kraft,
    wodurch er, genügsam zur Zeit der Plünderung, reich war.
Die ehrwürdige Kunst erhöhte seinen Glauben – die Glaubenszier
seine Kunst:
    diese trägt die Ehrennamen seiner Neigung, die andere die seiner
    Gesinnung.
Wie er zu Bürgern und Gefährten war, findet Beifall,
    er, den sein siegreicher Feind lieben konnte.
Nachdem er als Gefangener aus der Stadt Rom geschieden war,
    unterstellte er sich als Herr bald schon aufgrund seiner Kunst die
    Geten.
Diese ließ er seinen Händen ihr Leben anvertrauen,
    vor denen er zuvor Todesängste ausstand."[561]

Einem glücklichen Umstand, wohl der Liebe zur Epigraphie und Dichtkunst, verdanken wir eine Inschrift, die, im Original verloren[562], ein stilvolles Kondensat des

---

561 Christian Schulze, Medizin und Christentum, 87f.: „Hic levita iacet Dionysius artis honestae / functus et officio, quod medicina dedit. // Huius docta manus famae dulcedine capta / dispexit pretii sordida lucra sequi. // Saepe salutis opus pietatis munere iuvit, / dum refovet tenues dextera larga viros. // Obtulit aegrotis venientibus omnia gratis, / inplevit factis, quod docuit monitis. // Laudibus aetheriis famulatus mente fideli / destitit inlicitis actibus esse reus. // Amissis opibus robur non perdidit ullum, / quo patiens praedae tempore dives erat. // Ars veneranda fidem, fidei decus extulit artem: / haec studii titulos, altera mentis habet. // Civibus ac sociis qualis fuit, inde probatur, / quem potuit victor hostis amare suus. // Postquam Romana captus discessit ab urbe, / mox sibi iam dominus subdidit arte Getas. // Hosce suis manibus vitam committere fecit, / quorum mortiferos pertulit ante metus."

persönlichen Wirkens eines Klerikerarztes, genauer eines Diakons („*levita*") bietet, der zu Lebzeiten offenbar hochgeschätzt war, und dies nicht nur bei seinen römischen Mitbürgern, sondern auch bei Gegnern, wohl den Goten[563], die ihn verschleppt hatten.[564]

Der sich aus dem Dienst an den Kranken ergebende gesellschaftliche Nutzen und das hohe Ansehen seines Berufs[565], seine diesbezügliche Pflichterfüllung[566] und gerühmten praktischen Fähigkeiten[567] unterstreichen seine Achtung als Mediziner. Daß Dionysius sich hierbei nichts Verbotenes zuschulden kommen ließ, ist keine nebensächliche Bemerkung.[568] Offensichtlich ist nicht an Charakterzüge und Eigenschaften gedacht, die dem Arztberuf zuwiderlaufen würden, sondern an untersagte Handlungen, vielleicht wird auf Verbote aus dem Hippokratischen Eid angespielt[569], genausogut aber können die von einem Geistlichen erwarteten Anforderungen angesprochen sein.

---

562 Die Inschrift findet sich im syll. Laureshamensis cod. Vat. Pal. 833 f. 66^v und ist bei Grutero, Inscriptiones antiquae 1173, Nr. 3 veröffentlicht (mit folgenden Lesarten: V. 3 „dogma" für „docta"; V. 10 „illicitis" für „inlicitis"; V. 18 „DNS" für „dominus" (bei de Rossi/Ferrua, Inscriptiones Christianae VII, 217b–218a, Nr. 18661: „DOMINOS"); V. 19 „os cervis" für „Hosce suis" und „vittam" für „vitam"). Bei de Rossi/Ferrua wird sie unter dem Kapitel „Inscriptiones quae e Verano abierunt" dem Coemeterium Cyriacae zugewiesen; daneben: Capparoni, medici cristiani, 222; Christian Schulze, Medizin und Christentum, 87, Nr. 79.

563 „Geten": Hierfür verweise ich auf die 551 vollendete Gotengeschichte Jordanes' (*De origine actibusque Getarum*): vgl. Bürsgens, Art. Jordanes: LACL^3 402. Evtl. wurde er schon bei der Plünderung Roms durch die Westgoten im Jahre 410, vielleicht während der Ereignisse der 70er Jahre des 5. Jh. verschleppt.

564 *civibus ac sociis qualis fuit, inde probatur / quem potuit victor hostis amare suus* (Vv. 15–16)

565 *ars honesta* (V. 1) / *ars veneranda* (V. 13).

566 *functus et officio, quod medicina dedit* (V. 2).

567 *huius docta manus famae dulcedine capta* (V. 3).

568 *destitit inlicitis actibus esse reus* (V. 10; Schulze liest vermutlich „*inclitis*")

569 Dies beträfe das Gebot, zum Nutzen der Kranken zu therapieren, das Schweigegebot, die verbotene Beihilfe zu Suizid und Abtreibung sowie die Verpflichtung zur sexuellen Enthaltung gegenüber Patienten und deren Angehörigen, was ihm als Diakon ohnehin abverlangt wird, evtl. ist auch an operative Maßnahmen wie den dort aufgeführten Steinschnitt gedacht. Eigenschaften, Ge- und Verbote spielen weiterhin in den schon vorgestellten deontologischen Schriften, die Hirschfeld, Deontologische Texte, 353–370, ins 5./6. Jh. datiert, eine Rolle (ebd. 357). Das dort gezeichnete Arztbild faßt er folgendermaßen zusammen: „Dermaßen ergibt sich ... das Bild eines Arztes, der im üblichen Trivium und Quadrivium vorgebildet ..., körperlich und geistig aus gutem Stamm, mit allen Eigenschaften des ebenso gütigen wie unermüdlichen Arztes begabt, ehrfürchtig und rein den Beruf ergreift, der ... wohlgewandet und gepflegten Körpers ... zu den Kranken tritt und zwar moderatis gressibus und schweigend zuerst, nach den schönen Worten des ARSENIUS-Briefes ... wie ein Licht, das das Haus erleuchtet, die Finsternis verscheucht und die Menschen sehen macht, der ein Freudenbringer sein soll und ein Baumeister der Gesundheit, geduldig und nicht aus der Fassung gebracht durch ungebärdige Kranke, die ja nicht aus freiem Willen den Arzt beschimpfen. So wird er, der die Krankheitszeichen kennt und rechterweise handelt (Lebensweise angibt und Arzneien auswählt), der milde Helfer, der von Not befreit."

In medizinhistorischer Hinsicht interessiert hierbei die Frage, ob ihm chirurgische Eingriffe durch sein geistliches Amt verwehrt waren. Denn einerseits wird Dionysius eine *docta manus* zugesprochen, andererseits kennt man die Zwickmühle, in der sich der vor einem invasiven Eingriff zunächst zurückschreckende Bischof Paulus v. Mérida wiederfindet.[570] In vergleichbarer Weise könnten nun derartige Maßnahmen mit seinem Dienst am Altar, insbesondere der den Diakonen zukommenden Spendung der Eucharistie, und den mit dem Amt verbundenen Reinheitsvorstellungen unvereinbar sein. Über Vermutungen kommt man in diesem Punkt jedoch nicht hinaus, wenigstens dürfte aber die Folgerung wahrscheinlich sein, daß mit den „verbotenen Taten" sowohl der geistliche als auch der medizinische Tätigkeitsbereich angesprochen ist, da die Inschrift seine beiden Fähigkeiten parallelisiert und mit deren Bedeutungsebenen spielt, am deutlichsten bei der Nennung des Wortpaares „*salutis opus*", das auf das bzw. ein Heilswerk Gottes in der Verantwortung der geweihten Amtsträger verweisen mag, genauso aber auf die körperliche Heilung und Gesundheit, der sich der Diakon in seinem besonderen Aufgabenbereich zuwandte.[571]

Über alle fachliche Wertschätzung hinaus legen die wenigen Zeilen zudem nahe, daß die unbekannten Stifter des Grabmals in ihm durchaus einen Heiligen erkennen wollten, da die gewünschten hagiographischen Kriterien dort angesprochen werden. So wird dem gewaltsam exilierten Klerikerarzt über treue Dienstbeflissenheit, Kraft und Geduld hinaus[572] mit der Feindesliebe, die er gerade in seinem ärztlichen Beruf praktizierte, eine besonders hohe Tugend zugesprochen.[573] Zur persönlichen Heiligkeit tritt die gegenseitige Befruchtung des geistlichen und weltlichen Amtes[574], die in Wort und Tat hervortrat[575] und in ihm durch die Integration der medizinischen Komponente in sein seelsorgerliches Schaffen, und der religiösen in sein ärztliches den Leib- und Seelenarzt erkennen läßt, der am Heilswerk (s. o.) mitwirkt – all dies sozusagen „noch" ohne hagiographische Titulatur und thaumaturgische Verklärung.

Schließlich erscheint mehrfach der Anargyros, der möglicherweise von Haus aus bis zu seiner Gefangennahme über ein großes Vermögen verfügen konnte[576], mit relativer Sicherheit aber im Kontext kirchlicher Mildtätigkeit praktiziert hat.[577] So

---

570 Vgl. *Vitas* 4,2 (CCL 116,26–30).

571 *saepe salutis opus pietatis munere iuvit* (V. 5).

572 *famulatus mente fideli* (V. 9) / *robur* (V. 11) / *patiens* (V. 12).

573 *Hosce suis manibus vitam committere fecit, / quorum mortiferos pertulit ante metus* (Vv. 19–20).

574 *Ars veneranda fidem, fidei decus extulit artem: / haec studii titulos, altera mentis habet* (Vv. 13–14).

575 *inplevit factis, quod docuit monitis* (V. 8).

576 *amissis opibus* (V. 11).

577 In diesem Zusammenhang ist auf die Inschrift einer Frau namens Amazone hinzuweisen (Schulze, Medizin und Christentum, 50, Nr. 6), die als „δουλὴ τοῦ [θ](εο)ῦ" bezeichnet wird. Bei Flügel, Spätantike Arztinschriften, 109f., wird spekuliert, ob die zeitlich ins 4./5. Jh. gehörige Ärztin ihre Tätigkeit als christlich-caritativen Dienst verstanden hat. Sehr wahrscheinlich

blieb er trotz des Verlustes seines Eigentums sittlich „reich"[578], auch Gewinnstreben konnte ihm nicht unterstellt werden[579] – er half mit freigebiger Hand[580] und verlangte kein Entgelt.[581] Zwar entspräche die Formulierung, daß Dionysius nicht dem „schäbigen Gewinn einer Bezahlung" hinterhergelaufen war, durchaus einem Arztbild, das eine stoisch beeinflußte Haltung zum ärztlichen Entgelt berücksichtigte, ebenso liefe die Passage einer Einordnung der Medizin in das Umfeld der freien Künste nicht zuwider, aber nicht nur die Tatsache, daß in den kurzen Zeilen mehrfach seine selbstlose Einstellung thematisiert wird, sondern gerade die Betonung, daß er den Kranken „alles" umsonst erwiesen habe, zeigt, daß er zuerst einem Heiligkeitsideal gefolgt war und wenigstens für sich persönlich kein Geld angenommen hat.[582]

Auch wenn es keine Nachrichten zu einer weiter gepflegten Verehrung seiner Person gibt, und sein Name auch im römischen Heiligenkalender keine Aufnahme gefunden hat, könnte es meiner Überzeugung nach keinen besseren Abschluß für diese Studie zu heiligen Ärzten aus der untersuchten Epoche geben als dieses Zeugnis gelebten Glaubens und Handelns, das die dankbaren Zeitgenossen Dionysius' der Nachwelt überliefern wollten. Bei ihm werden seine vorbildlichen Charakterzüge, die von der beruflichen Pflichterfüllung und moralischen Bewährung in der Not bis zur vom Glauben abverlangten Feindesliebe reichen, und sein dem Nächsten gewidmetes kirchliches Amt gleichsam zum Grundstoff, der seine Form darin erhält, daß er als Arztdiakon sich unentgeltlich um die Gesundheit seiner Patienten sorgt und ebenso an der Heilsvermittlung teilhat, also in diesem umfassenden Sinn wirklich Arzt des Leibes und der Seele geworden ist.

---

hat sie dies nicht als Diakonisse getan, der Titel fällt jedenfalls nicht, auch der ebd. 111f. zum Hintergrund stilisierte Streit um die Gottesmutterschaft Mariens rund um das Konzil von Ephesus (431) hat damit nichts zu tun, das gilt auch für die ein wenig stereotyp aus dem Befund herausgelesene Verdrängung der Frau aus dem kirchlichen Weiheamt als Parallele zu derjenigen in der Medizin (man beachte die Quantität der Inschriften der Ärztinnen bei Schulze Nrr. 12/13; 16; 53; 54; 92; vgl. auch die Einschätzung der Ärztin Scantia Redempta: Nr. 93; 4. Jh.). Schon Nickel, Berufsvorstellungen, 515, stellt den Mangel an aussagekräftigem Material, das entsprechend einer frauenspezifischen Fragestellung ausgewertet werden könnte, fest.

578 *amissis opibus robur non perdidit ullum, / quo patiens praedae tempore dives erat* (Vv. 11–12).

579 *dispexit pretii sordida lucra sequi* (V. 4).

580 *dextera larga* (V. 6).

581 *obtulit aegrotis venientibus omnia gratis* (V. 7).

582 S. o. Kapitel 4.2; vgl. zu diesem Thema: Kudlien, Unschätzbarkeit, 12.

5. Kalendarium

17.1. Leonilla
31.1. Kyros & Johannes

3.2. Blasius
6.2. Julian v. Emesa
25.2. Caesarius (O: 9.3.)

8.3. Julian v. Zypern
10.3. Kodratos
23.3. Liberatus

2.4. Theodosia (O: 29.5./ActaSS 8.7.)
13.4. Papylos (O: 13.10./28.6.)
22.4. Theodor v. Sykeon

3.5. Juvenal
13.5. Pausikakos
20.5. Thalelaios
20.5. Kollouthos (O: 19.5.)
20.5. Sophia (22.5.)

2.6. Alexander
17.6. Hypatios (30.6.)
19.6. Ursicinus
26.6. Medicus
27.6. Sampson
28.6. Paulus

5.7. Dometios (syr.: 24.9.)
15.7. Antiochos v. Sebaste (16./17.7.)
23.7. Ravennus & Rasifus
27.7. Pantaleon

13.8. Cassianus
16.8. Diomedes
17.8. Eusebius (26.9.)
20.8. Leontius & Carpophorus (20.7.)
27.8. Carponius

27./28.9. Kosmas & Damian (O: 1.7. röm. Brüderpaar, 17.10. arab., 1.11. asiat.)

11.10. Zenais
15.10 Asyā (syr. Riten: 1. & 15. Tešrīn qdem/Okt.; 19. Šbāt/Febr.; 27. Tammūz/Juli)
18.10 Lukas
29.10. Zenobius v. Sidon (24.8., 20.2.)
30.10. Zenobius v. Aigai

5.11. Domninos (1.11.)
9.11. Orestes (O: 9./10.11., ActaSS 10.11.)
10.11. Daniel (syr.: 1. So. im Mai)
17.11. Gregor Thaumaturgos

4.12. Marouthas
6.12. Emilius/Aemilius
11.12. Paulus v. Emerita
13.12. Antiochus v. Mauretanien (13.11.)
27.12. Fabiola
27.12. Nikarete
31.12. Barbatianus

Literaturverzeichnis

Quellen

Acta martyrum et sanctorum syriace (ed. Bedjan), Paris/Leipzig 1890–1897 (ND Hildesheim 1968).

Acta Sanctorum (ed. Bolland, Jean & Henschen, Gottfried, u. a.), Antwerpen (ab 1643)/ Venedig/Paris. Datenbank: http://acta.chadwyck.co.uk

Aëtius Amidenus, *Tetr.*: Olivieri, Alexander, Aetii Amideni libri medicinales V–VIII (Corpus medicorum Graecorum 8,2), Berlin 1950.

Ambrosius, *hex.*: Karl Schenkl (ed.), S. Ambrosii opera. Pars I (CSEL 32/1), Prag/Wien/ Leipzig 1897 (ND New York 1962).

-, *ps.*: Michael Petschenig & Michaela Zelzer (edd.), Sancti Ambrosi opera. Pars VI. Explanatio psalmorum XII (CSEL 64), Wien² 1999.

AP: François Bovon/Bertrand Bouvier/Frédéric Amsler, Acta Philippi. Textus (CCA 11), Turnhout 1999.

Apophthegmata patrum: PG 65, Paris 1864.

Augustinus, *serm.*: PL 38, Paris 1865.

Basilius v. Caesarea, *reg. brev. tract.*; *reg. fus. tract.*: PG 31, Paris 1885.

Benedikt von Nursia, *Regula Benedicti*: Hanslik, Rudolph, Benedicti Regula (CSEL 75), Wien² 1977.

Cassiodor, *var.* 6,19 (*Formula comitis archiatrotum*): Fridh, Å. J./Halporn, J. W., Magni Aurelii Cassiodori Senatoris Opera. Pars I. Variarum libri XII. De anima (CCL 96), Turnhout 1973, 248–250.

Clemens v. Alexandria, *paid.*: Otto Stählin & Ursula Treu (edd.), Clemens Alexandrinus. Erster Band. Protrepticus und Paedagogus (GCS Cl. 1), Berlin 1972.

Cosmae et Damiani sanctorum medicorum vitam et miracula e codice Londinensi (ed. Rupprecht): NDF. Abt. Klassische Philologie 1, Berlin 1935.

Cyrill v. Jerusalem, *catech.*: Antonius A. Touttaeus (ed.), S. P. N. Cyrilli archiepiscopi Hierosolymitani opera quae exstant omnia (PG 33), Paris o. J.

DA: Arthur Vööbus (ed.), The Didascalia Apostolorum in Syriac I. Chapters I–X (CSCO 401/CSCO.S 175), Löwen 1979.

Demokrit, *frg.*: Rudolf Löbl, Demokrit. Texte zu seiner Philosophie (Elementa-Texte 4), Amsterdam/Atlanta (GA) 1989.

Die Akten des Karpus, des Papylus und der Agathonike (ed. Harnack): TU 3, Leipzig 1888, 435–466.

Euseb, *h.e.*: Bardy, Gustave, Eusèbe de Césarée. Histoire ecclésiastique. Livres I–IV. Texte grec. Traduction et notes (SC 31), Paris 1951 / Livres V–VII. Texte grec. Traduction et notes (SC 41), Paris 1955 / Livres VIII–X et Les martyrs en Palestine. Texte grec. Traduction et notes (SC 55), Paris 1967.

-, mart.: Violet, Bruno, Die Palästinischen Märtyrer des Eusebius von Cäsarea. Ihre ausführliche Fassung und deren Verhältnis zur kürzeren (TU 14/4), Leipzig 1896.

-, Is.: Joseph Ziegler (ed.), Eusebius Werke. Neunter Band. Der Jesajakommentar (GCS Eus. 9), Berlin 1975.

pass. Col.: Reymond, E.A.E. & Barns, J.W.B., Four Martyrdoms from the Pierpoint Morgan Coptic Codices, Oxford 1973,23–29.

Gelasius, h.e.: Löschke Gerhard & Heinemann, Margret, Gelasius Kirchengeschichte (GCS 28), Leipzig 1918.

Georg von Sykeon, *vita Th.*: Festugière, André-Jean, Vie de Théodore de Sykéôn. I. Texte grec (SHG 48), Brüssel 1970.

Gregor von Nazianz, *or.*: Bernardi, Jean, Grégoire de Nazianze. Discours 42–43. Introduction, texte critique, traduction et notes (SC 384), Paris 1992.

-: Calvet-Sebasti, Marie-Ange, Grégoire de Nazianze. Discours 6–12. Introduction, texte critique, traduction et notes (SC 405), Paris 1995.

Gregor v. Nyssa, *laud. Bas.*: Otto Lendle (ed., et al.), Gregorii Nysseni opera. Sermones Pars II (GNO 10/1), Leiden/New York/Kopenhagen/Köln 1990, 108–134.

-, *Melet.*: Andreas Spira (ed., et al.), Gregorii Nysseni opera. Sermones. Pars I (GNO 9), Leiden 1967, 439–457.

-, *trin.*: Friedrich Müller (ed.), Gregorii Nysseni opera dogmatica minora. Pars I (GNO 3/1), Leiden 1958.

-, *vit. Greg. Thaum.*: Heil, Gunther & Cavarnos, Johannes P. & Lendle, Otto, Gregorii Nysseni Sermones. Pars II (GNO 10,1), Leiden/New York/Kopenhagen/Köln 1990.

Gregorios Thaumaturgos, *pan. Or.*: Guyot, Peter (Üs.) & Klein, Richard, Gregor der Wundertäter, Oratio prosphonetica ac panegyrica in Originem. Dankrede an Origenes. Im Anhang: Origenis epistula ad Gregorium Thaumaturgum. Der Brief des Origenes an Gregor den Wundertäter. Übersetzt von Peter Guyot. Eingeleitet von Richard Klein (FC 24), Freiburg i.B./Basel/Wien 1996.

Gregor v. Tours, *gl. mart.*; *virt. S. Mart.*: Bruno Krusch (ed.), Gregorii episcopi Turonensis miracula et opera minora (MGH.SRM 1/2), Hannover 1885 (ND 1969).

Hieronymus, *adv. Pelag.*: C. Moreschini, S. Hieronymi Presbyteri opera. Pars III. Opera polemica 2. Dialogus adversus Pelagianos (CCL 80), Turnhout 1990.

-, *c. Ioh.*: J.-L. Feiertag (ed.), S. Hieronymi presbyteri opera. Opera III. Opera polemica 2. Contra Iohannem (CCL 79A), Turnhout 1999.

-, *ep.* 77: Hilberg, Isidor, Sancti Eusebii Hieronymi Epistulae. Pars II: Epistulae LXXI–CXX (CSEL 55), Wien[2] 1996.

-, *in Eccles.*: M. Adriaen (ed.), S. Hieronymi Presbyteri commentarius in Ecclesiasten (CCL 72,247–361), Turnhout 1959.

-, *tract. in Mc.*: D. Germanus Morin (ed.), S. Hieronymi Presbyteri tractatus sive homiliae in psalmos, in Marci evangelium aliaque varia argumenta (CCL 78), Turnhout[2] 1958.

Ignatius, ep. Eph.: Lindemann, Andreas & Paulsen, Henning, Die Apostolischen Väter, Tübingen 1992,178–190.

Isaak von Antinoë, enc.: Thompson, Stephen E. (ed.), Encomium on St. Coluthus. Attributed to Isaac of Antinoe: Chapman, Paul / Depuydt, Leo (Hgg. u. a.), Encomiastica from the Pierpoint Morgan Library (CSCO 544; Scriptores coptici 47), Löwen 1993, 46–83. [Übersetzung: CSCO 545; Scriptores coptici 48, 37–64].

Jakob von Voragine, Legenda aurea: Maggioni, Giovanni Paolo, Iacopo da Varazze. Legenda aurea (Millennio medievale 6. Testi 3), Florenz 1998.

Johannes Cassian, inst.: Michael Petschenig (ed.), Johannis Cassiani de institutis coenobiorum et de octo principalium vitiorum remediis libri XII. De incarnatione Domini contra Nestorium libri VII (CSEL 17), Prag/Wien/Leipzig 1888.

Johannes Chrysostomus, in paralyticum *demissum per tectum*: PG 51, Paris 1862.

-, *Anna*: PG 54, Paris 1862.

-, *hom. in Ac.*: PG 60, Paris 1862.

-, *I homilia, quod frequenter conveniendum sit*: PG 63, Paris 1862.

Justin, *apol. I*: Miroslav Marcovich, Iustini Martyris Apologiae pro Christianis (PTS 38), Berlin/ New York 1994.

Kallinikos, *vit. Hyp.*: Callinici De vita s. Hypatii liber (ed. Seminarii Philologorum Bonnensis Sodales), Leipzig 1895.

Kosmas und Damian. Texte und Einleitung (ed. Deubner), Leipzig und Berlin 1907 (ND Aalen 1980).

lib. pont.: Duchesne, L., Le Liber Pontificalis. Texte, introduction et commentaire. Tome I, Paris 1981.

lib. pont. Rav.: PL 106, Paris 1864.

Macarius, *hom.*: Heinz Berthold, Makarios/Symeon. Reden und Briefe. Die Sammlung I des Vaticanus Graecus 694 (B). Erster Teil. Einleitung und Tabellen. Die Logoi 2–29 (GCS), Berlin 1973.

Mansi: Mansi, Joannes Dominicus, Sacrorum Conciliorum Nova et Amplissima Collectio. Vol. 13, Graz 1960 (ND).

mart.C.P.A.: Harnack, Adolf, Die Akten des Karpus, des Papylus und der Agathonike (TU 3), Leipzig 1888, 440–454.

mart. Rom.: Johnson, Cuthbert & Ward, Anthony (Hgg.), Martyrologium Romanum. Reimpressio integra textus officialis cum emendationibus et variationibus usque ad Concilium Oecumenicum Vaticanum II convocatum effectis necnon nova introductione aucta (BEL. Subsidia 97), Rom 1998.

Martyrologium Romanum ex decreto Sacrosancti Oecumenici Concilii Vaticani II instauratum auctoritate Ioannis Pauli PP. II promulgatum, Vatikan 2001.

Nikephoros, *h.e.*: PG 146, Paris 1865.

Origenes, *Cels.*: Paul Koetschau (ed.), Origenes Werke. Erster Band. Die Schrift vom Martyrium. Buch I–IV gegen Celsus (GCS Or. 1), Leipzig 1899.

-, *comm. in Mt.*: Erich Klostermann (ed.), Origenes Werke. Zehnter Band. Origenes Matthäuserklärung (GCS Or. 10), Leipzig 1935.

-, *hom. in Levit.*: Marcel Borret (ed.), Origène. Homélies sur le Lévitique. Texte latin. Introduction, traduction et notes (SC 286/287), Paris 1981.

-, *hom. in Num.*: W. A. Baehrens (ed.), Origenes Werke. Siebenter Band. Homilien zum Hexateuch in Rufins Übersetzung. Zweiter Teil. Die Homilien zu Numeri, Josua und Judices (GCS Or. 7), Leipzig 1921.

Philo, *legum allgor.*: Claude Mondésert, Legum allegoriae I–III. Introduction, traduction et notes (Les œuvres de Philon d'Alexandrie 2), Paris 1962.

-, *sacrif.*: Anita Méasson, De sacrificiis Abelis et Caini. Introduction, traduction et notes (Les œuvres de Philon d'Alexandrie 2), Paris 1966.

Philostorgius, *h. e.*: Joseph Bides, Philostorgius. Kirchengeschichte. Mit dem Leben des Lucian von Antiochien und den Fragmenten eines arianischen Historiographen (GCS 21), Leipzig 1913.

Πολιτεία καὶ μαρτύριον τοῦ ἁγίου Θαλελαίου (Pol): Bröcker, Heinrich, Der hl. Thalelaios. Texte und Untersuchungen (FVK 48), Münster 1976.

Prokop, *aed.*: Haury, Jakob, Procopii Caesariensis Opera omnia. Vol. IV. De aedificiis cum duobus indicibus praefatione excerptisque Photii adiectis, Leipzig 1964.

Rufin, *h.e.*: Schwartz, Eduard, Eusebius. Werke. Zweiter Band. Die Kirchengeschichte / Mommsen, Theodor, Die Lateinische Übersetzung des Rufinus (GCS 9), Leipzig 1908.

Severus von Antiochien, *hom.* 110: Brière, Maurice, Les Homiliae cathedrales de Sévère d'Antioche. Traduction syriaque de Jacques d'Édesse, Turnhout 1985: PO 25, 780–788.

Severus von Nesteraweh, *hom. Marc.*: Bargès, J.-J.-L., Homélie sur St Marc, apôtre et évangéliste par Anba Sévère évêque de Nestéraweh, Paris 1877.

Sokrates, *h.e.*: Hansen, Günther C., Sokrates. Kirchengeschichte (GCS.NF 1), Berlin 1995.

Sophronios, *mir.*: Marcos, Natalio Fernandez, Los Thaumata de Sofronio. Contribucion al estudio de la *Incubatio* cristiana, Madrid 1975.

- *laud.*: PG 87, Paris 1865, 3379–3422.

- *vit.* & *pass.*: ebd., 3677–3696.

Sozomenos, *h.e.*: Bidez, Joseph & Hansen, Günther C., Sozomenus. Kirchengeschichte (GCS 50), Berlin 1960.

syn. Al.: Forget, Jacques, Synaxarium Alexandrinum (CSCO.A 18&19), Rom 1921/Löwen 1926.

syn. Cpl.: Delehaye, Hippolyte, Synaxarium ecclesiae Constantinopolitanae e codice Sirmondiano nunc Berolensi adiectis synaxariis selectis, Brüssel 1902.

syn. aeth.: Colin, Gérard (ed.), Le synaxaire éthiopien. Mois de ማ edār (PO 44,3), Turnhout 1988.

Theodoret, *h.e.*: Parmentier, Léon, Theodoret. Kirchengeschichte (GCS 19), Leipzig 1911.

Victor von Vita, *hist.*: Petschenig, Michael, Victoris episcopi Vitensis historia persecutionis Africanae provinciae (CSEL 7), Wien 1881.

Vitas: Maya Sánchez, A. (ed.), Vitas Sanctorum Patrum Emeretensium (CCL 116), Turnhout 1992.

Zacharias Rhetor, *Vita Severi*: Kugener, M.-A., Vie de Sévère. Par Zacharie le Scholastique: PO 2,3–115.

Sekundärliteratur

Ambrasi, Domenico, Art. Dionisia, Dativa, Leonzia, Terzo, Emiliano, Bonifacio, Maiorico e Servo: BSS 4,661

-, Art. Rufo e Carpoforo: BSS 11,488

Amore, Agostino, Art. Domezio il Persiano: BSS 4,746.

-, Art. Leonzio e Carpoforo: BSS 7,1323f.

-, Art. Lione [Martiri di L.]: BSS 8,61–65

-, Art. Teodoto di Laodicea: EC 11,1946.

Annibaldi, Giovanni, Roma. IV. – Via Nomentana. – Scoperto di tomba: Roberto Paribeni, Atti della Reale Accademia d'Italia 7. Notizie degli Scavi di Antichità, Rom 1942, 187–195

Artelt, Walter, Kosmas und Damian – ein Literaturbericht: MhJ 3 (1968), 151–155.

Balboni, Dante, Art. Fabiola: BSS 5,431.

Basotherm GmbH (Hg.), Kosmas und Damian. Eine kunst- und medizinhistorische Aussendungsreihe der Basotherm (1–5), Biberach 1985.

Baumeister, Theofried, Martyr invictus. Der Martyrer als Sinnbild der Erlösung in der Legende und im Kult der frühen koptischen Kirche. Zur Kontinuität des ägyptischen Denkens (Forschungen zur Volkskunde 46), Münster 1972.

-, Die koptischen Märtyrerlegenden: Ameling, Walter (Hg.), Märtyrer und Märtyrerakten (Altertumswissenschaftliches Kolloquium 6), Wiesbaden 2002, 121–135.

Baumer, Christoph, Frühes Christentum zwischen Euphrat und Jangtse. Eine Zeitreise entlang der Seidenstraße zur Kirche des Ostens, Stuttgart 2005.

Becquet, Thomas, Art. Diomede: BSS 4,629f.

von Bendemann, Reinhard, Christus der Arzt. Krankheitskonzepte in den Therapieerzählungen des Markusevangeliums: BZ.NF 54 (2010), 36–53.162–178.

Bertocchi, Pietro, Art. Daniele il Medico: BSS 4,473f.

Bickeböller, Ralf, Die Transplantationsmedizin zwischen der Heilserwartung in der „Kosmas-und-Damian-Legende vom transplantierten Mohrenbein" und der Machbarkeitsvorstellung des „Ein-Organ-Paradigmas": AKuG 81 (1999), 227–236.

Brandenburg, Dietrich, Priesterärzte und Heilkunst im alten Persien. Medizinisches bei Zarathustra und im Königsbuch des Firdausi, Stuttgart 1969. [Ders., Der Arzt in der altpersischen Kultur, Stuttgart 1969. (entspricht in etwa dem obigen Werk)]

Brandi, Maria Vittoria, Art. Atanasio il Taumaturgo: BSS 2,556f.

-, Art. Carpo, Papilo, Agatonice e Agatodoro: BSS 3,878–880.

Brenk, Beat, Zur Einführung des Kultes der heiligen Kosmas und Damian in Rom: ThZ 2 (2006), 303–320.

Bröcker, Heinrich, Der hl. Thalelaios. Texte und Untersuchungen (FVK 48), Münster 1976.

Bruns, Peter, Die syrische Kosmas- und Damian-Legende: RAC 80 (2004), 195–210.

-, Das Christusbild Aphrahats des Persischen Weisen (Hereditas 4), Bonn 1990.

-, Reliquien und Reliquienverehrung in den syro-persischen Märtyrerakten: RQ 101 (2006), 194–213.

-, Von Bischöfen, Ärzten und Asketen – Schnittpunkte von Christentum und Medizin im spätantiken Sassanidenreich: George A. Kiraz, Malphono w-Rabo d-Malphone. Studies in Honor of Sebastian P. Brock, Piscataway/NJ 2008, 29–42.

-, Art. Marutha von Maipherkat: LACL³ 492.

Bürsgens, Wolfgang, Art. Jordanes: LACL³ 402f.

Calvet-Sebasti, Marie-Ange, Grégoire de Nazianze. Discours 6–12. Introduction, texte critique, traduction et notes (SC 405), Paris 1995.

Capparoni, Pietro, I titoli sepolcrali dei medici cristiani delle catacombe di Roma: Comrie, J. D. (ed.), XVIIth International Congress of Medicine. London 1913, London 1914, 211–223.

Chapman, Paul (Hgg., u. a.), Encomiastica from the Pierpoint Morgan Library (CSCO 544. C 47), Löwen 1993.

Caraffa, Filippo, Art. Asiä: BSS 2,504f.

-, Art. Atanasio di Medicio: BSS 2,551.

-, Art. Carponio, Evaristo e Prisciano: BSS 3,883f.

-, Art. Ciro e Giovanni: BSS 4,2–4.

-, Art. Giovenale, vescovo di Narni: BSS 6,1069f.

-, Art. Leopardo: BSS 7,1335f.

Carstensen, Richard, Christus als Arzt, Christus als Apotheker: Cesra-Säule 10 (1963), 252–262.

Charouli, Athena, Heilige und Ärzte in Byzanz vom 4. bis zum 10. Jahrhundert, München 2002.

Chassinat, M. Émile, Un papyrus médical copte (Mémoires publiés par les membres de l'Institut français d'archéologie du Caire 32), Kairo 1921, 303f.

Cohn-Haft, Louis, The public Physicians of Ancient Greece (Smith College Studies in History 42), Northampton (Mass.) 1956.

Constantelos, Demetrios J., Physician-Priests in the medieval Greek Church: The Greek orthodox theological review 12 (1966), 141–153.

-, Byzantine Philanthropy and Social Welfare, New Rochelle ²1991.

Costanza, Salvatore, Vittore di Vita e la *Historia persecutionis Africanae provinciae*: VetChr 17 (1980), 229–268.

Crouzel, H., Art. Gregorios der Wundertäter: LThK² 4,1216f.

Crum, Walter E., Colluthus, the Martyr and his Name: ByZ 30 (1929/30), 323–327.

Cruz, Pedro Mateos, La basílica de Santa Eulalia de Mérida. Arqueología y urbanismo (Anejos de Archivo Español de Arqueología 19), Madrid 1999.

Daniele, Ireneo, Art. Eusebio: BSS 5,246–248.

Dawes, Elizabeth & Baynes, Norman H., Three Byzantine Saints. Contemporary Biographies translated from the Greek, Crestwood N.Y. 1977.

De Gaiffier, Baudouin, Les saints Raven et Rasiphe vénérés en Normandie: AnBoll 79 (1961), 303–319.

De Jong, H. W. M., Demonic Diseases in Sophronios' Thaumata: Janus 50 (1961),1–8.

Delehaye, H., Saints de Chypre: AnBoll 26 (1907).

-, Les martyrs d'Égypte: AnBoll 40 (1922).

-, Les recueils antiques de miracles des saints: AnBoll 43 (1925), 5–85.305–325.

-, Les actes des martyrs de Pergame: AnBoll 58 (1940), 142–176.

-, Les légendes hagiographiques, Brüssel 1955.

De Maurey d'Orville, Pierre Claude, Histoire de Sées. Recherches historiques sur la ville, les évêques et le diocèse de Sées, 1829 (ND Paris 1992).

Dettori, Girolamo, Art. Antioco: BSS 2,67f.

Deubner, Ludwig, Kosmas und Damian. Texte und Einleitung, Leipzig und Berlin 1907 (ND Aalen 1980).

Devos, Paul, Un étrange miracle copte de saint Kolouthos. Le paralytique et la prostituée: AnBoll 98 (1980), 363–380.

-, Autres miracles coptes de saint Kolouthos: AnBoll 99 (1981), 285–301.

Dietrich, Wilhelm R., Arzt und Apotheker im Spiegel ihrer alten Patrone Kosmas und Damian, Warthausen 2005

Dobras, Werner, Kosmas und Damian, zwei kaum bekannte Heilige: Schönere Heimat 96 (2007), 15–20.

Donadoni, Sergio, Due testi oracolari copti: Synteleia Arangio-Ruiz, I, Neapel 1964.

Döpp, Siegmar & Geerlings, Wilhelm (Hgg.), Lexikon der antiken christlichen Literatur, Freiburg i.B./Basel/Wien ³2002.

Dörnemann, Michael, Krankheit und Heilung in der Theologie der Kirchenväter (Studien und Texte zu Antike und Christentum 20), Tübingen 2003.

H. J. W. Drijvers, Edessa und das jüdische Christentum: VigChr 24 (1970), 4–33.

Drobner, Hubertus, Art. Blasius: LThK³ 2,519.

Duffy, John, Byzantine Medicine in the Sixth and Seventh Centuries: Aspects of Teaching and Practice: Scarborough, John (Hg.), Symposion on Byzantine Medicine (DOP 38), Washington D.C. 1984, 21–27. (=1984a)

-, Observations on Sophronius' *Miracles of Cyrus and John*: JThS 35 (1984), 71–90. (=1984b)

Dürig, W., Art. Lukas. II. Verehrung: LThK² 6,1204.

Eichenauer, Monika, Untersuchungen zur Arbeitswelt der Frau in der römischen Antike (EHS.G 3,360), Frankfurt a.M. / Bern / New York / Paris 1988.

Emmel, Stephen & South, Kristin H., Isaac of Antinoopolis. Encomium on Colluthus for 24 Pašons (19 May). A Newly Identified Coptic Witness (British Library Or. 7558[40] = Layton, Cat. BLC, No. 146): AnBoll 114 (1996), 5–9.

Emminghaus, J. H., Art. Lukas. III. Ikonographie: LThK² 6,1205f.

Enßlin, W., Art. Maruthas: PRE 14,2 2054–2056.

Epigraphica: Bollettino di epigrafia Greco-Romana: Epigraphica. Rivista italiana di epigrafia 5–6 (1943–44), Mailand 1944 (?), 115–194.

Escher-Bürkli, Jakob, Art. Chiron: PRE 3/2,2302–2308.

Faivre, J., Canopus. Menouthis. Aboukir. Pagan memories. Christian memories. Battle memories. Translated by Dr. Alexander Granville, Alexandria 1918.

Fernández Alonso, Justo, Art. Emeritensi: BSS 4,1169–1172.

Festugière, André-Jean, Les moines d'Orient. II. Les moines de la région de Constantinople. Callinicus, *Vie d'Hypatios*. Anonyme, *Vie de Daniel le Stylite*, Paris 1961.

-, Vie de Théodore de Sykéôn. II. Traduction, commentaire et appendice (SHG 48), Brüssel 1970.

-, Saint Thècle. Saints Côme et Damien. Saints Cyr et Jean (Extraits). Saint Georges, Paris 1971.

Ferrua, Antonio (ed.) & de Rossi, Giovanni Battista, Inscriptiones christianae urbis Romae. Septimo Saeculo antiquiores. Nova series VII, Vatikanstadt 1980.

Fichtner, Gerhard, Das verpflanzte Mohrenbein – Zur Interpretation der Kosmas- und Damian-Legende: MhJ 3 (1968), 87–100.

-, Christus als Arzt. Ursprünge und Wirkungen eines Motivs: FMSt 16 (1982), 1–18.

Fischer, Klaus-Dietrich, Der ärztliche Stand im römischen Kaiserreich: MHJ 14 (1979), 165–175.

Fitzgerald, William A., Medical Men, Canonized Saints: BHM 22 (1948), 635–646.

Flügel, Christian, Spätantike Arztinschriften als Spiegel des Einflusses des Christentums auf die Medizin (Beihefte zum Göttinger Forum für Altertumswissenschaft 20), Göttingen 2006.

Frankfurter, David, Approaches to Coptic Pilgrimage: ders. (Hg.), Pilgrimage and Holy Space in Late Antique Egypt (Religions in the Graeco-Roman World 134), Leiden/Boston/Köln 1998, 3–48.

Frings, H.-J., Medizin und Arzt bei den griechischen Kirchenvätern bis Chrysostomus, Diss. Bonn 1959.

Fuchs, Harald, Art. Enkyklios Paideia: RAC 5,365–398.

Fusconi, Gian Michele, Art. Cipriano, vescovo di Tolone: BSS 3,1280f.

Galuzzi, Alessandro, Art. Teodosia e Compagni: BSS 12,288.

-, Art. Teodoto di Laodicea: BSS 12,308f.

Gamber, Klaus, Sie gaben Zeugnis. Authentische Berichte über Märtyrer der Frühkirche, Regensburg 1982.

Garitte, Gérard, La passion de s. Élien de Philaldelphie ('Amman): AnBoll 79 (1961), 412–446.

Geerlings, Wilhelm, Art. Victor von Vita: LACL[3] 717f.

Gessel, Wilhelm, Das Öl der Märtyrer. Zur Funktion und Interpretation der Ölsarkophage von Apamea in Syrien: Oriens Christianus 72 (1988), 183–202.

Goddio, Franck (& Constanty, Hélène), Versunkene Schätze. Archäologische Entdeckungen unter Wasser, Stuttgart 2005.

Gollwitzer-Voll, Woty, Christus Medicus – Heilung als Mysterium. Interpretationen eines alten Christusnamens und dessen Bedeutung in der Praktischen Theologie, Paderborn/München/Wien/Zürich 2007.

Goltz, Dietlinde, Über die Rolle des Arzneimittels in antiken und christlichen Wunderheilungen: SAGM 50 (1966), 392–410.

Gordini, Gian Domenico, Art. Biagio, vescovo di Sebaste: BSS 3,157–160.

-, Art. Cassiano di Imola: BSS 3,909–912.

-, Art. Cesario di Nazianzo: BSS 3,1151f.

-, Art. Colluto: BSS 4,89

-, Art. Liberato: BSS 8,13.

Guillaume, Denys, Art. Cipriano, abate di Genouillac: BSS 3,1279.

Habbi, Joseph, Art. Daniele il Medico: BSSO 1,610.

Haberling, W. (Hg., u. a.), Biographisches Lexikon der hervorragenden Ärzte aller Zeiten und Völker, Berlin/Wien [2]1929-1935.

Habib, Raouf, The Ancient Coptic Churches of Cairo. A Short Account, Kairo 1967.

Halkin, François, Bibliotheca hagiographica Graeca (Subsidia hagiographica 8a), Brüssel 1957.

Harig, Georg & Kollesch, Jutta, Arzt, Kranker und Krankenpflege in der griechisch-römischen Antike und im byzantinischen Mittelalter: Helikon 13 (1973), 256–292.

Harnack, Adolf, Die Akten des Karpus, des Papylus und der Agathonike (TU 3), Leipzig 1888, 433–466.

-, Medicinisches aus der ältesten Kirchengeschichte (TU 8/4), Leipzig 1892, 37[1] – 147[111].

Hauck, Karl, Gott als Arzt. Eine exemplarische Skizze mit Text- und Bildzeugnissen aus drei verschiedenen Religionen zu Phänomenen und Gebärden der Heilung: Meier, Christel & Ruberg, Uwe (Hgg.), Text und Bild. Aspekte des Zusammenwirkens zweier Künste in Mittelalter und früher Neuzeit, Wiesbaden 1980, 19–62.

Hauschild, Wolf-Dieter, Basilius von Caesarea. Briefe. Zweiter Teil (BGL 3), Stuttgart 1973.

Heinemann, Käthe, Die Ärzteheiligen Kosmas und Damian. Ihre Wunderheilungen im Lichte alter und neuer Medizin: MhJ 9 (1974), 255–317.

Henze, Barbara & Scheuer, Manfred, Art. Martyrer, Martyrium: LThK[3] 6,1436–1444.

Herzog, Rudolf, Die Wunderheilungen von Epidauros. Ein Beitrag zur Geschichte der Medizin und der Religion, Leipzig 1931.

-, Der Kampf um den Kult von Menuthis: Klauser, Theodor & Rücker, Adolf (Hgg.), Pisciculi. Studien zur Religion und Kultur des Altertums (FS Franz Joseph Dölger), Münster 1939, 117–124.

Hirschfeld, Art. Ankyra: PRE 1[2],2221f.

Hirschfeld, Ernst, Deontologische Texte des frühen Mittelalters: Archiv für Geschichte der Medizin 20 (1965), 353–371.

Holder, Alfred, Alt-Celtischer Sprachschatz, Leipzig 1904.

Hollerweger, Hans, Art. Blasiussegen: LThK[3] 2,519f.

Honecker, Martin, Christus medicus: Kerygma und Dogma 31 (1985), 307–323.

Horden, Peregrine, Saints and Doctors in the early Byzantine empire: the case of Theodore of Sykeon: Sheils, W. J. (Hg.), The Church and Healing. Papers read at the Twentieth Summer Meeting and the Twenty-first Winter Meeting of the Ecclesiastical History Society (SCH 19), Oxford 1982, 1–13.

Horn, Jürgen, Studien zu den Märtyrern des nördlichen Oberägypten II. Märtyrer und Heilige des XI. bis XIV. oberägyptischen Gaues. Ein Beitrag zur Topographia Christiana Ägyptens (Göttinger Orientforschungen IV,15), Wiesbaden 1992.

Hübner, Jörg, Christus medicus. Ein Symbol des Erlösungsgeschehens und ein Modell ärztlichen Handelns: Kerygma und Dogma 31 (1985), 324–335.

Hunger, Herbert, Die hochsprachliche profane Literatur der Byzantiner. Zweiter Band. Philologie – Profandichtung – Musik – Mathematik und Astronomie – Naturwissenschaften – Medizin – Kriegswissenschaft – Rechtsliteratur (Byzantinisches Handbuch im Rahmen des Handbuchs der Altertumswissenschaft V,2), München 1978.

Jacquemet, G.: Art. Carponius: Cath. 2,591.

Janin, Raymond, Constantinople byzantine. Développement urbain et répertoire topographique (Archives de l'Orient chrétien 4A), Paris ²1964.

-, La géographie ecclésiastique de l'empire byzantin. Première partie. Le siège de Constantinople et le patriarcat oecuménique. Tome III. Les églises et les monastères, Paris ²1969.

-, Les églises et les monastères des grands centres byzantins (Bithynie, Hellespont, Latros, Galèsios, Trébizonde, Athènes, Thessalonique), Paris 1975.

-, Art. Gregorio Taumaturgo: BSS 7,214–217.

-, Art. Ipazio, egumeno del monastero dei Rufiniani: BSS 7,860f.

-, Art. Pausicaco: BSS 10,419f.

Joassart, Bernard, Art. Bollandisten: LThK³ 1,561f.;

-, Art. Bolland(us): LThK³ 1,562.

Julien, Pierre & Ledermann, François, Die Heiligen Kosmas und Damian. Kult und Ikonographie (Veröffentlichungen der Schweizerischen Gesellschaft für Geschichte der Pharmazie 5), Zürich 1985.

Richard Kapferer, Die Werke des Hippokrates. Die hippokratische Schriftensammlung in neuer deutscher Übersetzung I, Stuttgart/Leipzig 1934.

Kazhdan, Alexander, The Image of the Medical Doctor in Byzantine Literature of the Tenth to Twelfth Centuries: Scarborough, John (Hg.), Symposion on Byzantine Medicine (DOP 38), Washington D.C. 1984,43–51.

Keenan, Mary Emily, St. Gregory of Nazianzus and Early Byzantine Medicine: BHM 9 (1941),8–30.

Keller, Adalbert, Art. Karpos, Papylos, Agathonike: LThK³ 5,1264f.

Klauck, Hans-Josef, Apokryphe Apostelakten. Eine Einführung, Stuttgart 2005.

Knipp, David, „Christus Medicus" in der frühchristlichen Sarkophagskulptur. Ikonographische Studien zur Sepulkralkunst des späten vierten Jahrhunderts (VigChrS 37), Leiden 1998

Koelbing, Huldrych, Arzt und Patient in der antiken Welt, Zürich/München 1977.

Korpela, Jukka, Das Medizinpersonal im antiken Rom. Eine sozialgeschichtliche Untersuchung (Annales Academiae scientiarum Fennicae. Dissertationes humanarum litterarum 45), Helsinki 1987.

Kötting, Bernhard, Peregrinatio religiosa. Wallfahrten in der Antike und das Pilgerwesen in der alten Kirche (FVK 33–35), Münster ²1980.

-, S. Dometios le martyr et S. Dometios le médecin: AnBoll 57 (1939), 72–104.

Pericoli, Mario, Art. Cassiano di Todi: BSS 3,915f.

Perissinotto, Cinzia, San Giovenale. La cattedrale di Narni nella storia e nell'arte. Atti del convegno di studi. Narni, 17–18 ottobre 1996, Narni 1998.

Pesch, Rudolf, Das Markusevangelium. I. Teil. Einleitung und Kommentar zu Kap. 1,1–8,26 (Herders Theologischer Kommentar zum Neuen Testament II/1), Freiburg i. B./Basel/Wien 1976.

Pohland, Johannes Peter, Der Erzengel Michael – Arzt und Feldherr. Zwei Aspekte des vor- und frühbyzantinischen Michaelskultes (Beihefte der Zeitschrift für Religions- und Geistesgeschichte 19), Leiden 1977.

Püschel, Erich, Numismatische Darstellungen der Arztheiligen Kosmas und Damian: MhJ 4 (1969), 176–180.

Radt, Wolfgang, Pergamon, Darmstadt 1999.

Reymond, E.A.E. & Barns, J.W.B. (Hgg.), Four Martyrdoms from the Pierpoint Morgan Coptic Codices, Oxford 1973.

Rheidt, Klaus, Die Stadtgrabung. Teil 2. Die byzantinische Wohnstadt (Altertümer von Pergamon XV,2), Berlin/New York 1991.

Röwekamp, G., Art. Sophronius von Jerusalem: LACL³ 647f.

Rupprecht, Ernst, Cosmae et Damiani sanctorum medicorum vitam et miracula e codice Londinensi (NDF. Abt. Klassische Philologie 1), Berlin 1935.

Sabri Kolta, Kamal, Ärztenamen der kopto-arabischen Epoche: Schulz, R. & Görg, M. (Hgg.), Ägypten und Altes Testament. Studien zu Geschichte, Kultur und Religion Ägyptens und des Alten Testamentes (Lingua restituta orientalis 20, FS J. Assfalg), Wiesbaden 1990, 190–194.

Sauget, Joseph-Marie, Art. Donnino, Teotimo, Filoteo, Silvano e Compagni: BSS 4,812

-, Art. Giuliano di Emesa: BSS 4,1195–1197.

-, Art. Marūtā: BSS 8,1305–1309.

-, Art. Nicarete: BSS 9,852f.

-, Art. Oreste: BSS 9,1228–1231.

- & Raggi, Angelo Maria, Art. Pantaleone: BSS 10,108–118

-, Art. Sofia «Medica»: BSS 11,1273f.

-, Art. Speusippo, Elasippo, Melesippo e Neonilla (Leonilla): BSS 11,1349f.

-, Art. Talleleo, Asterio e Alessandro: BSS 12,109–111

-, Art. Zenaide e Filonilla: BSS 12,1466f.

-, Art. Zenobio di Sidone: BSS 12,1470f.

-, Art. Zenobio e Zenobia: BSS 12,1471f.

Sauser, Ekkart, Art. Dometios: BBKL 15,473f.

-, Art. Dometios: BBKL 16,394f.

-, Art. Kyros und Johannes: BBKL 20,896.

Saxer, Victor, Art. Martyrologien: LThK³ 6,1445–1447.

Schadewaldt, Hans, Arzt und Patient in antiker und frühchristlicher Sicht: Med. Klin. 59 (1964), 146–152.

Schipperges, Heinrich, Zur Tradition des „Christus Medicus" im frühen Christentum und in der älteren Heilkunde: ArztChr 11 (1965), 12–20.

Schmid, J., Art. Lukas. I. Neues Testament und Überl.: LThK² 6,1203f.

Schneemelcher, Wilhelm (Hg.), Neutestamentliche Apokryphen in deutscher Übersetzung. I. Band. Evangelien, Tübingen⁵ 1987.

- II. Band. Apostolisches und Verwandtes, Tübingen[5]1989.

Schneider, H., Art. Gregor der Wundertäter: LACL[3] 307–309.

Schreiber, Georg, Medizin und Charisma: MThZ 9 (1958), 257–266.

Schulze, Christian, Medizin und Christentum in Spätantike und frühem Mittelalter. Christliche Ärzte und ihr Wirken (Studien und Texte zu Antike und Christentum 27), Tübingen 2005.

-, Christliche Ärztinnen in der Antike: Schulze, Christian & Ihm, Sibylle (Hgg.), Ärztekunst und Gottvertrauen. Antike und mittelalterliche Schnittpunkte von Christentum und Medizin (Spudasmata 86), Hildesheim/Zürich/New York 2002, 91–115.

Seeliger, Hans R., Art. Kyros u. Johannes: LThK[3] 6,561f.

Siber, Heinrich, *Operae liberales*: Jherings Jahrbücher für die Dogmatik des bürgerlichen Rechts 52 (1939/40), 161–198.

Sinthern, P., Der römische Abbacyrus in Geschichte, Legende und Kunst: RQ 22 (1908), 196–239.

Skrobucha, Heinz, Kosmas und Damian, Recklinghausen 1965.

Slusser, Michael, St. Gregory Thaumaturgus. Life and Works (The Fathers of the Church 98), Washington D.C. 1998.

Spathari, Elsi, Korinthia-Argolis. Korinth – Mykene – Epidauros. Nemea – Argos – Tirnys – Nafplio. Führer zu den Museen und archäologischen Stätten, Athen 2010.

Stamatu, Marion, Art. Nächstenliebe: Leven, Karl-Heinz, Antike Medizin, München 2005, 638ff.

Steger, Florian, Asklepiosmedizin. Medizinischer Alltag in der römischen Kaiserzeit (MedGG 22), Stuttgart 2004.

-, Medizinischer Alltag in der römischen Kaiserzeit aus Patientenperspektive: P. Aelius Aristides, ein Patient im Asklepieion von Pergamon, MedGG 20 (2002), 45–71.

Steidle, Basilius, „Ich war krank und ihr habt mich besucht" (Mt 25,36): Erbe und Auftrag 40 (1964), 443–458.

Sterpellone, Luciano, I santi e la medicina. Medici, taumaturghi, protettori, Mailand 1994.

Stiernon, Daniele, Art. Sansone l'Ospedaliere: BSS 11,636–638.

Stokes, Whitley & Bezzenberger, Adalbert, Wortschatz der keltischen Spracheinheit, Göttingen 1894 (ND 1979).

Telfer, W., The Cultus of St. Gregory Thaumaturgus: HThR 29 (1936), 225–344.

Van Dam, Raymond, Hagiography and history: the life of Gregory Thaumaturgus: Classical Antiquity 1,2 (1982) (California Studies in Classical Antiquity 13,2), 272–308.

Van Esbroeck, M., La diffusion orientale de la légende des saints Cosme et Damien: Hagiographie, cultures et sociétés, Paris 1981, 61–77.

Van der Lof, L. J., Der fanatische Arianismus der Wandalen: ZNW 64 (1973), 146–151.

Vögtle, A., Art. Affekt: RAC 1,160–173.

Wacht, Manfred, Art. Inkubation: RAC 18,179–265.

-, Art. Krankenfürsorge: RAC 21,826–882.

Walzer, Richard, Galen on Jews and Christians, London 1949.

Weih, Wilhelm, Die syrische Barbara-Legende. Mit einem Anhang: Die syrische Kosmas- und Damian-Legende in deutscher Übersetzung, Schweinfurt 1911.

Weinreich, Otto, Menekrates Zeus und Salmoneus. Religionsgeschichtliche Studien zur Psychopathologie des Gottmenschentums in Antike und Neuzeit (Tübinger Beiträge zur Altertumswissenschaft 18), Stuttgart 1933.

Weissenrieder, Annette, Images of Illness in the Gospel of Luke. Insights of Ancient Medical Texts (WUNT 2,164), Tübingen 2003.

Wierschowski, Lothar, Der Lyoner Märtyrer Vettius Epagathus. Zum Status und zur Herkunft der ersten gallischen Christen: Hist 47 (1998), 426–453.

Wiertz, P., Art. Blasios v. Sebaste: LThK² 2,525f.

Wittern, Renate, Die Unterlassung ärztlicher Hilfeleistung in der griechischen Medizin der klassischen Zeit: MMW 121 (1979), 731–734.

Wittmann, Anneliese, Kosmas und Damian. Kultausbreitung und Volksdevotion, Berlin 1967.

Wölfle, Eugen, Hypatios. Leben und Bedeutung des Abtes von Rufiniane (EHS.T 288), Frankfurt a.M./Bern/New York 1986.

Würl, Elfriede, Kosmas und Damian. Ihre Wirkungsgeschichte in Franken: Keil, Gundolf, Würzburger Fachprosa-Studien. Beiträge zur mittelalterlichen Medizin-, Pharmazie- und Standesgeschichte aus dem Würzburger medizinhistorischen Institut (Würzburger medizinhistorische Forschungen 38, FS Holler), Würzburg 1995, 134–155.

Wüscher-Becchi, E., Das Oratorium des hl. Cassius und das Grab des hl. Juvenal in Narni: RQ 19 (1905), 43–49.

-, Das Oratorium des hl. Cassius und das Grab des hl. Juvenalis in Narni: RQ 25 (1911), 61–71.

Zanetti, Ugo, Note textologique sur S. Colluthus: AnBoll 114 (1996), 10–24.

Zoreda, Luis Caballero & Cruz, Pedro Mateos, Exvaciones en Santa Eulalia de Mérida: I Jornadas de Prehistoria y Archeología en Extremadura (1991), 525–546.

Belege in BHL, BHG und BHO

Alexander: BHL 279.

Antiochus v. Mauretanien: BHL 566d.

Antiochos v. Sebaste: BHG 2030.

Blasios: BHL 1370–1380; BHG 276–277k; BHO 183.

Carponius: BHL 7378–7379.

Cassianus: BHL 1637.

Daniel: BHO 244.

Diomedes: BHG 548–552.

Dometios: BHO 263.

Domninos: BHO 264.

Fabiola: BHL 2817.

Gregor Th. BHL 3677g–3679d.; BHG 715.

Hypatios: BHG 760.

Julian v. Emesa: BHG 2210–2211; BHO 552.

Juvenal: BHL 4614–4616.

Kaisarios: BHG 286.

Kodratos: BHG 357–358e.

Kollouthos: BHO 206–208.

Kosmas u. Damian: BHL 1967–1979b; BHG 372–392; BHO 210

Kyros u. Johannes: BHL 2077–2080e; BHG 469–479i; BHO 239.

Leonilla: BHL 7828–7830b.

Lukas: BHL 4969m–4977d; BHG 990y–993t; BHO 567–571.

Marouthas: BHG 2265–2266; BHO 720.

Medicus: BHL 5877.

Orestes: BHG 1383–1385.

Pantaleon: BHL 6429–6447; BHG 1412z–1418c; BHO 835–837.

Papylos: BHL 1622m; BHG 293–295.

Paulus v. Emerita: BHL 2530.

Ravennus u. Rasifus: BHL 7089–7091.

Sampson: BHG 1614z–1615d.

Thallelaios: BHG 1707–1708d.

Theodor v. Sykeon: BHG 1748–1749c.

Theodosia: BHL 8090–8092; BHG 1775; BHO 1176–1177.

Ursicinus: BHL 8410.

Zenais: BHG 1883.

Zenobios von Aigai: BHG 1884–1885.

Indices

Begriffe, Erkrankungen, Heilmittel

Namen, Orte